北京協和醫院
风湿免疫科护理工作指南

总主编　吴欣娟

主　编　张春燕

副主编　王　薇　兰　静
　　　　赵小学　孟　伟

编　者（以姓氏笔画为序）

王　薇　兰　静　杨月杰　张春燕　陈　瑶
孟　伟　赵小学　茹新恒　潘金平

人民卫生出版社

图书在版编目（CIP）数据

北京协和医院风湿免疫科护理工作指南/张春燕主编.
—北京：人民卫生出版社，2015
（名院名科专科护理工作指南丛书/吴欣娟主编）
ISBN 978-7-117-22938-8

Ⅰ.①北…　Ⅱ.①张…　Ⅲ.①风湿性疾病-免疫性疾病-护理-指南　Ⅳ.①R473.5-62

中国版本图书馆 CIP 数据核字（2016）第 176674 号

| 人卫社官网　**www. pmph. com** | 出版物查询，在线购书 |
| 人卫医学网　**www. ipmph. com** | 医学考试辅导，医学数据库服务，医学教育资源，大众健康资讯 |

北京协和医院风湿免疫科护理工作指南

主　　编：张春燕
出版发行：人民卫生出版社（中继线 010-59780011）
地　　址：北京市朝阳区潘家园南里 19 号
邮　　编：100021
E-mail：pmph @ pmph.com
购书热线：010-59787592　010-59787584　010-65264830
印　　刷：三河市博文印刷有限公司
经　　销：新华书店
开　　本：710×1000　1/16　　印张：24　　插页：3
字　　数：444 千字
版　　次：2016 年 9 月第 1 版　2016 年 9 月第 1 版第 1 次印刷
标准书号：ISBN 978-7-117-22938-8/R·22939
定　　价：68.00 元

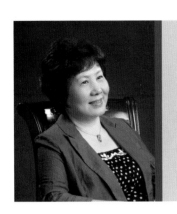

总主编简介

　　吴欣娟,女,主任护师/教授,研究生导师,国际红十字会第43届南丁格尔奖章获得者。现任北京协和医院护理部主任,北京协和医学院护理学院副院长;国家卫生标准委员会护理标准专业委员会副主任委员、中华护理学会副理事长、北京护理学会副理事长等职。同时担任《中华护理杂志》和《中国护理管理》杂志副主编。

　　主要研究领域为护理管理、临床护理。近5年以第一作者或通讯作者在核心期刊发表论文38篇,主编专业书籍15部,主持省部级等科研课题7项;并作为第一完成人有3项科研成果分别获2013年"第三届中华护理学会科技奖"一等奖、2012年"中国医院协会科技创新奖"三等奖和2009年"中华护理学会科技奖"二等奖。

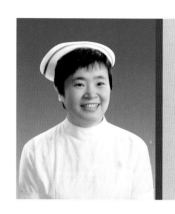

主编简介

　　张春燕，北京协和医院风湿免疫科护士长，副主任护师。北京市高等学校教师资格认定教育教学能力测试学科评委。主编《实用风湿科护理及技术》；参编普通高等教育"十一五"国家级规划教材《临床护理技术操作规程》、《临床护理常规》、《临床护理诊疗指南》、《护理大全》、《临床护理症状学》、《护士手册》等。发表学术论文 50 余篇，涉及临床护理、教学及管理多方面，科研论文多次在院级、医科院级、学会等获奖，2009 年获得北京协和医院护理优秀论文三等奖，2012 年获得北京协和医院护理优秀论文一等奖，2013 年获得北京协和医学院护理优秀论文一等奖，并参加第一届"中日韩"国际护理研讨会的论文交流。

　　现任中华护理学会内科专业委员会副主任委员、北京护理学会内科专业委员会副主任委员、《中华护理杂志》审稿专家。

序

专科护理在疾病的预防、诊治和康复中发挥着不可替代的作用。特别是随着医学、护理学理论与研究的飞速发展,各专科护理领域不断涌现新观点、新技术、新方法,有力地推动着临床护理服务能力和服务质量的提升。

北京协和医院作为全国疑难重症诊治指导中心,一直以学科齐全、技术力量雄厚、专科特色突出、多学科综合优势强大等享誉海内外,护理工作也以严谨、规范、科学而著称。在长期的临床实践中,协和护理人坚持学习与思考相结合,探索与实践相结合,总结出大量宝贵的护理经验,专科护理水平居于全国前列,并成为首批国家临床重点专科临床护理专业建设项目医院。

为充分发挥国家临床重点专科建设项目医院的学科辐射作用,与全国同道共同分享心得、共同促进我国专科护理水平的提高,北京协和医院护理部组织医院临床一线的护理专家和护理骨干编写了《北京协和医院专科护理工作指南》丛书。本系列丛书涵盖了北京协和医院的特色护理专业,包括呼吸内科、消化内科、风湿免疫科、神经内科、内分泌科、基本外科、骨科、重症医学科、妇产科、皮肤科、急诊科、手术室等。并大胆突破以往专科类书籍的编写模式,紧密围绕以人为本的理念,在强调专科护理技术的同时,注重专科护理管理;在体现专科护理知识与理论的同时,贯穿协和现行的工作规范、管理要求,并结合实际病例,力求每一册书籍做到内容全面系统、实用先进,富有协和特点。我们期望,该丛书不仅能够方便广大读者阅读、理解与借鉴,成为业内同道的良师益友;而且能够展现我国当代专科护理的前沿水平,为加快我国专科护理事业发展的步伐作出应有的贡献。

本系列丛书在编写过程中参考了大量的相关文献,也得到了北京协和医院相关医疗专家的鼎力支持,在此表示衷心的感谢!各分册编写人员本着高度负责的态度,以协和"三基三严"的优良作风投入到这项工作中,但因时间仓促和水平有限,不当之处在所难免,欢迎各界同仁批评指正。

吴欣娟

2015 年 12 月于北京

风湿性疾病是一组慢性、系统性、反复发作性疾病,患者长期处于疾病恶化与缓解交替发生的状态。在我国,风湿性疾病学起步较晚,但经过 30 年的发展,已经总结出一套风湿性疾病常规诊疗和护理规范,对于风湿性疾病的重视和认识也在不断提高。但是,其中针对风湿性疾病患者中的疑难重症,对其发病机制、检查手段、护理方法还需进一步完善和规范。

　　北京协和医院早在 20 世纪七八十年代,即由"中国风湿病学之父"——张乃峥教授创建了中国第一个风湿病学科。30 年风雨兼程,这里走出了张乃峥、董怡、唐福林等影响中国风湿免疫学科进程的奠基人及带头者。秉承着协和老院长提出的"追求真理的科学精神,忠于人民的奉献精神",以及科室主任唐福林教授为科室发展定下的"科研为龙头,教学是基础,医疗是根本"的建科方针,北京协和医院风湿免疫科在疾病的诊断、治疗和护理方面均处于全国乃至国际领先水平,尤其在疑难病症的诊疗及护理方面积累了丰富的经验。

　　风湿性疾病作为一种慢性疾病,专科及日常护理尤其重要,协和医院作为风湿性疾病疑难重症患者的重要转诊中心,在多年的实际临床工作中,风湿免疫科的护理人员不断引进新的护理管理理念及专科护理的新方法,形成了全面的、切实可行的护理风湿性疾病患者的理论及实践经验。她们以自己严谨求精的科研精神和全心为患者服务的奉献精神,筑起了保障风湿性疾病患者生命的最后一道防线。

　　本书的编者均是来自风湿免疫科的护理管理专家、专科护士或高年资护理人员。本书主要目的在于给风湿免疫科的护士、实习生、进修生等提供一本具有临床指导意义的风湿性疾病护理管理手册,以期为患者实施更为专业、全面、高质量的临床护理。全书分为 5 章,包括风湿免疫科护理管理、风湿免疫科护理技术与操作配合、风湿免疫科症状体征及疾病护理、疑难个案护理及护理展望。从科室管理、专科护理及操作、疾病管理及个案护理等多方面进行总结,并配有表格、图片,以通俗易懂、深入浅出的方式,对有关风湿性疾病的大众所关心的热点问题、难点问题,常见的认识误区,容易混淆的概念等,均做了明确的讲解,对风湿性疾病的护理具有较高的实用性和指导性。

本书得到北京协和医院领导和护理部的大力支持和指导,在此表示衷心的感谢!

本书在编著过程中,查阅了大量文献和书籍,几经修改最终整理成册。但由于时间所限,篇幅有限,一些有价值的图片或资料没有机会与读者见面,对此深感遗憾。欢迎广大医务工作者提供更多的资料,以便后续充实改进。本书疏漏之处恳请读者斧正。

张春燕

2016 年 3 月

目　录

目
录

目

录

第一章 风湿免疫科护理管理

第一节 风湿免疫科概况

一、科室基本情况

北京协和医院是集医疗、教学、科研于一体的大型三级甲等综合医院,是北京协和医学院的临床学院、中国医学科学院的临床医学研究所,是卫生部指定的全国疑难重症诊治指导中心。而风湿免疫科始终坚持"科研为龙头,教学为基础,医疗是根本"的办科方针。既注重学科建设,又强调学术创新,历经30年潜心钻研,勤奋务实地进行了大量工作,终于使我院风湿免疫科从一个不为人知的边缘学科长成参天大树,成为中国风湿学界的执牛耳者。

我院风湿免疫科是国家教委重点学科,是首个风湿病学博士学位授予点、风湿免疫科博士后流动站点、卫生部住院医师培训基地、国家级风湿免疫专科继续教育基地、国家级风湿药物临床药理基地、教育部重点实验室;实验室成为国内最大最强的自身抗体检测实验室。获得国家"十一五"科技支撑计划风湿免疫疾病领域三项中的两项,并成为国内唯一获得自身免疫病药物研究平台项目单位,与全国风湿病同道一起建立了系统性红斑狼疮和干燥综合征的国家级网络注册数据库,进一步使风湿免疫科成为较有社会影响的专科。

(一)风湿免疫科注重人才培养和学科建设

1. 学科建设 北京协和医院风湿免疫科作为我国风湿病学专业发展与人才培养的最早基地之一,自1980年建科以来历经31年风雨,集医疗、科研、教学为一体,不断提高风湿病学诊断治疗水平,推动国内风湿病学的发展。该科树立了以科研为龙头,教学为基础,医疗为根本的发展理念开展工作。自1985年成立中华医学会风湿病学分会以来,张乃铮、董怡、唐福林、张奉春、曾小峰历任主任委员。目前年门诊量近10万人次,为全国各地危重疑难风湿病患者服务。同时为了促进中国风湿病的普及与提高,自建科以来,坚持每年举办形式多样的风湿病学讲习班和学术会议,编著多部风湿病学专著,同时结合风湿病学临床的需要开展科学研究,取得了极大的成绩,为全国培养了大量风湿病学的专业人才。在 2010-2014 年连续 4 年在复旦大学医院管理研究所公布的"中国最佳医院排名榜"中风湿专科蝉联榜首。2012 年北京护理学会及 2013 年中华护理学会相继成立风湿免疫学组,护士长张春燕先后任中华护理学会内科专业委员会副主任委员兼风湿免疫学组组长、北京护理学会内科专业委员会副主任委员兼风湿免疫学组组长、中华护理杂志审稿专家。

2. 人才培养　北京协和医院对引进人才制定了相关政策,包括引进人才给予科研所需启动经费、实验室,配备助手,提供住房补贴等。根据学科发展需求,培养造就长江学者 1 名,国际兼职教授 3 名,培养高水平人才(项目首席专家)3 名,学术权威带头人 3 名,增列博士生导师 3 名,杰出青年基金获得者 2 名;在探索风湿免疫病发病机制和病理生理基础,风湿免疫病治疗方案筛选、新治疗靶点寻找与新药临床研究,发现、验证、转化与应用风湿免疫病生物标志物等方面培养 6 名基础研究人才。依托单位对青年人才培养制定了一系列相关政策,包括专门设立"青年基金",鼓励、扶持中青年人才从事基础与临床研究;设立奖励机制,鼓励青年人才在高水平的国外学术期刊发表论文;依托北京协和医院"百人计划"等项目,选拔数名博士出国做博士后研究工作,同时选拔数名实验室技术人员出国深造,及时掌握和学习国际最新生物技术的发展动态,并在返回实验室后将学到的新方法和新技术应用于我们的科研工作,使我们的研究水平上升到更高的层次。此外,同时选拔 4 名护士出国深造,掌握和学习国际最新护理理论、技术和发展动态,并在返回临床后将学到的新方法和新技术应用于我们的护理工作,使我们的护理及研究水平继续提高。目前科室具有研究生学历的研究人员比例达到 90% 以上,其中 60% 以上具有博士学位;培养造就具有国内权威地位的学术带头人;优化人才梯队:培养博士后研究人员 10 名,博士生 60 名,硕士生 30 名,从中择优引进部分优秀人才,形成一支中外专家结合,以及老、中、青结合、优化组合的人才梯队。我们还将积极创造良好条件,鼓励优秀中青年人才独立申请国家级课题。

(二)科室概况及现有规模

现有正高级职称医师 6 名,副高级职称医师 9 人,主治医师 9 人;研究技术人员 8 人;副主任护师 1 名,主管护师 6 人,护师 16 人,护士 5 人,护理助理 4 人(图 1-1-1)。风湿免疫科现有病房 2 个,床位 68 张,为全国各地的危重疑难风湿免疫病患者服务。

(三)医疗及护理工作实力

风湿免疫科是全国疑难重症诊治中心,疾病几乎涉及临床各个科室,需要多科间密切协作,患者才能获得及时准确的救治。近年来,风湿免疫科一如既

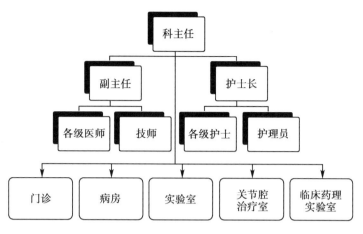

图 1-1-1 科室人员分布

往地积极与各科室协作,并将研究领域拓展到多个交叉学科。从本学科建立30年以来,在临床方面与国际发展水平同步,某些临床研究已处于国际前沿。护理也不甘落后,齐头并进,在护理方面积极进取,钻研创新专科护理理论和技术,为医疗护理工作正常高效运转提供了坚实的保障。

(四)教学工作及风湿病学推广普及

1. 教学工作　风湿免疫科从创立开始,一直坚持"教学为基础"的理念,历届科室主任均非常重视教学工作。科主任挂帅,并设教学主任、教学秘书、教学带教老师等岗位,确保教学工作的顺利开展。严格执行教师的准入制度,采取预讲制。每年举办中英文授课大赛,中英文情景剧的比赛。

(1)在职教育:护理人员每年完成继续教育学分任务,做到有计划,有培训,有考核。按护士能级逐项完成护理部要求的理论和技术操作培训及考核。风湿免疫的教学对象包括北京协和医院临床医学专业八年制医学生、硕士和博士研究生、见习和实习医师、住院医师和进修医师、护理系本科和专科学生等不同层次的人群。

(2)进修医师、进修护士和学生教育:根深方能叶茂,自1978年来,在医疗方面共培养了博士后3名,博士生53名,硕士生41名,现已接收来自全国各地风湿病科进修医师373名;在护理方面培养护理学院硕士5名,接收来自全国各地风湿病科进修护士50人,并坚持每年组织形式多样的风湿病学讲习班以及风湿病学学术会议、健教会、患教会、沙龙、义诊活动,为全国培养大量风湿病学的护理专业人才,为促进中国的风湿病护理推广普及和提高做出了重要贡献。

(3)进修技术人员教育:建立风湿免疫病诊疗的基本实验室检查制度。构建风湿免疫病诊断相关自身抗体临床检测推广应用及检测质量保证体系,促进自身抗体临床检测推广应用,解决风湿免疫病临床诊断技术平台问题,全面提高国内风湿免疫病诊疗水平,使目前国内省市级医院风湿免疫病诊断率由60%～70%,提高到90%;病情控制率由60%～70%,提高到95%;风湿免疫病患者医疗成本降低三分之一。

2. 普及

(1)成功主办风湿病学高级研讨班,学员均为全国各省市级医院的风湿科带头人和业务骨干。此外,风湿免疫科还定期举办自身免疫病实验室诊断技术学习班、全国风湿性疾病实验室进展学习班等,为普及风湿性疾病的诊治知识,长期以来进行了不懈努力。

(2)3年内在全国范围举办相关自身抗体检测及临床应用培训班64次,培训3000～3500名实验室检验师,使全国1000家医院开展自身抗体检测,提高风湿免疫病诊疗水平。

(3)在护理方面培养护理学院硕士5名,接收来自全国各地风湿病科进修护士50人,并坚持每年组织形式多样的风湿病学讲习班以及风湿病学学术会议、健教会、患教会、沙龙、义诊活动,为全国培养大量风湿病学的护理专业人才,为促进中国的风湿病护理推广普及和提高做出了重要贡献。

(五)科研工作及成果

作为最早成立的风湿免疫病专科,我们所开展的科研工作均指向临床热点、难点,旨在为风湿病学科的发展助力,为推动国内风湿免疫病诊疗事业的进步添砖。结合本学科已有工作基础,确立研究方向为:①探索疾病发病机制;②筛选治疗方案、寻找药物靶点及研究临床新药;③生物标志物的探寻与临床应用。

1. 风湿免疫科实验室　与临床研究相结合的为临床准确诊断治疗及进行相关研究打下坚实基础,不断开展自身抗体检测项目。

2. 临床研究中心　近三年来风湿免疫科不仅获得几十项国家、卫生部、教育部和北京市等科研基金:主持新立项国家级以上基金项目3项,金额共达3652万元;主持新立项省部级以上基金项目18项,金额共达4461万元;被SCI收录的论文及在核心医学期刊公开发表的论文共45篇,影响因子最高8.354;目前在研的国家级科研项目21项,经费金额4478万元;编写医学教材及医学专著8部,而且接连获得国家科技部"十一五"支撑项目与重大专项3个课题。

3. 护理科研　院级立项2项,共发表核心期刊护理文章30余篇,主编护理专科书籍2部,参与编写护理专科书籍10余部。

(六)支撑科室

北京协和医院放射科及超声诊断专业组,检查包括腹部、小器官、血管、妇产科、介入等内容，其中大量为疑难病例的会诊。能够满足临床需求，最大限度地服务于患者。作为平台科室，本科与其他科室联系紧密，积极推动北京协和医院的多学科合作，取得许多成果，其中包括2次中华科技奖及多次北京协和医院医疗成果奖。

北京协和医院风湿免疫科实验室和检验科荧光免疫实验室系列自身抗体检测方法的建立和临床研究，在全国得到推广和应用。对风湿病学的学科发展起着极为关键的作用。自身抗体等项目的检测可为风湿病临床诊治提供重要的实验依据。

北京协和医院药剂科1983年开始建立血药浓度监测，国内最早一批引进TDX药物浓度监测仪，先后开展了环孢素、庆大霉素、地高辛、甲氨蝶呤等血药浓度测定，通过结果分析提出用药剂量建议。

二、专科设置及特点

（一）专科特点

1. 疾病谱的变化　随着人类社会的发展，生存环境和生活方式的不断改变，人类的疾病谱也随之发生了转变，慢性非传染性疾病已经成为人类健康的最大的威胁。据世界卫生组织（World Health Organization，WHO）预测，2005年估计将有5800万人因各种疾病而死亡，而慢性病造成的死亡人数将达到3500万，并且其中的80%都将发生在低中收入国家。关节炎或称风湿性疾病（Rheumatic Diseases）是150多种不同疾病和症状的总称，包括类风湿关节炎、骨关节炎、痛风和强直性脊柱炎等，通常表现为疼痛和炎症，虽然很少导致死亡，然而是全球范围内导致失能（Disability）的主要原因，对患者的健康和生活质量造成持续的影响，给卫生服务系统造成巨大的经济负担。系统性红斑狼疮等被列入医保范围，证明存在人群上升趋势的普遍性。

2. 关节炎已经成为全世界范围内关注的健康问题之一　关节炎患病率和致残率高，在许多国家已是致残的首要原因。WHO提出2000-2010年是骨骼与关节的十年（the Bone and Joint Decade，BJD），目标是在全球范围内提高关节炎患者的健康相关生活质量，主要通过增加人们对疾病的危害和疾病造成的社会经济负担的认识、鼓励患者积极参与维护自身的健康、推广成本效果好的干预和治疗方法等途径加以实现。我国于2002年10月12日加入"骨与关节十年"组织，同时确定2002-2012年为中国"骨骼与关节健康十年"。

3. 国内外现状调查　在美国，2005年有4780多万成年人患有关节炎，已经成为致残的首要原因，据估计到2030年将接近6700万，占到总人口的25%~31%。我国目前虽然没有全国性的监测数据，但保守估计关节炎患者人数至少也在1亿以上。随着人口的老龄化，关节炎患病率和致残率的上升速度迅猛,70 岁以上的人群中,有 40% 的人患有膝骨关节炎。有报道称,上海市 15 岁及以上人群关节炎患病率为 6.11%,并且中老年、女性人群关节炎患病率相对较高;关节炎疾病构成上,以骨关节炎为主。可见,在老龄化现象较为严重的上海市,关节炎作为老年人常见并严重影响生活质量的疾病已经成为危害上海市居民健康的公共卫生问题之一。

4. 关节炎对患者健康和生活质量的影响及其经济负担　关节炎对躯体的影响主要表现为疼痛和功能限制,对精神状态的影响主要表现为焦虑和抑郁。此外,关节炎对健康的影响还包括其他疾病的易患性增加、外伤的危险性增高和缩短患者的生命。失能、活动限制、疼痛和抑郁严重影响了关节炎患者的生活质量。多项研究表明,关节炎患者健康和功能得分明显低于一般和非关节炎人群,在躯体功能和疼痛方面最显著。关节炎病情起伏不定,迁延难愈,其造成的疾病经济费用高昂。医疗费用的增加和收入的减少,给患者及家庭造成沉重的经济负担。有研究显示,关节炎患者的医疗费用和关节炎相关费用明显增多,而因为工作时间减少、提前退休或失去工作所导致的家庭收入减少的可能性增大。

5. 患者治疗表现为多学科性和系统性,评估和预测原发病和继发并发症对患者的总体影响。

(二) 专科设置

风湿免疫科是内科学系的重要组成部分,是医院的一个功能单位,是二级学科,负责治疗风湿免疫病患者。

1. 风湿免疫科设置　分三个组成部分:门诊、病房和实验室。

(1)风湿免疫科疾病几乎涉及临床各个科室,近年来,风湿免疫科一如既往积极与各科室协作,并扩大研究领域到多个交叉学科领域的诊治研究。风湿病是临床医学领域中极为疑难复杂的疾病。风湿性疾病泛指影响骨、关节及其周围软组织,如肌肉、滑囊、肌腱、筋膜、神经等的一组疾病,以女性多见。疾病包括类风湿关节炎、系统性红斑狼疮、强直性脊柱炎、原发性干燥综合征、骨关节炎、痛风、系统性血管炎等。自身免疫性结缔组织病如系统性红斑狼疮、类风湿关节炎等,疾病可逐渐出现关节变形,最终导致残疾。还可有多个脏器系统受累,如心脏系统受累(心肌炎、心包炎、心内膜炎)、肾脏系统受累(蛋白尿、血尿、水肿、高血压、肾衰竭)、血液系统受累(白细胞减少、红细胞减少、血小板减少、溶血等)、呼吸系统受累(间质性肺炎、肺动脉高压、胸腔积液)、消化系统受累(肝功能损害、消化道出血、肠梗阻等)。感染是诱发多种风湿性关节炎的重要诱因,如由各种病原体:细菌、病毒、真菌、支原体、螺旋体等侵入关节引起的关节炎症。风湿免疫病发病机理相当复杂,各种风湿病的免疫病理损伤及组织器官类型也不一样,其自身免疫机理也不尽相同,共同点为免疫调节缺陷,特别是特异性免疫调节缺陷在各种风湿病中普遍存在。急症患者,如系统性红斑狼疮或系统性血管炎,往往病情十分凶险,常常引起脏器衰竭;而慢性患者,如类风湿关节炎,又多可致残,给患者和社会带来巨大的健康和经济负担。

(2)北京协和医院风湿免疫科实验室是我国最大的风湿免疫病实验室,检测项目居全国之首。

(3)在北京协和医院院领导的大力支持下,在历届科主任的率领下,全体人员共同努力,为全国各地的危重疑难风湿患者服务,占比例约80%。风湿免疫科疾病几乎涉及临床各个科室,需要多科间密切协作,患者才能获得及时准确的救治。近年来,风湿免疫科一如既往积极与各科室协作,并扩大研究领域到多个交叉学科领域的诊治研究。

(4)风湿免疫科是全国疑难重症诊治中心,另一方面,我科亚专科设置齐备,设立了SS学组、痛风学组、SSC学组、PAH学组、PBC学组、SLE学组、疼痛学组、康复学组、RA学组、AS学组、间充质干细胞移植、介入关节腔学组,共12个学组,人员队伍完整,人才梯度合理,具备了诊疗风湿免疫系统各方面疾病的全面能力。同时,我科开展的检查技术全面、成熟、先进,并且每年都有代表国际、国内领先水平的新技术、新项目不断涌现,不仅为我科诊治疑难疾病,也为更好地治疗常见病提供有力的保障。成熟的质量管理体系不仅为新项目的开展提供了保障,还为临床准确诊断、治疗和进行相关研究打下坚实基础。临床研究中心是当前科研课题开展的重要平台,其不断完善的仪器设备和管理条例为课题的顺利完成提供良好保障。

(5)风湿免疫科病房设置:病房实行主治医师负责制,每名主治医师指导2~3名住院医师进行日常病房工作,每名主治医生所管理的患者均安排一名副主任医师或主任医师每周至少查房一次,每周均组织疑难病例的全科查房。病房按照临床需要合理配置护士,实行责任制整体护理,医护密切合作。我科设置关节腔治疗室及抗体中心实验室等进行临床检验,由高年资技师进行质控管理,保证结果可靠性;在临床工作中各级医师、护士和技师密切合作,保证临床工作的顺利开展、疑难重症的及时处理。风湿免疫科病房的设置主要为两种形式:普通病房和重症监护病房,普通病房3人间,抢救病房2人间。病房的主要设置有护士台、治疗室、关节腔治疗室,辅助科室设置有办公室、会议室、库房、仪器室、处置室、杂用室、配膳间。

1)普通病房:房间要求6平方米/人,床间距1.5米,配备多功能治疗带。为方便患者转运备有轮椅、平车、习步车,保安服务,外勤送检服务队、配膳服务及保洁服务,配备必要的通讯器材及消防设施,如电话、医用呼叫系统。

2)重症监护病房:收治危重疑难风湿患者,是风湿免疫科设置中的重要部分,环境及设备条件可直接影响到医疗技术水平发挥和抢救的成功率,因此对重症监护病房的设置应提出细致的要求。

①环境:病床数以3张较为适宜,其中单间不少于2间。重症监护病房的设置为硬板式,便于实施人工心脏按压等技术操作。要有足够的空间,设置均为单人间及双人间,以便于工作人员及时实施各种抢救技术以及抢救仪器的摆放和使用。足够的照明设施,准备地灯,以便于气管插管等技术的完成。足够的电源,备有电配箱,避免抢救设备电线交错及多次插拔。

②设备:安装相应的抢救仪器设备,设有完善的监护系统,一般用有中心监护系统的多功能床边监护仪可满足多数患者的监护需要。床旁有多功能带,内配备吸氧装置、负压吸引装置、电源插座等,另外备有呼吸机、心电图机、除颤仪、微型电脑输液泵。

③每个重症监护病房必须有装备齐全的急救车,车内备有主要抢救物品,如喉镜、气管插管、简易呼吸器、舌钳、开口器、口咽通气道、吸痰管、输血器、剪刀、止血带、应急灯等。急救药品包括心血管系统用药(肾上腺素、异丙基肾上腺素、硝酸甘油、多巴胺、去乙酰毛花苷(西地兰)、硝普钠、阿托品、利多卡因等)、呼吸系统急救常用用药(氨茶碱)、镇静药(力月西)、其他类(地塞米松、呋塞米)。常用液体,如0.9%生理盐水、20%甘露醇、5%碳酸氢钠、复方氯化钠等。仪器设备和急救物品有专人负责,定期检查补充和更新。

3)关节腔检查:关节腔穿刺室开展各种关节腔相关检查。

①整体规划:感染区与清洁区分开,医护人员通道与患者通道分开。

②穿刺室:穿刺室内大部分的区域设定为清洁区,放置标本及用过的物品的污染区域应与清洁区分开。为避免交叉感染,一名患者检查后应对所有的污染区域进行消毒。

4)处置室:处置室应与穿刺室分开。处置室应空间大、空气流通、充足照明。设有锐器收集箱、医用垃圾箱、生活垃圾箱、污染器械回收箱。

第二节 风湿免疫科的科室管理

一、环 境 管 理

(一)医院环境的特点

病区是指以向人提供医疗护理服务为主要目的的医疗机构。护理服务对象不仅包括患病的人,也包括健康的人,其内容涉及人的生理、心理社会、精神、文化等多个层面的护理,以及人的生命周期各个阶段的护理。以健康照顾为目标的医疗环境,应该对人产生积极的影响,对健康具有促进作用,并能满足人的基本需要。病区的设置、布局和管理直接影响到医院各项任务的完成和服务质量的高低。因此,护士应为患者创设一个安全舒适的物理环境及和谐的社会环境,保证医院各项任务顺利完成,促使患者早日康复。

每个病区设有病室、抢救室、治疗室、会议室、护士站、医生办公室、医护休息室、库房、杂用室、处置室、厕所、浴室、盥洗室等。根据医院条件,病区内设置30～44张床位,每间病室设1～3张床位,两床之间距离不少于1m,床与床之间安装隔帘,有利于护理及维护患者的隐私权。为患者提供一个安全、舒适的治疗环境是护士的重要职责之一,良好的医院环境应具有以下特点:

1. 服务专业性 在医院环境中服务的对象是患者,而患者是具有生物和社会双重属性的复杂的生命有机体。因此,医院中医护技术人员在专业分工越来越精细的同时又团结协作,以提供高质量的医学综合服务,同时又体现了其精度和广度。由于护士在提高医疗服务质量中起相对独立的作用,因此,现代医院环境对其专业素质的要求也不断提高,要求其应具有全面的专业理论知识、熟练的操作能力和丰富的临床经验,科学地照顾患者的生活,提供专业的生活护理、精神护理、营养指导等服务,并在新技术、新专业不断发展的同时,进一步满足患者多方位的健康要求。

2. 安全舒适性 医院是患者治疗病痛、恢复健康的场所,首先应满足患者的安全需要。

(1)治疗性安全:安全舒适感首先来源于医院的物理环境,包括空间、温度、湿度、空气、光线、噪声的适量控制、清洁卫生的维护等,医院的建筑设计、设备配置、布局应符合有关标准,安全设施齐备、完好,治疗护理过程中避免患者发生损失。

(2)生物环境安全:在治疗性医疗环境中,致病菌及感染源的密度相对较高,应建立院内感染监控系统,健全有关制度并严格执行,避免发生院内感染和疾病的传播,保证生物环境的安全性。

(3)医患、护患关系和谐:医护人员应注意为患者营造一个良好的人际关系氛围,耐心热情地对待患者,建立和睦的人际关系,重视患者的心理支持,满足其被尊重的需要及爱与归属的需要,以增加其心理安全感。

3. 管理统一性 医院医疗服务面广,分工协作部门复杂多样,在一切"以患者为中心"的思想指导下,医院根据其具体情况制定院规,统一管理,保护患者及医院工作人员的安全,提高工作效率和质量,例如在病区护理安全中应具体做到:

(1)病室整齐,规格统一,物品以根据需求及使用方便为原则。

(2)患者的皮肤、头发、口腔等要保持清洁,被服摆放宜根据需求及使用方便为原则。

（3）工作人员应仪表端庄、服装整洁大方，遵守有关的工作制度，尽量减少噪声的产生，给患者提供一个安静的休养空间。

治疗后用物及时撤去，排泄物、污染物及时清除等。如给患者口腔护理后及时消毒镊子、止血钳等医疗器械，同时分清医用垃圾与生活垃圾，分类处理。

4. 文化特殊性　医院文化有广义和狭义之分。广义的医院文化泛指医院主体和个体在长期的医学实践中创造的特定的物质财富和精神财富的总和，包括医院硬文化和医院软文化两方面。医院硬文化主要是指医院内的物质状态，如医疗设备、医院建筑、医院环境、医疗水平和医院效益等有形的东西，其主体是物。医院软文化是指医院在历史发展过程中形成的具有本医院特色的思想、观念等意识形态和行为模式以及与之相适应的制度和组织结果，其主体是人。医院硬文化是医院软文化形成和发展的基础，而医院软文化一旦形成则对医院硬文化具有反作用。两者是有机整体，彼此相互制约又相互转换。

狭义的医院文化是指医院在长期医疗活动中逐渐形成的以人为核心的文化理论、价值观念、生活方式和行为准则等。适宜的医院文化是构建和谐医院的必要条件。将"以患者为中心"的原则融入医院管理，是医院文化建设的关键。

（二）医院环境的分类

医院环境是医务人员为患者提供医疗服务的场所，可分为物理环境和社会环境两大类。社会环境又包括医疗服务环境及医院管理环境。

1. 物理环境　指医院的建筑设计、基本设施以及院容院貌等为主的物质环境，属于硬环境。它是表层的，具体的，有形的，包括试听环境、嗅觉环境、仪器设备、工作场所等，是医院存在和发展的基础。

2. 社会环境　医院是社会的一个特殊的组成部分。护士应和患者建立良好的护患关系，创建和谐的氛围，帮助患者解除不良心理反应，尽快适应医院的社会环境。

（1）医疗服务环境：指以医疗护理技术、人际关系、精神面貌及服务态度等为主的人文社会环境，属于软环境。它是深层次的，抽象的，无形的，包括学术氛围、服务理念、人际关系、文化价值等。医疗服务环境的好坏可促进或制约医院的发展。

（2）医院管理环境：包括医院的规章制度、监督机制及各部门协作的人际关系等，也属于软环境。医院管理环境应以人为本，体现医院文化，旨在提高工作效率，满足患者需求。

良好的医院环境需要软、硬环境相互促进，共同发展，亦是医院树立良好的社会形象及影响广大患者对医院整体印象的综合评价和心理认同的重要因素。

（三）病区环境管理

良好舒适的病区环境是医务人员应为患者提供医疗服务的场所,可分为物理环境和社会环境两大类。

1. 病区的物理环境

（1）温度:适宜的温度使患者感觉舒适,有利于患者治疗、休息及护理工作的进行。一般病室内适宜的温度是 18～22℃,产房、新生儿室、手术室、老年病室内适宜的温度是 22～24℃。室温过高会使神经系统受到抑制,干扰消化和呼吸功能,不利于体热散发,使人烦躁,影响体力恢复。室温过低则使患者畏缩,缺乏动力,肌肉紧张而产生不安,在诊疗护理时易受凉。

病室内应该有室温计,以便随时评估和调节室内温度。护士可以根据天气变化采取不同的护理措施,夏季采用空调或电风扇调节室温,冬季采用暖气或其他取暖设备保持合适的室温。实施护理措施时尽可能避免不必要的暴露,防止患者受凉。

（2）湿度:湿度为空气中含水分的程度。病室湿度一般指相对湿度,即在一定温度条件下,单位体积的空气中所含水蒸气的量与其达到饱和时含量的百分比。湿度会影响皮肤蒸发散热的速度,从而造成人体对环境舒适感的差异。病室相对湿度以 50%～60% 为宜,湿度过高或过低都会给患者带来不适感。湿度过高,蒸发作用减弱,抑制汗液排出,患者感到潮湿、气闷、尿液排出量增加,对患心脏、肾脏疾病的患者尤为不利;湿度过低,室内空气干燥,人体蒸发大量水分,出现口干舌燥、咽痛烦渴等不适,对气管切开或呼吸系统疾病的患者尤为不利。

病室内应该有湿度计,以便随时评估和调节室内湿度。当室内的湿度过低时,可以使用加湿器,冬天可以在暖气或火炉上安放水槽、水壶等蒸发水汽。当湿度过高时,适当打开门窗使空气流通或使用空气调节器、除湿器等。同时注意皮肤的护理,当患者皮肤潮湿出汗较多时,应及时给予清洁并更换病员服。皮肤干燥时,可以涂抹乳液增加湿度,以患者舒适为宜。

（3）通风:通风可以使室内空气流通,保持空气新鲜,并调节室内的温湿度,降低室内空气中的二氧化碳及微生物的密度,减少呼吸道疾病的传播。因此,病室每日定时开窗 30 分钟左右,以通风换气。通风效果与通风面积、室内外温度差、通风时间和室外气流速度有关。通风时避免对流风直吹患者,冬季通风时注意为患者保暖。

（4）音响:音响是指有声音的存在。人在健康状态下需要一定的声音刺激。当健康状况不良时,对声音的耐受力下降,即使是美妙的音乐也会被视为噪声。凡是不悦耳、不想听,使人生理及心理产生不舒服的音响都属于噪声。噪声会有损人的身心健康,严重的噪声甚至造成听力丧失。衡量音响强弱的单位是分贝(dB)。我国环境保护部 2008 年发布的《社会生活环境噪音排放标准》中规定,医院病房白天噪声控制在 40dB 以下,夜间控制在 30dB 以下。噪声的危害程度由音量大小、频率高低、持续暴露时间和个人耐受性而定。一般噪声强度在 50 ~ 60dB 时,即能产生相当的干扰。当噪声高达 120dB 时,即可造成高频率的听力丧失,甚至永久性耳聋。长时间处于 90dB 以上的环境中,能导致耳鸣、血压升高、血管收缩、肌肉紧张,以及出现头痛、失眠、焦躁等症状。完全没有声音也会使人产生意识模糊,或非常寂寞的感觉。

为给患者创造一个安静的环境,病区工作人员要做到"四轻",即说话轻、走路轻、操作轻、开关门窗轻。

1)说话轻:说话声音适中,评估自己的声量并保持适当的音量。不可以耳语,耳语会使患者产生怀疑与恐惧。

2)走路轻:走路时脚步要轻巧,穿软底鞋,防止走路时发出不悦耳的声音。

3)操作轻:操作时动作要轻,收拾物品时避免相互碰撞。推车的轮轴定期检查并滴注润滑油,以减少过度摩擦而发出的声音。

4)开关门窗轻:病室的门窗和桌椅脚钉橡胶垫。开关门窗时,随时注意轻开轻关,以避免不必要的噪声。

护士向患者及家属宣传保持病室安静的重要性,以取得他们的配合,共同创造一个安静的休养环境。

为防止过于安静的病室环境使患者产生孤寂感,可以鼓励患者使用带耳塞的收音机或随身听,让病情较轻及恢复期的患者随时收听新闻、音乐及各种信息,以丰富住院生活,减少孤独寂寞感。

(5)光线:病室采光有自然光和人工光两种,护士根据治疗、护理需要以及不同患者对光线的不同需求予以满足。日光是维持人类健康的要素之一。当日光照射到机体,会通过视觉分析器和皮肤感受器作用于中枢神经系统,经反复的反射作用调整人体各器官组织的功能,促进身体健康。因此适当的日光照射能使照射部位温度升高,血管扩张,血流加速,改善皮肤和组织的营养状况,使人食欲增加,舒适愉快。因此,护士应采取打开窗帘等措施使日光能照进病室,要避免日光直接照射患者的眼睛,以防引起目眩。

为了夜间照明和诊疗护理的需要,病室必须准备人工光源。夜间采用地灯或可调节型床头灯,既方便护士夜间巡视工作,又不影响患者睡眠。

(6)装饰:病室布置以简洁美观为主。医院可以根据各病室的不同需求来设计和配备不同颜色,促进患者身心舒适,同时还可以产生特殊的治疗效果。如儿科病室选用暖色系及卡通图片装饰,减少儿童的恐惧感;手术室选用绿色或蓝色装饰,使患者安静、产生信任感;绿色环境让人有清凉感觉,适于发热的患者;灰与蓝色有安抚镇静的功能;黄色有兴奋刺激的作用,对抑郁症患者常可产生疗效;蓝绿色令人注意力集中,使工作进行的有条不紊。病室走廊适当摆放一些绿色植物、花卉盆景等,以美化环境。在病室的周围栽种树木、草坪和修建花坛、桌凳等,供患者休息、散步和观赏。

2. 病区的社会环境　病区是社会的一个特殊组成部分,也是就诊患者集中的场所。对初次住院的患者来说,病区里的陌生人际关系和规章制度会使之感到不适应而产生不良的心理反应。护士应帮助患者尽快转变角色,适应病区环境,更好地配合治疗与护理。

(1)人际关系:人际关系是在社交过程中形成的,建立在个人的情感基础上的,彼此为寻求满足某种需要而建立起来的人与人之间的相互吸引或排斥的关系。在医院环境中,人际关系具有重要的作用,可以间接或直接地影响患者的康复。

1)护患关系:护患关系是护士与患者之间产生和发展的一种工作性、专业性和帮助性的人际关系。相互信任与彼此尊重的护患关系有利于患者的身心健康和护理工作的正常进行。因此,护士在具体的医疗护理活动中,要尊重患者的权利和人格,一切从患者的利益出发,满足患者的身心需求。患者也应该尊重护士,在诊疗护理工作中尽量与护士配合,以充分发挥护理措施的效果,促使早日康复。

护患之间的相互影响力是不平衡的,处于主导地位的护士行为会直接影响护患关系。护士要做好以下几个方面,以建立良好的护患关系:

①语言:语言能影响人的心理及整个机体状况,甚至影响到人的健康,成为心理治疗因素,是心理护理的重要手段。护士应正确运用语言,与患者进行有效沟通,从而获取患者完整真实的心理状况,同时还能得到患者的信任,促进良好护患关系的建立。

②行为举止:医护人员的行为及其技术操作常受到患者的密切关注,因此医护人员的仪表和神态应沉着、庄重而不失热情、关切。熟练的护理技术操作会消除患者的疑虑,带给患者心理上的安慰,操作时力求做到轻、快、稳、准。

③情绪:护士积极的情绪可使患者乐观开朗,消极的情绪会使患者变的悲观焦虑。因此,护士要学会控制自己的情绪,时刻以积极的情绪去感染患者,为患者提供一个安全、舒适、优美、愉悦的心理环境。

④工作态度:认真负责的工作态度可使患者获得安全感、信赖感。所以,护士用自己的工作态度来取得患者的信任是很重要的。

2)病友关系:病友们在共同的住院生活中自然地形成了一个新的社会环境,他们在交往中相互照顾帮助,并交流疾病的治疗、护理常识和生活习惯等,有利于消除患者的陌生感和不安全感,增进患者间的友谊和团结。护士是患者群体中的调节者,有责任协助患者建立良好的情感交流,引导病室内的群体气氛向着积极的方向发展,调动患者的乐观情绪,更好地配合治疗与护理。

3)患者与家属的关系:家属是患者重要的社会支持系统,家属对患者病情的理解与关心及对患者的心理支持,可增强患者战胜疾病的信心和勇气,解除患者的后顾之忧。因此,护士应多与患者家属沟通,共同做好患者的身心护理。

(2)医院原则:医院规则主要指医院的各种规章制度,如入院须知、探视和陪伴制度等。合理的规章制度既能保证医疗护理工作的正常进行,又能预防和控制医院感染的发生,为患者创造一个良好的修养环境,达到帮助患者恢复健康的目的。医院规则对患者在一定程度上是一种约束,会对患者产生一定的不良影响。因此,护士应根据患者的情况和需求,主动地给予帮助和指导。

1)耐心解释,取得理解:护士应向患者及家属解释每一项院规的内容和执行各项院规的必要性,以取得患者及家属的理解和配合。

2)允许患者对周围环境有一定的自主权:在不违反医院规章制度的前提下,尽可能让患者对个人环境拥有自主权,并对其居住空间表示尊重,如进门时先敲门取得其同意;帮助患者整理床单位或生活物品时,应先取得患者的同意。

3)尊重探视人员:尊重前来探视患者的家属及朋友。但如探视时间不适当,影响医疗护理工作,则要适当的劝阻和限制,并给予解释,以取得理解。

4)尊重患者的隐私权:为患者做治疗护理工作时,首先应该取得患者的同意,并适当遮挡患者。护士有义务为患者的诊断、检查结果、治疗与记录等信息保密。

5)鼓励患者自我照顾:有的患者因生活能力下降或被限制了活动,生活需依赖他人照顾,当家属的陪护受到限制时往往存在较重的思想负担。在病情允许的情况下,护士应创造条件并鼓励患者参与自我照顾,恢复其自信心与自护能力,利于其康复。

(3)帮助不同情况的患者适应环境:因患者在年龄、文化素养、疾病种类等多个方面的不同,患者适应医院环境的能力也存在很大差异。护士需要根据患者的具体情况,提供有针对性的个体化护理措施,协助患者尽快适应医院环境,使其积极配合诊疗护理活动。

(四)关节腔治疗室管理

关节腔穿刺岗位设置是根据实际工作任务而设定的。为保障患者的治疗、护理,在护理部人力配置要求的基础上,结合工作特点设置了护理人员岗位。关节腔穿刺室检查中,护士与医生比例为1:1。

1. 护士工作制度

(1)每周按照关节腔穿刺室的安排,认真学习和遵守穿刺室的规章制度,不得迟到早退,若遇特殊情况需请假。

（2）精心爱护仪器设备,杜绝人为的仪器损坏(如不慎将显微镜镜头、镜身掉地上损坏)。

（3）由护士长负责检查每日情况,内容包括工作质量、专业知识和技能、工作责任心、工作主动性、教学能力、协同合作和人际关系、服务态度、资源应用等。

（4）需行关节腔穿刺的患者来源为住院患者及门诊患者,值班护士根据登记制度为患者安排穿刺顺序。

（5）按照工作计划定期组织护理人员业务学习(每月不少于一次)、专题讲座,提高理论水平。

（6）每月进行一次工作汇报,遇到技术难度大的治疗,共同讨论、共同学习,不断提高操作能力。

（7）择优选送人员外出参加各类学习班和学术活动,不断进行知识更新。

（8）在工作期间,不允许接听手机,不在患者面前大声议论病情。

2. 护士值班制度

（1）每周固定专人负责日间关节腔穿刺配合工作,保证患者及时就诊。

（2）认真执行交接班制度,内容包括仪器、药品及水电安全等情况,设有安全责任人,并做好登记。

（3）值班护士准时到岗,准备关节腔穿刺用物。

（4）值班护士遵照登记制度,予检查患者安排诊疗顺序,签署穿刺同意书,穿刺结束后,观察30分钟,无并发症后方可离开。

（5）关节腔穿刺过程中,灵活应变,积极配合医生,安抚患者,保证患者安全。

（6）关节腔穿刺结束后,负责垃圾分类处理及显微镜的清洁。

（7）每班护士下班前,必须关好水电,锁好门窗。

（8）每周整理穿刺室诊床,更换床单位,保证诊床的清洁整洁。

3. 仪器管理制度

（1）专人管理,所有仪器必须造册登记。所有仪器使用后须认真保养,未使用仪器每周检查保养一次。

（2）仪器使用必须按操作规程,如有违反,有权随时终止使用。

（3）各种仪器出入、维修、升级及报废必须做好登记,内容包括日期、型号、维修原因及签名等,以保证检查、治疗顺利进行。

（4）每次仪器损坏后,应及时报告主管领导,迅速采取措施,将损坏降至最低,同时立即联系厂家专职修理人员,送修。

（5）仪器损坏后,及时上报,不得隐瞒,否则按相应政策给予严肃处理。

（6）关节腔穿刺室所有仪器、物品未经允许，一律不得动用。

4. 药品管理制度

（1）住院患者穿刺用药由病房药房请领。

（2）门诊患者的药品均为穿刺当日门诊药房领出。

（3）穿刺用药认真清点，按照药品说明妥善保存。

5. 标本管理制度

（1）标本留好后注明患者的信息，避免混淆。

（2）联系外勤及时送检。

（3）将住院患者标本报告及时放入患者病历。

（4）留好门诊患者联系方式，将报告结果及时反馈患者。

6. 关节腔穿刺室消毒隔离制度　关节腔穿刺在临床上得到了广泛应用，有效提高了诊疗和治疗水平。感染控制是关节腔穿刺室的重要工作，是保证患者安全、医疗质量的基本保障。关节腔穿刺室的感染控制工作主要为环境。

二、药品及物品管理

（一）药品管理

1. 基数药品管理

（1）根据《北京协和医院基数药品管理制度》制订护理单元基数药品管理细则。

（2）病房内基数药品应指定专人管理，负责领药、备案、保管、效期及账物等具体管理工作。

（3）设有基数药品清点记录，每日检查、清点药品数量和质量，记录并签名，防止过期、变质，如发现有过期、破损、混浊、变色、药品名称字迹模糊不清时，立即停止使用并重新请领补齐基数。

（4）病房内所有基数药品，只能供住院患者按医嘱使用，其他人员不得私自取用。

（5）基数药品使用后要及时补充，保证使用，补充后数量与备案数量要相符。

（6）无外包装的口服药，从领取时日起在病房口服药瓶中保存最长 1 年时间，确保药品在效期之内。口服药有效期标记为"有效期至×××年 12 月 31 日"，并贴标签正上方，药瓶颈部下缘。口服药瓶与瓶盖要紧密，包装为铝箔的口服药尽量不要拆解，避免口服药潮解。

（7）静脉药品应保存在原包装盒内，依据效期先后标识取、放顺序。

2. 基数药品存放要求

（1）基数药品分类存放在药柜中保存，药柜保持清洁、整齐、干燥。药品按有效期时限的先后,有计划地使用,定期检查,防止过期和浪费。药品标签上注明药名、浓度、剂量和数量,要求字迹清晰、标识明显。

(2)内用药与外用药分开放置,静脉药品与胃肠药品分开放置。

(3)内服药(包括口服片剂、胶囊、丸剂、散剂、溶液、酊剂和合剂等)和注射针剂为蓝框黑字标签或蓝色电脑刻字。

(4)外用药(包括药膏、搽剂、洗剂、栓剂等)、滴剂和各种消毒剂为红框黑字标签,并粘贴"外用药品标识" **外** 。

(5)外观相似、读音相似、同种药品不同规格、同种药品不同剂型的药品分开放置,按要求粘贴"易混淆药品标识" 。

(6)属于多种类别的药物,按照"毒、麻、精、易制毒、危、外"顺序,张贴靠前的一个标识。例如:某药既是麻醉药又属于高危药品,仅贴麻药标识即可。

(7)高浓度电解质制剂(包括15%氯化钾、磷酸钠、10%氯化钠等)、肌肉松弛剂与细胞毒化等药品为蓝框红字标签或红色电脑刻字,并粘贴"高危药品标识" **⚠高危⚠** 。

(8)毒麻药为黑框黑字标签,并粘贴"麻药标识" **麻** 。

(9)存放毒麻药的保险柜外左上角请张贴"柜体高危药品标识" **高危药品** 。

(10)患者的药物专药专用,单独存放并注明床号、姓名,停药后及时退药。

(11)抢救车内的药品按照《抢救车封闭管理规定》管理。

3. 特殊药品存放要求

(1)易氧化和需避光的药品应放在阴凉处避光保存。如维生素C、氨茶碱、硝普钠、肾上腺素等。

(2)易燃、易爆的药品或制剂放置在阴凉处的铁皮柜内,远离明火,加锁保存,如过氧乙酸、乙醇、甲醛等。

(3)需要冷藏的药品(如:胰岛素、疫苗、皮试液、肝素等)要放在冰箱冷藏室内。

4. 贵重药管理

(1)贵重药应单独存放并加锁保存。

(2)每班清点交接。

(3)医嘱停药后要及时退药。

5. 胰岛素保存及使用规定

(1)未开启的胰岛素放冰箱冷藏室保存。

(2)胰岛素第一次开瓶使用时要注明开启日期及时间。

(3)不同种类的胰岛素开启后根据各自的使用说明书进行储存。

（4）使用时查看有效期和开启日期，有一项过期均不得使用。

6. 药品请领要求

（1）病房主管护士每日登录 His 系统，进入"医嘱处理"→"领药审核"→"查询"→"提交药品"，申请当日病房所用药品。节假日点击"生成长期领药医嘱"，生成多日医嘱后，点击领药审核领取多日药品。

（2）药房打印出双份单据，发药时给予病房复印件。

（3）药房人员送药到病房，主管护士与药房送药人员需认真交接药品。

（4）当日请领的药品按规定分类放置，及时补充基数药品。

（5）停医嘱后发生的退药按医院电子病历管理系统（hospital information system，简称 His）要求及时抵消，或退回药房。

（6）夜间领药需使用临时借药单，项目填写齐全，请领护士签全名。

7. 生物制剂的管理

（1）选择生物制剂时首先应对患者的一般情况进行评价，如患者的年龄、体质、免疫球蛋白水平、基础用药情况及合并症等。还要测量患者体温，询问患者近期有无感染征兆。

（2）生物制剂应用禁忌证包括各种活动性感染（如活动性结核病、病毒性肝炎等）、心力衰竭、恶性肿瘤、妊娠或哺乳妇女、既往脱髓鞘综合征或多发性硬化症病史。对免疫功能低下或有其他感染风险的患者应慎用或选择安全性较好的生物制剂，且在使用过程中要监控严重感染的发生。

（3）我国在使用生物制剂前均应进行结核感染的筛选实验，如结核菌素纯蛋白衍生物（purified protein derivative，PPD）实验、抗结核抗体检查或拍胸片等。

（4）不同的药物对注射流程、护理重点的要求不同，可能引起的不良反应及预防措施也有所不同。以英夫利昔单抗（TNF-α 抑制剂）为例，在药液配制过程中不仅需要及时、准确，在注射过程中还要以分别 10ml/h、20ml/h、40ml/h、80ml/h、150ml/h 的速度每 15 分钟调整一次，以 150～250ml/h 的速度间隔 30 分钟调整一次。其主要不良反应有皮肤不良反应、输液反应、增加感染的风险和结核的易感性等。

（5）大部分生物制剂的注射过程需要数小时，且注射过程中需要严密观察患者反应，所以在注射室内，必须配置可作为诊床的注射椅、中心吸氧、中心负压、急救车等抢救设施和药物。

（6）配备接受过专门培训的专职护士负责生物制剂的注射和患者资料的登记、管理，以保证患者管理的统一性、持续性。

（7）专职护士在拿到药物后第一时间内立即进行配药，配药后立即注射，以保证药物活性，整个配制和注射过程应严格遵守各种生物制剂的标准操作规程。对于需要严格控制输液速度的药物,全部使用输液调速装置。

(8)在注射过程中要保证专人护理,整个注射过程由专职护士全程监控,确保能及时发现任何不良反应。同时,制订各种应急预案,以保证出现急性输液反应等不良反应时能及时、有效地进行处理。

(9)在患者治疗过程中,应监测胸片的变化,并避免与结核感染者相接触。另外,在有效控制病情的情况下,宜尽量选用低剂量长间隔给药方法,以降低生物制剂诱发严重感染的风险。一旦发现应及时停药并采取相应治疗措施。

8. 发药及用药要求

(1)按医嘱规定的时间给药,严格执行药物现用现配原则。

(2)按照《查对制度》发药及用药。

(3)口服药做到发药到口。

(4)用注射器抽取注射及静脉药品后,应在注射器上注明患者姓名、床号、药物名称和剂量。

(5)用药后应观察药效和不良反应。如有过敏、中毒等反应,立即停用,并报告医生,必要时做好记录、封存及检验等工作。

(6)做好用药知识的健康宣教。患者应知道药物名称,作用及注意事项,掌握正确的用药方法。

9. 毒麻药管理规定

(1)病房毒麻药只能供住院患者按医嘱使用,其他人员不得私自取用、借用。

(2)毒麻药存放于保险柜中,专人管理,钥匙随身携带。保险柜外左上角粘贴“高危药品”标识。

(3)毒麻药按需保持一定基数。

(4)毒麻药应使用原包装盒或在现用的硬盒盖正面中央位置粘贴黑标签,注明药品名称、剂量、数量,标签印有“麻”标识。

(5)设有专用“毒麻药登记本”(见表1-2-1),交接时必须双方当面清点并签全名,每次交接之间时间要连续,交接班后出现问题由接班者负责。

(6)医生开具医嘱和毒麻药专用处方,护士见医嘱后给患者使用,使用后保留空安瓿。

(7)毒麻药使用后在处方上登记毒麻药批号,在“毒麻药登记本”上记录患者姓名、床号、药名、剂量、日期、时间,使用护士签字。若整支剂量未全部使用,应清晰记录余量数值和余药处理方式,使用者和核对者双人签字。

(8)主管护士持医生处方及空安瓿到药房请领,补充基数后在“毒麻药登记本”背面“今日主管护士”处签字。(见表1-2-1)

表 1-2-1　毒麻药登记本

日期：　　　年　　月　　日

班次	签字	哌替啶			吗啡						
		总基数	满	空	处方	总基数	满	空	处方		

（正面）

床号	患者姓名	时间	用药名称及剂量	余量/处理	护士签字
3	杨××	__月__日 4Am	哌替啶 25mg	25mg/废弃	赵××/王××
8	李××	__月__日 4Pm	哌替啶 50mg		孙××

（背面）

今日主管护士：马××

10. 抢救药品、物品管理规定

（1）抢救车清洁、规范、整齐，放置于固定位置。

（2）抢救仪器设专人管理，定期保养，每周清洁、检查并有记录。

（3）所有药品及一次性使用医疗用品无过期。

（4）抢救药品、物品由专人请领、保养及保管。

（5）抢救药品应在抢救车内定量、定位放置，保证基数，标签清晰，无过期。

（6）抢救物品如舌钳、开口器等需高压灭菌后备用。

（7）抢救药品及物品用后及时补充，便于紧急时使用。

（8）设有专用清点本，每日清点抢救药品和抢救物品数量、有效期及包装完好性，并登记签字。

（9）抢救车只能用于抢救使用，不能用于物品周转车使用。

（10）封闭管理的抢救车按照《抢救车封闭管理规定》进行清点签字。

（11）护士长定期检查抢救药品和物品并记录。

(二) 物品管理

1. 地面

(1) 保持地面干爽,发现水渍、污渍,及时擦净。

(2) 地面湿滑时,提醒患者注意,应竖有"小心地滑"的指示牌。

2. 病床

(1) 电:发现电动床电源及插座出现故障要及时维修,移动病床时要拔除电源。

(2) 坠床:床挡固定好,床轮锁好,将床降至低位。

(3) 翻倒:升或降床时,要将两旁及床底硬物移开,以免侧重一边,床变倾斜,造成患者坠床或翻床。

3. 床挡

(1) 夹伤:升降床挡时,注意检查患者体位,避免夹伤。

(2) 松动:注意安全检查,如有松动,立即维修。

(3) 拉好床挡后,检查是否固定。指导患者正确坐卧姿势。

4. 床旁桌

告诉患者不要借力扶靠床旁桌,以免轮子滑动患者摔倒。

5. 轮椅、平车

(1) 患者上下轮椅时,护士要将刹车固定,防止滑动。

(2) 推轮椅下坡时,工作人员在下方,患者在上方,并嘱患者抓紧扶手,保证患者安全。

(3) 避免轮椅前倾,必要时用躯体固定带固定患者,防止患者摔倒。

(4) 患者上下平车或在平车上翻身时,护士要将平车固定稳妥,防止滑动。

(5) 使用平车时应拉上两侧护栏,避免坠车摔伤。

(6) 推平车上下坡时,患者头部位于高处,减轻患者不适。

(7) 推动轮椅或平车时避开障碍物,注意安全。

(8) 告知患者和(或)家属使用轮椅或平车的注意事项。

(9) 轮椅和平车应存放在指定的储藏区域。

(10) 轮椅或平车出现使用故障时要及时送修。

6. 病房电脑及打印机

(1) 计算机室为临床配备医嘱系统的所有硬件设备,设备只能在病房内使用,有专人管理。

(2) 所有设施应按医院要求连接、摆放,不要随意拆卸或搬动,以免影响使用。

(3) 未经许可,不得修改、删除工作站计算机中的预装软件。不能自行安装其他软件。

（4）所有与主机外接设施如显示器、键盘、鼠标、打印机等在开机状态下严禁插拔。

（5）打印机应使用 A4 复印纸或医嘱专用打印纸，以免卡纸。

（6）所有上机人员要爱护设备，勿野蛮操作。非本病房工作人员，未经许可不能擅自使用。

（7）所有工作站机器不得处理与工作无关的事情。不能利用计算机进行娱乐活动，如玩游戏、听音乐、看小说等。

（8）因非正常使用而造成的一切事故，要追究病房及个人责任。

（9）遇设备故障及时与维护人员联系。

7. 各种电器设备

（1）专人负责，定期检查性能、电线及插头，使之处于完好备用状态。

（2）将插头拔出后，严禁放在有水的地方，要放在干燥稳妥处保存。

（3）在使用插头前要检查插头是否沾湿，一旦入水不能使用，应通知电工处理。

（4）应用电子仪器及无线遥控监护仪时，禁止使用无线电话。

（5）所有电器应先关机，后断电源。

（6）所有电器使用后用 75% 乙醇和清水进行消毒和清洁。

8. 监护仪

（1）专人负责，每周进行检查及试机并清洁机身。

（2）应用时严格按规程操作。

（3）使用中确保报警系统处于启动状态。

（4）确保各导线连接正确妥当。

（5）注意袖带、血氧饱和度监测仪的使用，避免导线扭曲及损坏。

（6）出现问题及时与维修人员联系。

9. 心电图机

（1）专人负责，每周检查及试机并清洁机身。

（2）使用前测试各功能键。

（3）确保各导线连接正确。

（4）心电图导联位置准确。

（5）心电图纸安置正确，出纸正常。

（6）使用后要将连线放置妥当，禁扭曲打折。

（7）使用后要及时充电。

（8）出现问题及时与维修人员联系。

10. 除颤仪

（1）专人负责，定期检查与清洁，确保操作正常。

（2）严格按规程进行操作。

（3）除颤前调好参数，正确使用导电糊，避免灼伤。

（4）除颤时确保所有人员远离病床。

（5）除颤放电时避免放空，防止损坏机器。

（6）使用完毕做好清洁消毒。

（7）使用完毕及时充电，随时保持除颤器处于备用状态。

（8）出现问题及时与维修人员联系。

11. 输液泵

（1）专人负责，用后及时清洁。

（2）定期检查配件是否齐全，仪器是否完好。

（3）出现问题及时与维修人员联系。

12. 微波炉

（1）微波炉电源插座单独使用，不得与其他电器共用同一个接线板。定期检查电线插头及性能，以确保运行正常、安全。

（2）微波炉应放在铁制、石制材料上，不能放在木制柜上。

（3）使用前应认真阅读说明书，有疑问向器材处查询。

（4）加热食品时禁用密闭式器皿，加热时间要适当，以防引起烧焦、爆炸。禁止使用金属器具加热。禁止烹调生蛋类。

（5）微波炉运转工作过程中，使用人员不得离开。使用完毕立即切断电源。

（6）科室工作人员应对患者等使用者加强使用指导及安全管理。

13. 降温毯

（1）可能出现的问题：漏电、冻伤或烫伤。

（2）预防措施

1）专人保管，定期清洁并检查是否完好，备用。

2）使用前设置好温度报警。

3）使用时密切观察患者的体温及皮肤情况。

4）使用中发现故障立即停止使用并及时维修。

14. 雾化器

（1）可能出现的问题：漏电、流速过快或阻滞引起患者不适。

（2）预防措施

1）保持机身干净、干燥，经常进行清洁擦拭。

2）红灯亮起时要检查原因：水杯内的水不足，药杯穿破；安装水杯位置不准确；浮漂粘连。

3）蒸馏水位应在合适的水位线之间。

15. 电插销板

（1）可能出现的问题：漏电。

（2）预防措施

1）放置的位置安全妥当，避免电源线扭曲、打折或牵拉。

2）严禁与水、液体接触。

3）根据用途，选择带独立开关的电插销板。

4）定期检查维修。

16. 氧气系统

（1）可能出现的问题：泄漏、助燃。

（2）预防措施

1）泄漏：经常检查氧气阀有无漏气，发现漏气及时通知维修人员进行修理。

2）助燃：禁止任何人在病区内吸烟及使用打火机，需要用明火时，应关闭氧气。

17. 热水瓶

（1）可能出现的问题：放置不稳、烫伤。

（2）预防措施

1）放置平稳并远离床头。

2）定期检查热水瓶有无漏水现象，及时更换。

18. 热水袋

（1）可能出现的问题：烫伤。

（2）预防措施

1）水温适宜（45～50℃），将盖拧紧，检查是否漏水。

2）使用时用布包裹，避免直接接触皮肤。

3）经常检查热水袋温度及患者皮肤，认真交接班。

4）昏迷、老人、婴幼儿、感觉迟钝的患者严格按照操作规范使用热水袋。

19. 冰袋

（1）可能出现的问题：冻伤。

（2）预防措施：

1）使用时用布包裹，避免直接接触皮肤。

2）禁止将冰块直接放在患者皮肤上。

3）及时更换被冰袋浸湿的被服。

20. 体温计

（1）可能出现的问题：折断、玻璃刺伤、汞中毒。

（2）预防措施：

1）使用前检查有无裂痕,摆放要轻,向患者讲清注意事项。

2）避免玻璃刺伤:婴幼儿、年老体弱者及躁动、昏迷、精神异常的患者均不宜测量口温,在测腋温时护士应守在床旁,及时收回。

3）预防汞中毒:如患者需测口温,应向患者讲明注意事项。如不慎咬碎体温计,应立即清除玻璃碎屑,再口服蛋清或牛奶以延缓汞的吸收。病情允许者可多使用膳食纤维丰富的食物促进汞的排泄。

4）每周对体温计进行大消毒和检测,并有检测记录。

21. 血压计

（1）可能出现的问题:汞中毒。

（2）预防措施:

1）使用血压计时放置稳妥处,禁止碰撞造成汞槽受损、水银泄漏。

2）测血压前打开汞槽开关,用后将血压计盒盖右倾45°关闭汞槽开关。

3）使用时避免汞柱打得过高。

4）如有汞泄漏,要及时回收或请专业人员处理。

5）每半年由专业人员对血压计进行检测。

22. 呼叫器

（1）可能出现的问题:失灵。

（2）预防措施:

1）指导患者正确使用。

2）定期检查插口是否松动或脱出。

3）固定放置合适位置,呼叫器连线不能绕在床栏上。

4）定期检查,发现失灵及时维修。

三、人员管理

护理人力资源的合理配置与有效使用是医疗服务体系建设的重要智力保障内容。护理人力资源配置的核心是保证人员数量的合理性。护士的配置应以符合患者的需求为基本选择。我国《护士条例》明确规定普通病房的床护比例达到1:0.4。护理人员的合理配备可以提高护理工作效率和护理质量,降低成本消耗,为护理组织发展提供人力资源的储备并保证护理组织工作的正常进行。

（一）护理人员配备的基本原则

1. 以满足患者的护理需要为原则 护理工作目标是为患者提供最佳的整体护理。所以护理人员的配备应结合医院情况根据医院实际情况及各科室护理工作量,结合病床使用率、周转率、平均住院日及专科护理发展情况,合理设置护理岗位,做到动态补充。

2. 以优化组合为原则　对于不同层次结构的护理人员,在编制管理上要进行人才组织结构优化,配备合理,人尽其才,才尽其用,充分发挥个人潜能,做到优势互补,以最小的投入达到最大的效益,发挥人力资源的经济效能。

3. 以合理比例为原则　为提供高质量的护理服务,要合理编配护理人员的结构比例,主要包括分类比例和质量比例。分类比例指从事行政管理、教学科研、临床护理人员数量中所占的比例。质量比例是指护理人员所具有的不同学历和专业职务所占的比例。要保证所有护理人员高、中、初级的学历、职务和老、中、青梯队的三角形向橄榄形结构的比例发展。

4. 以动态发展为原则　随专业发展,服务对象的变化,医院体制、制度、机构等方面不断变革,人员编制方面也要适应发展的需要,不断进行动态调整,护理管理者要有预见能力,重视和落实在编人员的继续教育,在人事工作上发挥对护理人员的筛选、调配、选用、培养的权利,使护理人员素质适应社会需要。

5. 以经济效能为原则　合理人员编制,较大程度地发挥人力资源效能的同时,要考虑预算中的人力成本消耗和经济效益。

(二)护理人员合理配备考虑的因素

1. 医院的政策与宗旨。

2. 患者与疾病分类,对护理照顾的需求。

3. 占床率、周转率、平均住院天数。

4. 护理制度及政策。

5. 护理工作的标准。

6. 工作人员的组织结构系统。

7. 工作人员的资历、工作能力、流动率、休假天数。

8. 医院的支持保障系统。

9. 人力调配的弹性制度。

10. 法律的相关规定。

(三)弹性排班原则

1. 在床护比满足 1:0.4 的情况下,根据病房开放床位数、护理人员数量及年资、学历、工作能力情况,制定各层级人员的岗位职责,进行人员分层次管理。

2. 以患者需要为中心,确保 24 小时连续护理,按照护理工作 24 小时不间断的特点,合理安排各班次,保证相互衔接,尽量使各人员的工作互不干扰重叠,提高工作效率。

3. 掌握工作规律,保持各班工作量均衡。护士的工作量以白天多、夜晚少、工作日多、节假日少为特征,因此应根据工作规律,合理安排人力,保持各班工作量均衡。

4. 建立后备班次(人员)机制,要求护士 24 小时保证联系方式畅通,护士长每周、每天根据患者的数量及时调配护理人员,以改变忙闲不均、人力资源浪费又不能满足患者需求的状况,进行人力调配时要在排班表上清晰记录。

5. 人员结构合理,确保患者安全。排班时应根据患者情况、护理人员的数量、水平等进行有效组合,做到新老搭配、优势互补,保证患者安全,防范护理纠纷。

6. 保持公平原则,适当照顾人员的特殊需求。排班时,应以一视同仁的态度爱护、体谅所有护理人员,使护理人员产生公平感和满意感。

7. 有效运用人力资源,充分发挥个人专长,通过按职上岗,将护理人员的专长、优势与患者的护理需要相结合,提高工作成就感,提高满意度。

(四)绩效管理

1. 绩效管理概述 绩效管理作为先进的管理方法和管理手段,其最终目的是改善员工的工作绩效,顺利达到医院的战略目标,提高员工的满意度和成就感。科学的绩效管理是医院落实战略目标、人才选拔、人事晋升、员工培训、薪酬分配等工作的有效载体;能帮助员工明确工作方向和重点,强化工作职责,使成就和能力获得上级认可。

绩效管理指组织和员工之间就员工承担的任务、职责、工作标准进行沟通和协商的机制,也是组织通过绩效计划的实施和管理,为员工和团队提供及时有效的行为和态度控制、调整以及反馈的过程,它涉及员工工作结构、工作行为和工作态度以及投入的相关要素的标准确定、评价和反馈。

绩效管理可以提高医院的运行效率及核心竞争力,降低运行成本,以适应医疗市场发展;能为员工指明努力的方向,明确自己的奋斗目标,全身心投入其中,以主人翁的姿态勤奋努力的工作,形成一种医院绩效文化的环境。

2. 绩效管理的原则

(1)公开与开放原则:一个良好的绩效考核体系只有建立在公开和开放的前提下,才有可能取得组织成员的认可,从而推动其具体实施。

(2)客观与公正原则:绩效管理首先要做到以事实为依据,对员工的任何评价应有事实根据,避免主管臆断和个人感情色彩的影响。另外,对同一部门、同一岗位的员工,其考核标准应该是一致的。

(3)程序化与制度化原则:绩效考核是一种连续的管理过程,遵循程序化与制度化原则有利于了解员工的潜能,及时发现组织中存在的问题,有利于组织绩效提升。

(4)反馈与修改原则:指在绩效考评之后各级部门主管应及时与被考核者进行沟通,把考核结果反馈给被考核者,并进行解释说明,肯定其成绩和进步,指出不足之处。同时各级主管也应该认真听取并采纳被考核者的合理意见,以便更好的完善绩效管理工作。

(5)可靠性与正确性原则:①可靠性,又称信度,是指测量的一致性和稳定性。它强调不同评价者之间,对同一个人或一组人评价结果的一致性。②正确性,又称效度,是指测量的结构有效地反映其测量内容的程度。他强调考核结果能否真实地反应特定员工工作内容的程度。

3. 护士绩效考核 是医院绩效考核的一部分,指对各级护理人员工作中的成绩和不足进行系统调查、分析、描述的过程。在医院实行绩效管理,科学有效地评价护士绩效有利于提升护理工作质量、提高护士的工作技能、工作满意度、主观能动性和创造力等。护士绩效考核的目的是培养和造就一支拥有高素质、高度敬业精神的护理队伍,以提供优质、高效的服务。

4. 护士绩效考核的关键指标 护士绩效考核的关键指标一般包括工作量、工作质量、承担责任及所属能级层次、劳动纪律及考勤几部分。

(1)护理工作量:主要从护理操作、基础护理、健康教育、护理文件书写、护理级别、班次等方面体现。

(2)护理工作质量:从护理措施是否到位、工作态度、患者满意度调查及投诉、差错等不良事件发生情况这几方面对护理人员进行考核。

(3)承担责任与所属层级:这一考核指标主要包括两方面:①个人所属能级,包括职称、工作年限和学历等。②护理人员个人承担岗位责任及风险程度。

(4)劳动纪律及考勤:主要考核护理人员劳动纪律情况及出勤情况(见表1-2-2)。

表1-2-2　劳动纪律及考勤

项目	工作量	工作质量	承担责任及所属能级层次	劳动纪律
权重	20%	40%	30%	10%
参考因素	个人工作量	1. 工作考核情况 2. 工作态度 3. 患者满意度调查情况 4. 投诉、差错等不良事件发生情况	1. 个人承担岗位 2. 责任及风险程度 3. 个人所在能级层次	1. 劳动纪律情况 2. 出勤情况

（5）文章加分标准（见表1-2-3、表1-2-4）

表1-2-3　发表护理论文加分标准

发表刊物及文章类别	作者排序	加分分值
核心期刊正刊论著或科研型文章	第一作者、通讯作者	10
	第二作者	3
核心期刊正刊非论著或科研型文章	第一作者、通讯作者	5
	第二作者	2
核心期刊增刊论著、个案、综述等	第一作者、通讯作者	3
其他公开正式杂志论著、个案、综述等	仅限第一作者	1

表1-2-4　编著或撰写护理书籍加分标准

著者	加分分值
主　编	10
副主编	5
编　委	1万字以下1分
	1万字以上2分，每满1万字增加1分，最多不超过5分

对于院、护理部各种业务活动（如技能大赛、授课大赛、护理成果汇报、护理论文汇报）获得奖项者给予酌情奖励。

（五）责任护士考核与晋级指导原则

为提升护理科学管理水平，深入开展护士岗位管理工作，在结合临床实际和广泛征求意见的基础上，遵循以"工作能力"为护士分层首要指标的原则，进一步细化和统一各层级护士的考核和晋级标准，每年组织1次晋级考核聘任工作，一般在每年10月份完成。具体指导意见表1-2-5。

表1-2-5　各层级护士任职基本条件

层级	护龄	职称	在晋级科室工作的年限
N1	≤3年	护士/低年护师	不要求
N2	>3年	高年护士/护师	要求，在晋级科室工作0.5年
N3	≥8年	高年护师/主管护师	要求，在晋级科室工作1年
N4	≥12年	高级职称/专科护士	要求，在晋级科室工作3年

【各层级护士申请晋级时需要同时满足以下两个资格条件】

1. 资格条件一　通过拟晋级层级的理论考试和操作考试。

（1）晋级理论考试实施方案

1）在目前每季度理论考试的基础上（护理部组织第一、三季度理论考试，科室组织第二、四季度理论考试），利用其中一次季度考试作为晋级理论考试。

2）实行分层理论考试，试卷分为 N1、N2、N3、N4。

3）理论考试试题包括基础部分和专科部分，基础部分由护理部出题，专科部分由大科出题。不同层级试卷基础题和专科题所占比例不同，具体见表1-2-6。

表1-2-6 试卷基础题和专科题所占比例

层级	基础部分所占比例	专科部分所占比例
N1	80%	20%
N2	60%	40%
N3	40%	60%
N4	30%	70%

（2）晋级操作考试实施方案

1）实行分层级操作考试，确定 N1、N2、N3、N4 各层级护士操作考核项目。

2）按照现有的每年操作考试方式，由科室护士长和教学老师负责对本科室不同层级的护士进行操作考核，护理部定期监督检查考核情况。

（3）各层级理论和操作成绩所占比例见表1-2-7。

表1-2-7 理论考试及操作成绩比例

层级	理论成绩所占比例	操作成绩所占比例
N1	50%	50%
N2	60%	40%
N3	60%	40%
N4	70%	30%

2. 资格条件二 全年考勤达到要求：全年出勤率≥95%的护士有晋级资格。如一年250天工作日，出勤≥237.5天，即病、事假等缺勤≤12.5天。如果缺勤超过12.5天，本年度无资格参加晋级聘任。

【各层级护士晋级聘任考核评价】

晋级聘任考核评价由工作量、工作质量和工作能力及表现构成。每个考核项目予以量化分值，不同层级的护士各个考核项目所占的比例，分别见表1-2-8。

表 1-2-8　层级护士晋级聘任考核比例

考核项目	工作量	工作质量	工作能力及表现
N1	30%	30%	40%
N2	30%	30%	40%
N3	25%	30%	45%
N4	20%	30%	50%

1. 工作量考核评价方法　护士填写工作量考核表,科室护士长考核护士工作量完成情况,并给予考核成绩。

2. 工作质量考核评价方法

(1)工作质量考核:护士长根据日常考核、表扬及投诉、患者评价和带教学生评价情况酌情加减分。

(2)护理差错:由于个人原因造成的护理差错,给予不同程度减分。

3. 工作能力及表现考核评价方法

采用同行评议方式,予以量化考核并得出考核成绩。

(1)同行评议内容(不同层级的护士同行评议表格相同)见表 1-2-9。

(2)分值含义:分值越高,表示评价越好。5 分为优秀;4 分为良好;3 分为一般;2 分为不理想;1 分为不合格。

表 1-2-9　同行评议表

	5	4	3	2	1
工作态度					
工作责任心					
工作完成质量					
沟通能力					
协作能力					
解决问题能力					
突发事件应急能力					

(3)同行评议实施方法

1)护士长对所有护士进行评议。

2)全体护士相互进行评议。

3)病房主治医生 1 人、住院医生 1 人对护士进行评议。

(4)同行评议得分所占比例见表 1-2-10。

表 1-2-10　同行评议得分比例

层级	护士长评议	护士评议	医生评议
N1	60%	30%	10%
N2	50%	40%	10%
N3	50%	40%	10%
N4	60%	30%	10%

（六）护士轮转制度

1. 为提高专科护理水平,规定年轻护士(工作≤5年)必须进行大科内轮转。

2. 5年内至少轮转3个专业科室,每个科室轮转时间至少3个月。

3. 在出科前,所转科室要对轮转护士进行综合评价,并备案。

4. 护士轮转情况与工作考核、职称聘任挂钩。

（七）患者及家属管理

1. 患者管理

（1）患者权利

1）患者有生命权,健康权,医疗权;

2）患者有知情同意权;

3）患者有人格权利;

4）患者有自主决定权;

5）患者有获得赔偿权。

（2）患者义务

1）患者有积极接受治疗、配合治疗的义务;

2）患者有保持和恢复健康的义务;

3）患者有承担不扩散、不传播的义务;

4）患者有接受隔离的义务;

5）患者有支持医学科学发展的义务。

2. 家属管理

（1）加强入院宣教,使家属了解医院住院的相关规定和制度。

（2）制定严格规章制度,做好家属的陪护管理。护理人员必须清楚陪护的相关要求,并且口径、态度一致,要让患者及家属理解严格控制陪护是为了维护患者利益,同时要满怀同情与理解,注意服务态度,对陪护家属要一视同仁,注意避免冰冷、生硬的言语造成陪护家属的不愉快。

（3）执行制度注意其严格性和灵活性。对家属的管理既要有原则性,又要有灵活机动性,特殊情况特殊对待,尽量保证每一位患者的利益。

（4）加强与陪护家属的沟通,充分发挥家属的积极性作用。陪护家属除照顾患者的生活起居外,还给患者心理情感上的支持,满足其心理需要,这是医护工作者所无法替代的。因此,护理人员要充分发挥陪护家属的积极性,使患者更好地配合治疗。

（八）其他人员管理

1. 目前医院后勤、运送等服务外包较为普遍,护理人员应该了解医院与外包公司的关系,熟悉外包人员的工作职责,有效配合、监管外包人员的相关工作,共同为患者提供高质量的医疗服务。

2. 护理人员应参与外包服务标准的制定,保证外包服务与护理工作的有效结合,同时要科学监管外包服务的质量,并参与外包服务的持续质量改进工作。

（九）免疫内科护理人力资源一览表

1. 护理人力配比

床位数:68 张

护士人数:28 人

护理员人数:4 人

床:护士:1:0.4

床:护理人员:1:0.49

2. 职称分布

护士:5 人

护师:16 人

主管护师:6 人

副主任护师:1 人

3. 学历分布

大专:7 人

本科:19 人

研究生:0 人

第三节　风湿免疫科护理岗位及能级管理

一、岗位设置

（一）护理管理岗位

护士长:2 名

教学老师:2 名

（二）临床护理岗位

N1 级护士:7 人

N2 级护士:12 人

N3 级护士:6 人

N4 级护士:0 人

（三）护理辅助岗位

护理员:4 人

二、岗位职责及任职条件

护士是医疗机构开展医疗卫生服务工作的基础和主力人员,在医疗技术人员中占 50% 左右。护士的主要职责是照顾患者、协助治疗、健康指导、沟通协调。护士管理体系的建立,为履行护士职责提供了保证。"护理部主任-科护士长-护士长"组成了护理的三层管理体系,各层级的角色和管理职责不同,但都有其重要的作用。

（一）岗位职责

1. 护士长工作职责

（1）在护理部、总护士长和科主任的领导下负责病房行政管理和护理业务工作。

（2）根据护理部和科室目标管理计划,认真组织落实,并做好检查和记录工作。

（3）负责本病房护理人员素质教育和思想教育,改进服务态度,密切医护配合,建设良好的护理团队。

（4）合理安排和检查病房护理工作,参与并指导危重、大手术患者的护理及抢救工作。

（5）督促护理人员严格执行各项规章制度和操作规程,严防差错事故的发生。

（6）定期参加科主任和主治医师查房,参加科内会诊及大手术或新手术前、疑难病例、死亡病例的讨论。

（7）落实护理人员业务学习及技术训练、组织护理查房,积极开展护理科研工作。

（8）指导教学老师做好病房各类人员的临床教学工作。定期检查带教情况。

（9）定期督促检查药品、一次性物品、仪器设备、护理用具和被服的请领及保管。

（10）监督配膳员、保洁员的工作质量,及时与相关部门沟通。

（11）定期召开患者座谈会，落实健康教育工作，认真听取患者的意见，不断改进病室管理工作。

（12）负责本病房防火、防盗等安全工作，严格执行安全保卫和消防措施。

（13）按时完成护士长考核本和护士长月报表，按时上交护理部。

2. 教学老师工作职责

（1）在护士长领导下，负责病房临床护理教学及科研工作的管理和实施。

（2）负责制定和实施本病房内各层次实习护生和护理进修人员的实习计划，并及时与护理部及学校联系。

（3）组织并参加具体的教学活动，如：病房小讲课、操作示范、病历讨论、教学查房、临床带教、阶段考核、出科考试及总结评价等。

（4）针对不同层次实习护生，安排相应带教资格的护士带教，并检查教学计划的落实情况，及时给予评价和反馈。

（5）关心实习护生的心理及专业发展，帮助学生尽早适应临床环境，及时发现实习中的问题并给予反馈。

（6）负责病房带教护士的培训，与护士长一起定期对带教护士进行考核。

（7）负责本病房在职护士继续教育工作，认真记录、审核各类继续教育学分情况，配合护理部完成每年的学分审核工作。

（8）带领或指导护士开展护理科研，积极撰写并发表护理论文。

（9）协助护士长做好病房管理工作，护士长不在时，代理护士长工作。

3. N1 护士工作职责

（1）按照护理工作流程、标准、技术规范完成患者专科护理工作。

（2）承担轻患者的护理，包括评估患者、实施护理措施和评价护理效果。

（3）按要求做好病情观察及护理记录。

（4）参与重症患者护理配合。

（5）提供患者及家属健康指导。

（6）参与患者及病房管理。

4. N2 护士工作职责

（1）按照护理工作流程、标准、技术规范完成患者特殊专科护理工作。

（2）承担较重患者的护理，包括评估患者、实施护理措施和评价护理效果。

（3）按要求做好病情观察及护理记录。

（4）承担急、危重症患者抢救及配合。

（5）提供患者及家属健康指导。

（6）参与患者及病房管理。

（7）参与护生的临床带教工作。

5. N3护士工作职责

(1)承担危重症患者的护理,包括评估患者、实施护理措施和评价护理效果。

(2)按要求做好病情观察及危重症护理记录。

(3)承担急、危重症患者抢救及配合。

(4)提供患者及家属健康指导。

(5)协助护士长进行病房质量检查。

(6)协助教学老师组织临床教学与考核。

(7)开展护理科研项目研究工作。

(8)指导下级护士工作。

6. N4护士工作职责

(1)承担危重症患者的护理,包括评估患者、实施护理措施和评价护理效果。

(2)开设专科护理咨询或专科护理门诊。

(3)承担院内会诊,提供临床专科指导。

(4)主持危重症及疑难病例讨论,指导下级护士工作。

(5)承担临床护理教学和带教工作。

(6)开展专科护理研究工作。

(7)协助护士长进行病房日常管理、护理质量管理和持续改进。

7. 护理员工作职责

(1)在护士长领导下和护士指导下工作。

(2)承担患者生活护理和部分简单的基础护理工作。

(3)经常巡视病室,及时应红灯,协助生活不能自理的患者饭前洗手、进食、起床活动及收送便器。负责为患者增加开水。

(4)做好患者入院前的准备工作和出院后床单位的整理、终末消毒工作。负责被服的管理与清点。

(5)负责患者单位、办公室、杂用室、库房、值班室清洁整齐工作,病室定时开窗通风,保证空气新鲜。

(6)负责每日更换污物袋,清洁患者桌椅、屏风、窗台等,定时清洗消毒公共用品。

(7)负责维持探视秩序,请探视者按时离开病室。

(8)完成每日临时工作和每周特殊工作。

(二)任职条件

1. 护士长任职条件 当前,我国护理事业正在快速发展,护理管理干部的选拔聘任工作需要在改革中不断完善,选拔优秀的护士走上护理管理岗位,是促进管理队伍年轻化、专业化的必经之路。护士长作为最基础层的管理者,直接负责一线护士的督导工作,以促进其高质量地完成护理职责。特别是在落实医疗政策、提高服务品质,提升业务绩效等方面起着举足轻重的作用。无论在病房还是门诊,无论是在急诊还是手术室,以及有护士的各个单元,护士长都是科室的管理者、组织者。护士长要负责整个护理单元日常工作的管理,负责人力调配与物资保障,负责护理服务效果的监督检查和持续改进,负责本科室护士护理专业的发展与提高,同时要负责协调各个部门之间的关系以保障护理工作的正常进行。因此护士长必须明确自己的角色与职责,充分发挥主观能动性,科学检查与控制,以落实医院各项工作目标(见表1-3-1)。

表1-3-1　护士长任职条件

教育水平及工作经验	大专以上学历,护师以上职称,6年以上临床护理工作经验
专业背景	护理专业
资格证书	护士执业资格证书
培训经历	管理培训、法律知识学习、人际沟通培训、专业业务培训
外语水平	外语达到中级水平
计算机水平	熟练使用办公室软件系统
其他能力	具有良好的人际沟通及协调能力;具有一定的教学科研能力

2. 教学老师任职条件　在建立护理部-科室-病房不同层级教学组织管理构架的基础上,为临床落实和实施具体教学工作选拔合格的教学老师是一个不可或缺的重要环节。一位优秀的临床教学老师不仅仅是教育者及知识传播者,也是指导者、启发者及灵魂塑造者;更是学习者的老师、知心朋友;还应是学生利益的维护者、学校老师的合作伙伴以及人际关系协调者。同时作为临床护士的榜样要带动护理学生及年轻护士认真、严谨的工作。

对教学老师要通过定期评价反映其工作情况。护士长通过组织学生、进修生的座谈会,了解他们对教学老师的看法,全面评价教学老师的工作绩效。评价内容包括:个人素质、带教过程、工作行为、讲课内容与效果以及与护士长的配合(见表1-3-2)。

表1-3-2　教学老师任职条件

教育水平及工作经验	大专以上学历,护师以上职称,5年以上临床护理工作经验
专业背景	护理专业
资格证书	护士执业资格证书

培训经历	教学技能培训、科研知识培训、人际沟通培训、专业业务培训
外语水平	外语达到中级水平
计算机水平	熟练使用办公室软件系统
其他能力	具有一定的教学科研能力及人际沟通能力

3. N1 护士任职条件　见表 1-3-3。

表 1-3-3　N1 护士任职条件

教育水平及工作经验	国家认可护理专业毕业,3 年以下护士
专业背景	护理专业
资格证书	护士执业资格证书
培训经历	院内护理业务培训,完成继续教育学分 25 分
外语水平	初级以上水平
计算机水平	可操作计算机常用办公系统
其他能力	业务工作能力、沟通与协作能力、突发事件应急能力、健康教育能力

4. N2 护士任职条件　见表 1-3-4。

表 1-3-4　N2 护士任职条件

教育水平及工作经验	国家认可护理专业毕业,4 年及以上护士或 3 年及以下护师
专业背景	护理专业
资格证书	护士执业资格证书
培训经历	参加护理业务培训,完成继续教育学分 25 分,且护师 I 类学分 10 分,II 类学分 15 分;参与专业学术交流、专科培训
外语水平	初级以上水平
计算机水平	熟练掌握常用计算机办公系统
其他能力	业务工作能力、沟通与协作能力、突发事件应急能力、健康教育能力、临床护理教学能力

5. N3 护士任职条件　见表 1-3-5。

表 1-3-5　N3 护士任职条件

教育水平及工作经验	国家认可护理专业毕业,4 年及以上护师或 3 年及以下主管护师,从事临床护理工作 6 年及以上
专业背景	护理专业
资格证书	护士执业资格证书
培训经历	继续教育学分 25 分,且 I 类学分 10 分,II 类学分 15 分;临床教学和科研培训,参与专业学术交流、专业培训或资格认证
外语水平	中级以上水平
计算机水平	熟练掌握常用计算机办公系统
其他能力	业务工作能力,沟通与协作能力,护理质量管理、临床护理教学及科研能力

6. N4 护士任职条件　见表 1-3-6。

表 1-3-6　N4 护士任职条件

教育水平及工作经验	国家认可护理专业毕业,4 年及以上主管护师或副主任护师,从事临床护理工作 10 年以上
专业背景	护理专业
资格证书	护士执业资格证书、专科护士资格证书
培训经历	继续教育学分 25 分,且 I 类学分 10 分,II 类学分 15 分;临床教学和科研培训,参加专业学术交流、专业培训或资格认证培训
外语水平	中级以上水平
计算机水平	熟练掌握常用计算机办公系统
其他能力	业务工作能力,沟通与协作能力,管理、教学和科研能力

7. 护理员任职条件　见表 1-3-7。

表 1-3-7　护理员任职条件

教育水平及工作经验	初中及以上教育,照护患者工作经验
专业背景	护理员岗位培训
资格证书	护理员培训证书
培训经历	生活护理、消毒卫生技术、人际沟通
外语水平	无
计算机水平	无
其他能力	工作能力、沟通能力、突发事件处理能力

第一章　风湿免疫科护理管理

三、能级管理

(一)护士分层管理的定义

护士分层管理就是通过对护理人员按照各自学历、工龄、职称、能力等综合能力以及科室和人员结构的特点,将护士进行分层。并制订不同层次的考核标准、岗位工作职责、工作流程等,使护理人员可以按能级上岗、按岗取酬、责权利分明。护士的分层管理是一种合理利用现有的人力资源,以提高护理工作质量和效率的管理方法。

(二)护士分层管理模式的构建

调研并测算护理工作时间、工作量,根据本病房现有护理人员的专业技术能力、科研能力、学历结构、职称结构、从事工作年限、年龄为准等基本情况,设定分级标准、岗位准入资格、制订不同层次的培训计划、岗位职责和考核标准以及绩效方案。合理地对护士进行分层设置、选拔、培训、考核与奖惩。现在医院比较常见的护士分为 4 个层级,即 N1 为助理护士、N2 为责任护士、N3 为责任组长、N4 为护理专家。

(三)实施护士分层管理的意义

1. 将护士职责根据组织层次划分,建立新型的责、权、利统一的护理管理组织体系,规范护理工作范围和护士工作职能界定,将岗位工作职责、技术要求与护士的分层次管理有机结合,改变以往护士职责不明确,护士晋级准入资格模糊的局面,提高工作效率,做到人尽其才,才尽其用。

2. 可以打破传统的不同学历、不同职称的护士承担同样工作的现状。充分发挥高学历、业务技术及能力强的护士在临床护理、科研、教学等方面的优势作用,为下一步培养专科护士和护理专家奠定基础。

3. 可以激发优秀护理人员的内在潜力。为每个护士提供一个较为直观的职业发展蓝图,有利于护士群体形成积极进取、创先争优的竞争格局。

4. 有利于提高护理质量与工作效率。通过岗位考核和岗位津贴的兑现,对长期以来分配中的平均主义进行改革,逐步建立重实际、重贡献、分配制度向高层次人才和重点岗位倾斜的激励机制。

5. 提高了患者对护士的满意度,促进优质护理有效开展。各层级护士分管不同难度的患者,让每位责任护士都能对其包干的患者全面负责,为患者提供全程、连续的护理服务,提高了护理工作质量,保证了患者的安全。

6. 对稳定护士队伍,减少护士流失,快速发展护理学科,提高临床护理质量和工作效率产生深远的影响。

（四）实施护士分层管理的注意事项

1. 在科室护士结构的搭配上，除了要注意使其在年龄、职称、专业知识、工作能力等方面形成一定的梯次，还要兼顾护士性格、气质等方面的互补。

2. 公布层级岗位，公开任职条件，按照设岗标准和岗位任职条件，公正、公平、公开竞争上岗并进行严格考核。

3. 护士分层管理既要考虑发挥资历深、经验强、知识广的专家型护理学科带头人作用，又要注重培养、扶持、聘用高学历的年轻护理人才，使科室护理队伍保持老、中、青合理比例，以保证护理队伍建设的持续性和稳定性。

4. 在设置岗位管理的过程中，应对各级各类人员的任职条件进行认真界定，还要根据护理工作特点，采取定性和定量相结合的原则，从学术、技术、科研、教学等多方面，提出切合实际的岗位要求和准入条件。

5. 加强组织领导是实施护理分层管理模式改革成功的重要保证，详见N1～N4的分层管理表（表1-3-8）。

表1-3-8　N1～N4分层管理表

N1级护士（工作1～3年的护士）	
N1级护士任职要求	1. 定期进行基础护理操作、理论知识培训、各种仪器使用，并且通过N1级考核达标。 2. 熟识各班工作流程、N1级岗位职责。 3. 在高能级护士的帮助及指导下，参与轻患者的基础护理工作。 4. 不断提高交接班及病情观察的能力，妥善处理突发事件。 5. 制定所管患者的护理计划，定期为患者及家属进行健康指导。 6. 学习并掌握接收医嘱、处理医嘱、执行医嘱的方法及能力，对有疑问的医嘱要与医生及时沟通解除疑问。
继续教育学习	1. 工作第一年的护士，参加护理部组织的新生入院教育，并且获得相应的学分。 2. 通过病房讲课，加强免疫专科知识的学习，提高授课、幻灯片制作能力，结合免疫专科护理的发展，不断更新讲课内容。 3. 参加护理部组织的符合N1级护士的继续教育课程。 4. 参与院内、科内以及病房护理查房和小讲课。每人每年完成2份护理病历查房。 5. 参加护理部组织的季度考试、晋级考试。
医患关系	与患者交流沟通的能力，参与患者及家属的管理，对患者耐心、和善。加强服务理念及服务意识的培训。

续表

协作能力	1. 与同事之间团结协作,互相帮助,不计较个人得失,工作积极主动,共同提高护理质量。 2. 协调与医生、外勤及其他辅助科室的关系。
科研	1. 提高科研意识,了解科研在护理发展的重要性。 2. 参与科室护理科研开题会,学习科研和论文的书写。 3. 开始学写个案或综述类文章。
N2 级护士(工作 4~6 年的护士,1~3 年的护师)	
N2 级护士任职要求	1. 定期进行基础护理操作、理论知识培训、各种仪器使用,并且通过 N2 级考核达标。 2. 熟识各班工作流程、岗位职责。负责较重患者的基础护理及抢救配合工作。 3. 不断提高交接班及病情观察的能力,妥善处理突发事件。 4. 工作中遇到问题可请教高能级的护士,并且指导低能级护士的工作。 5. 制定所管患者的护理计划,定期为患者及家属进行健康指导。 6. 能够正确接收医嘱、处理医嘱、执行医嘱。对有疑问的医嘱要与医生及时沟通解除疑问。能够胜任主管的工作。 7. 参与进修生、护生的临床带教工作,固定带教课程,实施授课。 8. 护士长和带教老师不在病房时能够主动承担病房管理工作。 9. 能够熟练掌握专科知识及护理技术。
继续教育学习	1. 通过病房讲课,加强免疫专科知识的学习,结合免疫专科护理的发展,不断更新讲课内容。 2. 参与院内、科内以及病房护理查房和小讲课。 3. 参加护理部组织的符合 N2 级护士的继续教育课程。 4. 积极参加授课大赛。 5. 提高自身学历水平,最低达到大专水平。 6. 参加护理部组织的季度考试、晋级考试。
医患关系	有很好的与患者交流沟通的能力、患者及家属的管理能力,对患者耐心、和善。加强服务理念及服务意识的培训。
协作能力	1. 与同事之间团结协作,互相帮助,不计较个人得失,工作积极主动,共同提高护理质量。 2. 协调与医生、外勤及其他辅助科室的关系。

科研	1. 提高科研意识,参加科里每年一次科研开题。 2. 学习科研和论文的书写。 3. 在高能级护士的指导下参与临床药理实验。 4. 每年发表文章 1 篇,并参与护理论文报告会,获护理成果奖。

N3 级护士(工作 4 年以上的护师,1～3 年的主管护师)

N3 级护士任职要求	1. 定期进行基础护理操作、理论知识培训、各种仪器使用,并且通过 N3 级考核达标。 2. 熟识各班工作流程、岗位职责。负责危重患者的基础护理及抢救配合工作。 3. 不断提高交接班及病情观察的能力,妥善处理突发事件。 4. 工作中遇到问题可请教病房护士长及带教老师,并且指导低能级护士的工作。 5. 制定所管患者的护理计划,定期为患者及家属进行健康指导。 6. 正确接收医嘱、处理医嘱、执行医嘱。对有疑问的医嘱要与医生及时沟通解除疑问;能够胜任主管的工作。 7. 参与进修生、护生的临床带教工作。 8. 护士长和带教老师不在病房时能够主动承担病房管理工作。 9. 能够熟练掌握专科知识及护理技术,开展护理科研研究工作。 10. 协助护士长进行质量检查,协助教学老师组织临床教学与考核。
继续教育学习	1. 通过病房讲课,加强免疫专科知识的学习,结合免疫专科护理的发展,不断更新讲课内容。 2. 参与院内、科内以及病房护理查房和小讲课的授课。 3. 参加护理部组织的符合 N3 级护士的继续教育课程。 4. 提高自身学历水平,最低达到本科水平。 5. 参加护理部组织的季度考试、晋级考试。 6. 积极参加授课大赛。 7. 参加专业资格认证培训、学术交流及参观考察。
医患关系	有很好的与患者交流沟通的能力、患者及家属的管理能力,对患者耐心、和善。加强服务理念及服务意识的培训。
协作能力	1. 与同事之间团结协作,互相帮助,不计较个人得失,工作积极主动,共同提高护理质量。 2. 协调与医生、外勤及其他辅助科室的关系。

第一章 风湿免疫科护理管理

科研	1. 提高科研意识,参加科里每年一次科研开题。 2. 每年发表文章≥1篇,并参与护理论文报告会,获护理成果奖。 3. 参与科室的临床药理实验。

N4级护士(专科护士、4年以上的主管护师、副主任护师)

N4级护士任职要求	1. 定期进行基础护理操作、理论知识培训、各种仪器使用,并且通过N4级考核达标。 2. 熟识各班工作流程、岗位职责。负责危重患者的基础护理及抢救配合工作。妥善处理突发事件。 3. 主持危重症及疑难病例讨论,并且指导低能级护士的工作。 4. 制定所管患者的护理计划,定期为患者及家属进行健康指导。 5. 正确接收医嘱、处理医嘱、执行医嘱。对有疑问的医嘱要与医生及时沟通解除疑问。能够胜任主管的工作。 6. 参与进修生、护生的临床带教工作。 7. 护士长和带教老师不在病房时能够主动承担病房管理工作。 8. 能够熟练掌握专科知识及护理技术,开展护理科研研究工作。 9. 协助护士长进行质量检查,协助教学老师组织临床教学与考核。 10. 具备开设专科护理咨询或专科护理门诊,担任院内会诊提供临床专科指导。
继续教育学习	1. 通过病房讲课,加强免疫专科知识的学习,结合免疫专科护理的发展,不断更新讲课内容。 2. 参与院内、科内以及病房护理查房和小讲课的授课。 3. 参加护理部组织的符合N4级护士的继续教育课程。 4. 提高自身学历水平,最低达到本科水平。 5. 参加护理部组织的季度考试。 6. 积极参加授课大赛。 7. 参加院外专业资格认证培训、学术交流及参观考察。
医患关系	有很好的与患者交流沟通的能力、患者及家属的管理能力,对患者耐心、和善。加强服务理念及服务意识的培训。
协作能力	1. 与同事之间团结协作,互相帮助,不计较个人得失,工作积极主动,共同提高护理质量。 2. 协调与医生、外勤及其他辅助科室的关系。
科研	1. 参加并组织科里每年一次科研开题。 2. 每年发表文章≥1篇,并参与护理论文报告会、科研开题报告,获护理成果奖。 3. 参与科室的临床药理实验。

第四节 风湿免疫科护理工作制度

一、病房管理制度

1. 病房在科主任领导下,护士长负责管理,并与主治医生密切协作。

2. 保持病房整洁、舒适、安全,避免噪音,工作人员做到走路轻、关门轻、说话轻、操作轻。

3. 统一病房陈设,室内物品和床位要摆放整齐,固定位置。

4. 护理人员必须按要求着装,佩戴名牌上岗。

5. 患者必须穿医院病号服,备必要的生活用品。多余物品尽量不放在病房内,保持整齐。

6. 患者被服、用具按需发放使用,出院时清点回收。

7. 定期对患者进行健康宣教,定期召开休养员会,个别走访患者及家属,征求意见或调查满意度并有记录,持续改进病房护理工作。

8. 严格管理陪伴、探视人员。禁止闲散人员进入病区,保障病区安全。

9. 病房作息时间为 6:00Am 开灯,中午 12:00-2:00Pm 午休,夏季 10:00Pm 熄灯,冬季 9:00Pm 熄灯。

10. 护士长协助科主任做好病房财产和仪器设备的保管,指派专人管理,建立账目,定期清点,如有遗失及时查明原因,按规定处理。精密贵重仪器要有使用要求,不得随意变动。管理人员调动时,要办好交接手续。

二、分级护理制度

(一)特级护理

1. 病情依据

(1)病情危重,持续心电监护、持续呼吸机辅助呼吸等需严密观察生命体征的患者。

(2)病情发展迅速、重要脏器受累应用大剂量激素、免疫抑制剂、免球蛋白冲击期间、重度肺动脉高压的患者。

(3)应用新方法、技术治疗免疫系统疾病,如生物制剂等,治疗期间需严密观察病情变化及用药反应的患者。

(4)各种介入治疗第一天如肾穿、肝穿、肺穿等,需严密观察病情变化的患者。

(5)患有各类脑病,出现精神及神经系统损害。表现神志及意识障碍、癫病发作甚至昏迷需紧急抢救的患者。

2. 护理要点

(1)严密观察患者病情变化,监测生命体征,准确测量并记录出入量。

(2)根据医嘱正确执行各项治疗及用药,配合医生实施各项急救措施。

(3)做好专科护理,如气道护理、管路护理、压疮护理及各种并发症的预防,尤其是介入治疗后第一天(如肾穿、肝穿、肺穿等)者,需严密观察其病情变化,伤口有无渗出,渗血,感染情况,如有发现及时告知医生,遵医嘱进行处理。

(4)关注患者安全,根据患者具体情况采取相应预防措施,尤其是患有各类脑病,出现精神及神经系统损害者,需严密观察其瞳孔、神志、意识情况,出现意识障碍、癫痫发作甚至昏迷等严重情况时,紧急处理同时告知医生,遵医嘱配合抢救。

(5)根据患者病情,完成基础护理(六洁到位:口腔、头发、手足、皮肤、会阴、床单位);协助非禁食患者进食/水或注入鼻饲饮食;协助卧床患者翻身及叩背促进有效咳嗽、床上移动等,保持患者功能体位及卧位舒适。

(6)应用新方法、技术治疗免疫系统疾病,如生物制剂等,治疗期间需严密观察用药效果,有无不良反应,如有及时告之医生,遵医嘱进行处理,配合抢救。

(7)了解患者心理需求,有针对性开展心理指导及健康指导。

(8)严格执行危重患者床旁交接班。

(9)履行告知义务,尊重患者知情权。

(10)定时通风,保持病室空气清新及环境整洁。

(二)一级护理

1. 病情依据

(1)医嘱病重,病情趋于稳定,多器官多脏器损害随时可能发生病情变化的重症患者。

(2)医嘱绝对卧床,有猝死、出血、压缩性骨折等风险、保护性隔离的患者。

(3)介入治疗后第二天,需保留各类管路,巡视检查管路通畅情况,严格记录出入量,观察生命体征的患者。

(4)患有各类脑病,出现精神及神经系统损害需严密观察和安全监护的患者。

(5)肌力0-1级、关节活动障碍者。

2. 护理要点

(1)每小时巡视,观察患者病情变化。

(2)根据患者病情需要,定时测量生命体征。

(3)根据医嘱正确执行各项治疗及用药。

（4）提供专科护理,如气道护理、管路护理、压疮护理及各种并发症的预防,尤其是介入治疗后第二天(如肾穿、肝穿、肺穿等)者,需严密观察病情变化。

（5）关注患者安全,根据患者具体情况采取相应预防措施,尤其是患有各类脑病,出现精神及神经系统损害者,需严密观察病情变化。

（6）根据患者病情及生活自理能力,实施基础护理(六洁到位:口腔、头发、手足、皮肤、会阴、床单位);协助患者进餐、协助卧床患者翻身及叩背促进有效咳嗽、床上移动等。

（7）提供护理相关的健康指导和功能锻炼。

（8）定时通风,保持病室空气清新及环境整洁。

（三）二级护理

1. 病情依据

（1）病情稳定,仍需卧床、限制活动,医嘱床旁活动的患者。

（2）各种活检术后、介入治疗后第三天的患者。

（3）部分小关节活动障碍,但生活可部分自理的患者。

（4）年老体弱,生活部分自理的老年患者。

（5）肌力 2-3 级的患者。

2. 护理要点

（1）每 2 小时巡视,观察患者病情变化。

（2）根据患者病情需要,测量生命体征。

（3）根据医嘱正确执行各项治疗及用药。

（4）根据患者病情需要,提供专科护理。尤其是各种活检术后及介入治疗后第三天患者,需观察其病情变化、伤口换药情况,出现异常及时告知医生,遵医嘱进行处理。

（5）指导患者采取措施预防跌倒/摔伤,尤其是各种活检术后、各类脑病处于恢复期神志清楚的患者,继续做好防范措施。

（6）协助生活部分自理患者做好基础护理(六洁到位:口腔、头发、手足、皮肤、会阴、床单位);协助患者进餐、协助卧床患者翻身及叩背促进有效咳嗽、床上移动等。

（7）提供护理相关的健康指导及功能指导。

（8）定时通风,保持病室空气清新及环境整洁。

（四）三级护理

1. 病情依据

（1）病情稳定,处于康复期,生活完全自理的患者。

（2）各种活检术后已拆线、介入治疗后伤口已完全愈合的患者。

(3)肌力 4-5 级的患者,生活自理的患者。

2. 护理要点

(1)每 3 小时巡视,观察患者病情变化。

(2)根据患者病情需要,测量生命体征。

(3)根据医嘱正确执行治疗及用药。

(4)指导患者采取措施预防跌倒/摔伤。

(5)提供护理相关的健康指导及功能锻炼的宣教。

(6)定时通风,保持病室空气清新及环境整洁。

三、危重患者抢救及报告制度

1. 分级护理要求对危重症患者或病情不稳定患者进行病情观察及巡视。

2. 遇有抢救患者,充分利用现有人力,当班护士应沉着、冷静、分秒必争,首先进行初步紧急处理,同时通知值班医生。

3. 准确记录患者病情、抢救过程、时间及所用的各种抢救药物。

4. 原则上不执行口头医嘱,紧急情况下若执行口头医嘱,需两人核对,经医生核实无误,方可执行,并保留空安瓿留做记录。

5. 为保证抢救工作顺利进行,一切以患者为中心,发扬团结协作精神。

6. 做好抢救后的清理、补充、检查和患者家属的安抚工作。

7. 抢救物品、仪器、设备定期检查,保持完好状态。

8. 抢救车内的药品、用物统一规范放置,定期清点记录。

9. 定期进行各种急救知识的培训,包括理论知识和实际操作。

10. 依照医院"关于重大抢救及特殊病例报告制度的规定",逐级上报护士长、总护士长和护理部。

四、健康教育制度

为患者和家属提供健康教育,有助于患者更好地参与治疗和护理,有助于患者提高自我护理能力。护理人员定期以多种形式向患者及家属进行健康教育。

(一)健康教育形式

1. 个别指导　内容包括一般卫生知识如个人卫生、公共卫生、饮食卫生、常见病、多发病、季节性传染病的防治知识,简单的急救知识、妇幼卫生保健、婴儿保健、计划生育等。可在护理患者时,结合病情、家庭情况和生活条件随时进行具体指导。

2. 集体讲解　确定主题。门诊利用患者候诊时间,病房则根据工作情况及患者作息制度选择时间进行集体讲解。讲解同时可配合幻灯、模型、图片等,以加深印象。

3. 文字宣传　利用宣传栏编写短文、图画或诗词等,标题要醒目,内容要通俗易懂。

4. 座谈会　在患者病情允许的情况下,护理人员组织患者对主题进行讨论并回答患者提出的问题。

5. 展览　如图片或实物展览,内容应定期更换。

6. 视听教材　利用幻灯、投影、录像、广播等视听设备在候诊大厅及住院患者活动区域进行宣教。

（二）健康教育内容

1. 住院患者健康教育内容主要包括:①医院规章制度:如查房时间、探视制度、陪护制度、膳食制度等;②病室环境:作息时间、卫生间使用、贵重物品的保管及安全注意事项、预防跌倒知识、呼叫器的使用等;③相关疾病知识宣教:相关检查、治疗、用药知识介绍指导,围手术期宣教,疼痛管理、康复技术指导、安全有效使用医疗设备;④出院指导。

2. 门诊患者健康教育内容主要包括:①一般性卫生知识;②生活方式方面的指导;③常见病、多发病的预防知识;④常用药物的用药知识等。

（三）健康教育流程

1. 评估健康教育对象的学习需要及接受能力。

2. 制定相适应的教育目标。患者/家属与护士的教育目标是一致的。

3. 拟定适宜的健康教育内容。

4. 根据教育对象选择健康教育的形式。

5. 实施健康教育计划。

6. 对健康教育结果进行评价。

7. 记录对患者的健康教育。

五、消毒隔离制度

1. 护理人员进行无菌操作必须严格执行无菌操作规程。洗手、戴好帽子、口罩。

2. 保持治疗室清洁。

3. 感染高风险部门,如手术室(门诊手术室、人流室)、产房、导管室、层流洁净病房、骨髓移植病房、重症监护室、新生儿室、母婴同室、血液透析中心、烧伤病房等部门,每季度做空气净化效果监测及医务人员手卫生监测。洁净手术室及其他洁净场所(造血干细胞移植中心),每个洁净房间每年至少进行一次空气净化效果监测。检测结果存档保留。

4. 病室基本消毒隔离措施

(1)病室各房间应每日定时通风。晨晚间护理用湿扫床套扫床,一床一套;每日擦小桌,一桌一布;小桌布使用后送洗衣房集中清洗消毒。

(2)每周至少更换 1 次被服,并根据情况随时更换。脏被服应放在污衣桶内,禁止放在地面、楼道的扶手上等。

(3)对转科、出院及死亡患者的床单位物体表面进行清洁消毒。

5. 公共护理用具消毒

(1)采集血标本时,实行一人一针、一巾、一止血带、一持针器,用过的止血带和持针器用 500mg/L 含氯消毒液浸泡消毒 30 分钟后清洗干净,晾干备用。

(2)体温表(腋下)一人一支。专用盒保存浸泡体温表:白色的表示"已消毒"、黄色的表示"未消毒"、蓝色的表示"浸泡体温表"。使用后的体温表放在盛有 75% 乙醇的蓝色盒中,浸泡半小时后捞出并擦拭干净,放于白色盒内备用。浸泡体温表的乙醇每日更换,盒子每周用乙醇擦拭清洁。专人负责体温表检测校对并登记。

(3)血压计、听诊器、手电筒每周清洁消毒 1 次。血压计袖带若被污染应及时进行清洁处理,再使用 500mg/L 含氯消毒液浸泡消毒 30 分钟后清洗干净,晾干备用。听诊器、手电筒在清洁的基础上用 75% 乙醇擦拭消毒。

(4)发放临时口服药时使用一次性口服药袋或药杯;服用水剂患者采取专人专用药杯。

(5)吸引瓶及麻醉机的螺旋管等用后在清洁的基础上使用 500mg/L 含氯消毒液浸泡消毒 30 分钟后清洗干净,晾干备用。以上物品长期使用时应每周更换 1 次。氧气湿化瓶为一次性使用,使用后丢入医疗垃圾内。

(6)呼吸气囊用后用 500mg/L 含氯消毒液擦拭消毒,球囊内有可疑污染时应拆开浸泡消毒 30 分钟后清洗干净,晾干备用。金属气管套管、牙垫、舌钳、开口器、压舌板等应高压蒸气灭菌处理后备用。

(7)便器保持清洁,每天用 1000mg/L 含氯消毒液浸泡 30 分钟消毒处理。患者出院、转院或死亡进行终末消毒。

(8)公共餐具为一次性使用。婴儿餐具如小杯、小匙、奶嘴、奶瓶等需经高压蒸气灭菌后使用。

(9)可重复使用的各种医疗器械经初步处理,由消毒供应中心统一回收处理。

(10)墩布要有标记,按规定在不同区域内使用。用后消毒、洗净、悬挂晾干备用。

6. 单位隔离措施

(1)隔离患者有条件时住单间或相对独立区域,床头或床尾张贴隔离标识。

（2）隔离单位须备一次性医用手套、速干手消毒剂,加强手卫生。

（3）隔离患者专人专用体温表、血压计、听诊器,不能专用的器具,用后用500mg/L含氯消毒液擦拭消毒。

（4）隔离患者使用一次性药杯、餐具和便器,使用后集中回收处理。

（5）对转出、出院或死亡的传染病患者进行床单位终末消毒。

7. 医用垃圾处理规定

（1）医用垃圾必须放置在黄色垃圾桶、袋内。

（2）废弃的注射器针头、输液（血）器针头、各种穿刺针、采血针、玻片、安瓿及带血的注射器等均放入锐器盒内。

（3）使用后的输液（血）器管道、注射器、尿袋、一次性引流袋、引流管、一次性吸痰管、手套、肛袋、窥具、敷料、绷带、棉球、棉棍、纱条、压舌板等,均放入黄色垃圾袋内统一回收处理。

（4）隔离的传染病患者或者疑似传染病患者产生的医疗废弃物,放入双层黄色垃圾袋后结扎开口处,袋外标注"隔离"二字,统一回收处理。

（5）使用呼吸机治疗时,气道湿化必须使用灭菌注射用水。

（6）口腔科、放射科要求一律使用一次性漱口杯,口腔科牙钻针每次使用后必须经过高压灭菌方可使用。

（7）各种内镜使用后必须按《内镜清洗消毒技术操作规范》要求,认真清洗,彻底消毒。对乙肝患者应固定内镜,用后进行严格消毒。

六、不良事件上报制度

1. 按照医院要求,科室要主动上报不良事件及安全隐患,促进从中学习和吸取教训。

2. 一般情况下,护理不良事件或安全隐患在 24 小时内电话报告护理部,48 小时内上交书面报告,特殊事件上报见各个报告制度的具体要求。

3. 发生护理不良事件和安全隐患,科室需填写相应的报告表,一式两份,一份交护理部,一份科室存档。

4. 科室设立"护理不良事件和安全隐患报告"文件夹（A4）,保存科室存档材料,要求整齐规范。

5. 每月登记本科室"护理不良事件和安全隐患"件数,便于统计。

6. 严格执行不良事件报告制度,包括护理差错（事故）预防及报告制度、患者皮肤压疮预防及报告制度、患者跌倒（坠床）预防及报告制度、患者管路滑脱预防及报告制度、患者意外伤害预防及报告制度、护理投诉管理制度。同时上报资料科室存档。

（1）护理差错（事故）预防及报告制度

1）发生差错或事故后，要本着患者安全第一的原则，迅速采取补救措施，避免或减轻对患者身体健康的损害或将损害降到最低程度。

2）当事人要立即向护士长汇报，护士长要逐级上报发生差错、事故的经过、原因、后果，并填写"护理给药缺陷报告单"（见附录1），在24小时内电话上报护理部，48小时内上交书面报告。严重护理差错或事故应在事件发生后及时电话上报护理部，24小时内上交书面报告。周末及节假日报告护理部值班人员。

3）发生严重差错或事故的各种有关记录、检验报告及造成事故的药品、器械等均应妥善保管，不得擅自涂改、销毁，以备鉴定。

4）差错或事故发生后，科室和病房要组织护理人员进行讨论，分析出现差错的原因，制定改进措施，提高认识，吸取教训，改进护理工作。

5）科室护士长、大科总护士长和护理部逐级填写"护理给药缺陷追踪评价表"（见附录2），要求内容真实、措施具体、评价及时。

6）根据差错或事故的情节及对患者的影响，确定差错、事故性质，提出处理意见。

7）发生差错、事故的科室或个人，有意隐瞒，不按规定报告，事后发现将按情节轻重给予严肃处理，并纳入科室绩效考核。

8）护理部定期组织差错分析会，提出安全预警和防范措施，不断改进护理工作。

9）对医疗护理安全隐患，科室可随时上报，填写"医疗护理风险防范（堵漏）报告表"（见附录3）。

（2）患者皮肤压疮预防及报告制度

1）发现患者皮肤压疮，无论是院内发生还是院外带来的，科室均要在24小时内向护理部电话报告，48小时内上交书面报告，填写"皮肤压疮护理报告单"（见附录4）。周末及节假日报告时间顺延。

2）密切观察皮肤变化，积极采取护理措施，促进压疮早期恢复，并准确记录。

3）经评估患者属于压疮危险人群，应按要求填写"防范患者压疮记录表"（见附录6）。患者已经发生压疮，但为了预防其他部位继续发生压疮，除外填写"皮肤压疮护理报告单"，仍需填写"防范患者压疮记录表"。

4）患者转科时"防范患者压疮记录表"交接到新科室继续记录。

5）科室护士长、大科总护士长和护理部逐级填写"皮肤压疮追踪评价表"（见附录5），要求内容真实、措施具体、评价及时。

6）发生患者皮肤压疮的科室，有意隐瞒不报，事后发现将按情节轻重给予严肃处理，并纳入科室绩效考核。

7)护士长要组织科室人员认真讨论,不断改进护理工作。

(3)患者跌倒(坠床)预防及报告制度

1)护理人员应本着预防为主的原则,认真评估患者是否存在跌倒(坠床)危险因素,填写"防范患者跌倒(坠床)评估记录表"(见附录9)。

2)对存在上述危险因素的患者,要及时制定防范计划与措施,并告知科室保洁人员、后勤负责转运患者的人员、配膳员、做好交接班。

3)及时告知患者及家属,使其充分了解预防跌倒(坠床)的重要意义,并积极配合。

4)加强巡视,随时了解患者情况并记好护理记录,根据情况安排家属陪伴。

5)如果患者发生跌倒(坠床)应按如下内容进行

①本着患者安全第一的原则,迅速采取救助措施,避免或减轻对患者身体健康的损害或将损害降至最低。

②值班护士要立即向护士长汇报。科室按规定填写"跌倒(坠床)事件报告单"(见附录7),在24小时内电话报告护理部,48小时内上交书面报告。周末及节假日报告护理部值班人员。

③护士长要组织科室人员(医生、护士)认真讨论,分析原因、制定改进措施,并落实整改。

6)科室护士长、大科总护士长和护理部逐级填写"跌倒(坠床)事件追踪评价表"(见附录8),要求内容真实、措施具体、评价及时。

7)患者转科时"防范患者跌倒(坠床)评估记录表"交接到新科室继续记录。

8)发生患者跌倒(坠床)的科室有意隐瞒不报,事后发现将按情节轻重给予严肃处理,并纳入科室绩效考核。

9)护理部定期进行分析及预警,制定防范措施,不断改进护理工作。

(4)患者管路滑脱预防及报告制度

1)管路滑脱主要是指胃管、尿管、引流管、气管插管、气管切开、中心静脉导管和PICC导管等管路的脱落。

2)护理人员应认真评估患者意识状态及合作程度,确定患者是否存在管路滑脱的危险。

3)对存在管路滑脱危险的患者,告知本人及家属,使其充分了解预防管路滑脱的重要性,取得配合。

4)护理人员应制定防范措施,必要时在家属同意情况下采取适当的约束,并做好交接班。

5)加强巡视,随时了解患者情况及检查约束部位,并记好护理记录,根据情况安排家属陪伴。

6）如果患者发生管路滑脱应按如下内容进行

①立即报告医生迅速采取措施，避免或减轻对患者身体的损害或将损害降至最低。

②值班护士要立即向护士长汇报。科室按规定填写"管路滑脱报告单"（见附录 10），在 24 小时内电话报告护理部，48 小时内上交书面报告。周末及节假日报告护理部值班人员。

③护士长要组织科室人员认真讨论，不断改进护理工作。

7）科室护士长、大科总护士长和护理部逐级填写"管路滑脱追踪评价表"（见附录 11），要求内容真实、措施具体、评价及时。

8）发生患者管路滑脱的科室有意隐瞒不报，事后发现将按情节轻重给予严肃处理，并纳入科室绩效考核。

9）护理部定期进行分析及预警，制定防范措施，不断改进护理工作。

（5）患者意外伤害预防及报告制度

1）患者意外伤害主要包括药物外渗、烫伤、误吸、自杀、走失及其他意外受伤等。

2）护理人员应认真评估患者意识状态、生活自理能力和合作程度，确定患者是否存在意外伤害的危险。

3）对精神异常、抑郁、烦躁及自杀倾向的患者，了解患者是否正在接受药物治疗，并要求家属 24 小时陪伴，提醒家属患者可能存在自杀隐患。

4）对存在意外伤害危险的患者要提高警惕，加强医护沟通，及时制定防范措施，记好护理记录。

5）加强巡视，多关心患者，了解患者的心理状态，重点交接班。

6）如果患者发生意外伤害应按如下内容进行

①立即通知医生，迅速采取急救措施挽救患者生命，并保护现场。

②值班护士要立即报告护士长，必要时向保卫处或总值班报告。护士长及时了解情况、发生经过、患者状况及后果，填写"意外伤害事件报告单"（见附录 12），24 小时内电话报告护理部，48 小时内上交书面报告。发生严重意外事件要及时电话报告护理部，周末及节假日报告护理部值班人员。

③护士长要组织科室人员认真讨论，不断改进护理工作。

7）科室护士长、大科总护士长和护理部逐级填写"意外伤害事件追踪评价表"（见附录 13），要求内容真实、措施具体、评价及时。

8）发生患者意外事件的科室有意隐瞒不报，事后发现将按情节轻重给予严肃处理，并纳入科室绩效考核。

9）护理部定期进行分析及预警，制定防范措施，不断改进护理工作。

（6）护理投诉管理制度

1）凡是医疗护理工作中，因服务态度、服务质量及自身原因或技术而发生的护理工作缺陷，引起患者或家属的不满，并以书面或口头方式反映到护理部或有关部门转至护理部的意见，均为护理投诉。

2）护理部设专人接待护理投诉，认真倾听投诉者意见，并耐心安抚投诉者，做好解释说明工作，避免引发新的冲突，同时填写"护理投诉记录表"（见附录14）。

3）护理部接到护理投诉后，及时与相关科室反馈，并调查核实。科内应认真分析事发原因，总结经验，接受教训，提出整改措施。

4）投诉经核实后，护理部可根据事件严重程度，给予当事人相应处理。

①给予当事人批评教育。

②当事人作出书面检查，并在护理部备案。

③向投诉患者诚意道歉，取得患者谅解。

5）按照护理投诉扣分标准扣科室月度质量控制成绩。

6）护理部定期组织投诉分析会，分析、总结和预警，不断改进护理工作。

七、交接班制度

1. 值班护士必须坚守岗位，履行职责，保证各项护理工作准确及时地进行。

2. 交班前值班护士应完成本班的各项工作，写好病室报告、护理记录和交班记录，处理好用过的物品。白班应为夜班做好物品准备，如抢救药品及抢救物品、呼吸机、麻醉机、氧气、吸引器、注射器、无菌物品、常备器械、被服等，方便夜班工作。

3. 每班必须按时交接班。接班护士提前5~10分钟到病房，了解所管患者病情，在接班时重点掌握所管患者的病情变化及治疗。

4. 在接班护士未逐项接清楚之前，交班护士不得离开岗位。交班中发现患者病情、治疗、护理及物品药品等不相符时，应立即查问。接班时发现问题，应由交班护士负责。

5. 交接班内容

（1）患者概况：当日住院患者总数，出院（转科、转院）、入院（转入）、手术（分娩）、病危、病重、死亡人数。

（2）重点病情

1）新患者的姓名、年龄、入院时间、原因、诊断、阳性症状体征。

2）手术后患者回病房时间、生命体征、观察及治疗、护理重点；分娩患者的分娩方式；当日准备手术患者的手术名称、麻醉方式、术前准备情况等。

3)危重症患者的生命体征、病情变化、与护理相关的异常指标、特殊用药情况、管路及皮肤状况。

4)死亡患者的抢救经过、死亡时间。

（3）特殊检查、治疗：交清已完成特殊检查、治疗后患者的病情；当日准备进行特殊检查、治疗患者的姓名、检查或治疗名称及准备情况。

（4）护理要点：针对患者的主要问题，交清观察重点及实施治疗、护理的效果。

（5）物品清点：交班护士与接班护士当面清点必查药品和物品，如毒麻药、贵重药、急救药和仪器设备等。若数量不符应及时与交班护士核对。

（6）床旁交接班：查看新患者、危重、抢救、昏迷、大手术、瘫痪患者的意识、生命体征、输液、皮肤、各种管路、特殊治疗及专科护理的执行情况。

6. 交接班护士共同巡视、检查病房清洁、整齐、安静、安全的情况。

7. 早交班结束时护士长应对交接班内容、工作情况进行综合评价，评价前一日护理措施的效果，提出当日护理工作重点及注意事项；针对交接班中发现的问题，提出改进措施，达到持续改进的目的。护士长不定期就交班内容进行提问。

8. 医护共同早交班时间原则上不超过 20 分钟。如需传达会议或小讲课，也应在 8:30Am 之前完成。

八、查 对 制 度

（一）医嘱查对

1. 处理长期医嘱或临时医嘱时要记录处理时间，签全名，若有疑问必须问清后方可执行。

2. 每班护士对当日新停医嘱要认真查对，及时更改已打印的执行单。每周大核对医嘱一次，在医嘱核对本上记录核对情况并签字，如有问题及时纠正。

3. 在抢救时或手术中执行口头医嘱时，护士应复述一遍，得到医生确认后方可执行，并暂保留用过的空安瓿。

（二）给药查对

1. 给药前必须严格三查八对。

三查：用药前查、用药中查、用药后查。

八对：对姓名、床号、药名、剂量、浓度、用药时间、用法及药品有效期。

2. 清点药品时和使用药品前要检查药品质量、有无变质、混浊、沉淀、絮状物等，检查标签、有效期和批号，如不符合要求不得使用。

3. 摆药后必须经第二人核对方可执行。

4. 对易导致过敏的药，给药前需询问患者有无过敏史；使用毒、麻、限、剧药时,要经过反复核对;静脉用药要注意有无变质、瓶口松动、裂缝。同时使用多种药物时,要注意配伍禁忌。

九、执行医嘱制度

1. 医嘱由主管护士及时接收,打印于临时医嘱执行单及长期医嘱执行单上。

2. 执行医嘱前必须认真阅读医嘱内容、核对患者信息。

3. 执行医嘱时必须经第二人认真核对,正确执行医嘱。

4. 长期医嘱执行后在长期医嘱执行单上打"√"、签字并记录执行时间。

长期医嘱执行单,内容包括长期输液执行单、长期注射执行单、长期口服药执行单和长期处置治疗执行单。

5. 临时医嘱执行后在临时医嘱执行单上签字并记录执行时间。

6. 毒、麻药使用时,在医嘱执行单上双人签字,如遇护士单独值班,请医生核对签字。

7. 对于皮试医嘱,护士在临时医嘱执行单上双签字,证明双人核对后执行并对皮试结果进行双人判读。

8. 手术室护士在执行医嘱后,在临时医嘱单的相应医嘱条目上签字、注明给药日期和时间。

9. 当医生对某条医嘱执行时间有临时性的特殊要求时,请医生在已经打印的医嘱执行单相应医嘱条目处注明执行时间并签字,护士执行医生新下达的医嘱时间。

10. 护士将出院带药交给患者时,要认真核对医嘱执行单发放并签字。

11. 凡需下一班执行的临时医嘱,要认真交班,并在交班本上注明。

12. 护士遵照医嘱对患者进行治疗和给药等,一般情况下不执行口头医嘱,抢救时或手术中除外。严禁执行电话医嘱。在执行口头医嘱时,护士应向医生复述医嘱内容,取得确认后方可执行。执行后要保留空安瓿,待医嘱补齐后再次核对。

13. 护士要正确执行医嘱,不得随意修改医嘱或无故不执行医嘱。当发现医嘱有疑问时,护士应及时向医生反馈,核实后方可执行。当医生拒绝核实有疑问的医嘱时,护士有责任向上级医生或科主任报告。

十、输血安全制度

1. 确定输血后,持输血申请单和贴好标签的试管,严格核对患者姓名、性别、病案号,采集血样。

2. 由医护人员或专门人员将患者血样与输血申请单送交输血科(血库),

双方进行逐项核对。

3. 血液送至病房后护士与送血人员进行正确核对

（1）持输血记录单与病历或诊断牌核对患者姓名、病案号，确认输血患者。

（2）输血记录单与血袋标签逐项核对，包括科室、患者姓名、病案号、血型（包括 Rh 因子）、血液成分、有无凝集反应；献血者编码、血型（包括 Rh 因子）、储血号及血液有效期，确认输血记录单和血袋标签上的血型（包括 Rh 因子）、储血号一致。

（3）检查血袋有无破损及渗漏、血袋内血液有无溶血及凝块。

（4）检查、核对无误后，双方在输血记录单上签字。

4. 输血前核对

必须由操作护士和核对者双人持患者病历、输血记录单、血袋共同核对患者姓名、病案号、血型（包括 Rh 因子）、献血者血型、储血号、血液成分、产品编码、血量、有无凝集反应及血液有效期。

让患者自述姓名及血型（包括 Rh 因子），核对无误后操作护士和核对者同时在血库下发的"输血记录单"上签字。

5. 输血应遵守《临床输血技术规范》，严格执行无菌操作技术，使用标准输血器进行输血。

6. 输血前将血袋内的成分轻轻混匀，避免剧烈震荡。血液内不得加入药物，如需稀释只能用静脉注射生理盐水。

7. 使用输血器时，输血前后应用无菌生理盐水冲洗输血管道；连续输入不同供血者的血液时，应在前一袋血输尽后，用无菌生理盐水冲洗输血器，再接下一袋血继续输注。

8. 输血时应先慢后快，根据病情和年龄调整输注速度，检查穿刺部位有无血肿或渗血，并严密观察有无输血反应。

9. 血液输完后，空血袋在常温下保留 24 小时。交叉配血报告单粘贴在病历中。

10. 血液送达病房后应及时输注，1 个单位的全血或成分血应在四小时之内输完，不得自行贮血。

11. 如发生输血反应，应按照"患者发生输（液）血反应时的应急程序"进行相应处理。

12. 各级管理人员应加强对输血过程的质量监控，并对发现的问题进行整改和效果评价，保障输血的安全。

十一、病房安全制度

1. 病室通道要通畅，禁止堆放各种物品、仪器设备等，保证患者通行安全。

2. 各种物品、仪器、设备固定放置,便于清点、查找及检查。

3. 病房内一律禁止吸烟,禁止使用电炉、蜡烛及点燃明火,使用乙醇灯时按操作规范执行,工作人员不能离开,以防失火。

4. 病房应按要求配备必要的消防设施及设备。消防设施完好、齐全,上无杂物。防火通道应畅通,不堆、堵杂物。

5. 加强对陪住和探视人员的安全教育及管理。

6. 告知患者贵重物品自己妥善保管。

7. 严格控制探视时间,探视结束及时请探视人员离开病区。

8. 加强巡视,如发现可疑人员,及时通知保卫处。

十二、探视陪伴制度

(一)探视制度

1. 探视时间为每天 15：00-19：00,探视时间内每床每次探视家属不超过两位,如家属多,可轮流探视。如有特殊危重患者,所住病房限制探视人数,探视人员须服从医护人员及保安管理。

2. 医生查房及治疗时间为上午 8：00-11：00,无特殊情况不接待探视,如需办理出入院手续或其他事情,家属接到通知后可以有一人进入病房。

3. 监护病房探视按各监护病房规定时间及相关要求进行探视。

4. 为防止交叉感染,学龄前儿童不得进入病房探视。

(二)陪伴制度

1. 为促进患者早日康复,使医疗护理工作有秩序的进行,减少院内交叉感染,要尽可能减少陪伴。学龄前儿童不得带入病房探视或陪伴。

2. 凡患者病情需要陪伴的,需经病房主管医生及护士长共同协商同意,发给陪伴证(盖章有效)方可陪伴。病情稳定后,停止陪伴同时收回陪伴证。

3. 陪伴条件

(1)各种疾病导致多脏器损害,病情严重,且不在专科监护室监护者。

(2)病情有可能突然变化,发生严重并发症者。

(3)疾病诊断不清或病情反复、发展等情况而致生活不能自理者。

(4)各种原因造成的精神异常、意识障碍者。

(5)大手术、复杂的手术或复杂的介入治疗后患者。

(6)语言沟通障碍、失明及失聪者。

(7)有自杀倾向者。

(8)高龄、行动不便的患者或年幼无行为能力的患儿。

(9)医生认为需要家属陪伴的特殊情况。

4. 陪伴人员须遵守下列规定

（1）与医护人员密切配合，加强与患者沟通，共同促进患者早日康复。

（2）自觉遵守医院各项规章制度，不随地吐痰，不在病室或楼道内吸烟，不串病房，不在病房里洗澡、洗头、洗衣服和蒸煮食物，不得自带行军床、躺椅等。保持病房安静和清洁卫生。

（3）节约水电，爱护公物，损坏公物须照价赔偿。

（4）陪伴人员不能随意调节患者使用的各种医疗仪器和设备，不得翻阅患者医疗护理文件，不得私自将患者带出院外。

（5）陪伴只限1人，尽量安排同性别家属陪住。

（6）有事离开患者时，必须通知医护人员。

（7）如患者有不适及时呼叫值班医护人员。

（8）陪伴人员如违反院规或影响医院治安，经说服教育无效者，可停止其陪伴，并与有关部门联系处理。

十三、财产物资管理制度

1. 各科室对设备、家具、器材、被服须建立账目，并定期清点，防止霉烂、遗失、差错。要求账物相符，保证物资安全。

2. 设专人负责物资、被服请领、保管及报废工作。

3. 请领物资要有计划性，既要满足临床需要，又要避免积压浪费。

4. 各科室领取消耗性器材、物品时应有本单位负责人签字才可请领。

5. 电脑、打印机等设备需要报废时，应有修理部门的技术鉴定、签字，证明不能修理时才能以旧换新。

6. 各种物资、被服的报废，需经行政处审核后，方可办理报废手续。

7. 任何人不得将医院的任何物资私自带出院外。

十四、仪器设备管理制度

1. 仪器设备专人负责，除颤仪每天清点记录并开机检查保持性能良好呈备用状态。其他急救仪器设备每周清点，检查其性能、电线及插头，使之处于完好备用状态并记录。

2. 仪器设备要标牌注明操作规程及注意事项。

3. 仪器设备放之有序，取之方便。

4. 急救设备定位放置在易取放的位置，标识明显，不得随意挪动位置。

5. 器材处医学工程室定期检修。

6. 仪器设备在使用中如突然出现故障，应立即更换，通知医学工程室维修并做好标记。

7. 所有仪器设备使用后用75%乙醇和水进行消毒并清洁。

第五节 风湿免疫科护理内容

一、基础护理

（一）风湿免疫科基础护理的重要性

基础护理目前是临床护理中重要的一部分,其质量直接影响治疗效果,并且与患者的舒适、安全密切相关,是衡量护理技术水平的重要指标。风湿免疫科疾病具有反复发作、病程长、女性多发、多器官受累的特点,累及的主要为皮肤黏膜、肌肉关节、血液、多个脏器等,因此所涉及的基础护理内容包含各个专科的基础护理,需要的是全科的基础护理工作,最终保证患者在心理、生理及生活质量上得到最大的满足,提高护理质量。基础护理质量优劣,直接影响患者的康复与否,重视基础护理是预防护理并发症的关键性措施。基础护理是临床护理的基础,是提高抢救成功率的保证,是护理质量高低的重要标志,也是护士综合素质的集中体现。

（二）风湿免疫科基础护理的重要内容

1. 病区环境
2. 入院和出院的护理
3. 卧位与安全的护理
4. 患者舒适与清洁护理
5. 生命体征的观察与护理
6. 患者的营养与饮食护理
7. 标本的采集

（三）风湿免疫科基础护理的实施及注意事项

1. 病区环境 良好的病区环境是保证医疗、护理工作顺利运行,促进康复的重要条件,创造优美、舒适的休养环境是护士工作的责任,是医院管理的组成部分。从管理角度看,病区既是一个具有特殊性质的人文环境,又是一个必须符合医疗、卫生原则,满足患者身、心需要的物理环境。它们构成了病区环境管理工作的重心。

（1）病区物理环境的管理:物理环境对提高医疗效果,帮助患者适应患者角色,具有不可忽视的作用。

整洁病区整洁主要指病区的空间环境及各类陈设的规格统一,布局整齐;各种设备和用物设置合理,清洁卫生。达到避免污垢积存,防止细菌扩散,给患者以清新、舒适、美感的目的。安静清洁的环境能减轻患者的烦躁不安,使之身心闲适地充分休息和睡眠,同进也是患者(尤其是重症患者)康复、医护人员能够专注有序地投入工作的重要保证。根据国际噪音标准规定,白天病区的噪音不超过38db。控制噪音医护人员应做到:走路轻、说话轻、操作轻、关门轻。易发出响声的椅脚应钉橡胶垫,推车的轮轴、门窗交合链应定期滴注润滑油。积极开展保持环境安静的教育和管理。舒适的环境主要指患者能置身于恬静、温湿适宜、空气清新、阳光充足、用物清洁、生活方便的环境中,才有安宁、惬意,心情舒畅感。

1)温度、湿度:病室温度过高神经系统易受抑制,影响人体散热;室温过低,使机体肌肉紧张、冷气袭人导致患者在接受诊疗护理时受凉。病室适宜的温度一般冬季为18~22℃,夏季19~24℃,相对湿度以50%~60%为宜。湿度过高,有利于细菌繁殖,且机体散热慢,患者感到湿闷不适;温度过低,则空气干燥,人体水分蒸发快,热能散发易致呼吸道黏膜干燥,口干咽痛,影响气管切开或呼吸道感染者康复。因此,应根据季节和条件因地制宜地采用开窗通风、地面洒水、空气调节器等措施,调节室内温湿度,使患者感到心境愉悦,安泰处之。

2)通风:病室空气流通可以调节室内温湿度,增加空气中的含氧量,降低二氧化碳浓度和微生物的密度,使患者感到舒适宜人,避免产生烦闷、倦怠、头晕、食欲不振等症状,有利于病体康复。合理的做法是:根据气候变化情况定时开窗通风,冬季一般每次通风30分钟左右;病室应为无烟区(不得在室内吸烟);及时清除污物及不良气味。

3)阳光:病室阳光充足,不仅能保护患者的视力,增加活力;且可利用阳光中的紫外线,发挥其杀菌作用,净化室内空气;适当的"阳光浴"还可以增进患者的体质,尤其是冬季的阳光,使患者感觉温暖舒适,激发情趣。但必须注意:阳光不宜直射眼睛,以免引起目眩;午睡时宜用窗帘遮挡阳光,不至于影响患者午休;室内的人工光源,既要保证夜晚的工作、生活照明,又不可影响患者睡眠。风湿免疫科皮疹患者避免阳光直射。

4)安全:病区管理工作中应全力消除一切妨碍患者安全的因素,安全保障好,患者心理松弛,可以避免意外事故,提高治愈率,增进护理的社会效应。风湿免疫科关节病变患者活动不便,肌炎患者肌力较正常人差,更要加强安全防护,避免各种因素所致的意外损伤。如浴洗室地面潮湿,致使患者滑倒跌伤;昏迷患者未加床挡、保护具而坠床或撞伤;神志不清或躁动患者触接电源而灼伤等等。杜绝医源性损害,如粗心大意引发的护理事故、差错;服务态度欠佳,致使患者心理失衡等。还要防止院内交叉感染。

所有上述不安全因素,都可通过科学管理加以避免,收到满意的效果。首先应改善服务态度,事事将患者的利益放在首位,不断提高服务水平和质量;力争改善病区的安全设施,如厕所、走廊设有扶手,给功能障碍的患者带来安全感;电源插座远离神志不清的患者,夜间设有地灯照明,方便患者的生活;有严格的环境清扫、物品清洁、消毒制度;病房、治疗室设有符合卫生学要求的流水洗手设备等。

5)美观:病区美化包括环境美和生活美两方面的内容。环境美主要指布局、设施、用品整洁美,色调美。一般多采用浅蓝、浅绿等冷色,能给人以沉静、富有生气的感受;在病室和病区内走廊亦可摆设绿色盆景植物、花卉、壁画等,借以点缀美化环境,调节患者的精神生活。生活美主要指患者休养生活涉及到的各个侧面如护理工具、餐具等生活用品美观适用;护士的心灵、语言、行为美;患者医护人员的服饰美;医疗护理技术操作艺术设计美等等。所有这些都按审美规律来做,就能激励患者热爱生活,调适护患心理距离,满足患者的精神心理需要。

(2)病区人际环境的管理:医院是社会的组成部分,病区医护人员与伤病员以及他们的亲属之间,医生与护士之间,由于工作的需要,构成了一个特殊的社会人际环境,在这个特定的人际环境中,护士所施行的护理管理工作,无不与人际交往发生密切联系。因此,做好病区人际环境的管理工作,对于贯彻医院的管理制度,维持病区的正常秩序,改善医患关系,促进各项工作的有效运行,具有积极的示范、协调和推动作用。病区人际环境管理的重点是医护关系和护患关系。

1)处理好医护关系:医疗、护理工作是医院工作中两个相对独立的系统,服务对象虽都是患者,但工作侧重点不同。因此,协调的医护关系是取得优良医护质量的重要因素之一。理想的医护关系模式应是:交流-协作-互补型。即:有关患者的信息应及时互相交流;医护双方对工作采取配合、支持、协作态势,尤其在患者病情突变或需急救时能相互代替应急处理,日常工作中注意满足彼此的角色期待。切实按医护双方道德关系即尊重、信任、协作、谅解、制约、监督的原则处事。

2)处理好护患关系:良好的护患关系取决于护理工作者的正确医学观和道德观。护士必须做到:把患者视为社会的、不同心理与感情的人,而患者的心理状态又直接影响患者的治疗护理效果。因此首先应尊重、理解患者,视护患双方的地位平等;并重视患者的主诉,关心、满足患者对护理的需求。充分发挥患者的主观能动性,一切治疗护理活动均应取得患者及其家属的理解。以疏导、示范的方式帮助患者适应病区环境,积极配合治疗,遵守有关管理规定和制度。

3)要尊重和维护患者的权利:患者享有的权利有平等治疗权、知情同意权、获得诊疗信息的权利、要求保密的权利、因病免除一定社会责任和义务的权利。同时,患者有积极配合医疗、护理及遵守住院规则的义务。护士应成为患者权利的忠实维护者,还要通过积极宣传和指导,使之承担患者应尽的义务。

4)加强探视、陪伴制度的管理:患者亲友对患者的探视或陪伴,是对患者感情支持所必需的。但应遵守有关制度;探视者应按规定的时间探视;每次不得超过规定的人数和时间;探视者不得影响患者的休息和医疗护理。由医生或负责护士根据病情决定是否需要陪伴,病区签发或撤销陪伴证;在班护理人员应经常与陪伴人取得联系,督促陪伴人遵守病区管理规定,维持病房秩序,在查房和治疗时间里,应嘱其离开病室;同时不得依赖陪伴人员做患者的护理工作。陪护率一般要求控制在5%左右。

2. 入院和出院的护理

(1)患者入院护理

1)观察要点:了解患者入院原因,并观察患者目前的疾病情况。评估患者皮肤、意识状态、饮食、睡眠及大小便情况。询问患者有无过敏史。

2)护理要点:备好床单位,根据病情准备好急救物品和药品。向患者进行自我介绍,介绍环境、住院规则、探视制度,并请其遵守;如合并严重皮疹患者应安排至遮阳房间,妥善安置患者于病床,填写患者入院相关资料,通知医师接诊,测量患者生命体征并记录,遵医嘱实施相关治疗及护理,完成患者清洁护理。完成入院护理评估:根据病情分一、二、三级护理,决定其卧床休息或活动范围,具体按分级护理要求执行,做到护理到位。

(2)患者出院的护理

1)通知患者和家属。填写患者出院护理评估单。

2)办理出院手续:填写出院通知单,总结住院费用;患者出院后仍需服药时,护士凭出院医嘱处方领取药物,交给患者,并指导用药常识;办理出院手续;出院指导;征求患者意见并护送患者出院。

3)有关医疗文件的处理:整理出院病历,将病案按出院顺序整理好,交病案室保存。出院病案排列顺序是:病案首页、出院记录或死亡记录、入院记录、病史及体格检查、病程记录、各种检验及检查报告、护理病案、医嘱记录、体温单。

4)病床单位的处理:首先将污被服撤下,放入污衣袋,送洗衣房清洗;病床及床旁桌、椅用消毒溶液擦拭;病室开门窗通风;铺备用床,准备迎接新患者;传染病患者需要按照传染病终末消毒法处理。

3. 卧位与安全的护理

(1)患者的卧位:卧位是患者卧床的姿势。卧位与诊断、治疗和护理有密切的关系,正确的卧位对减轻症状、治疗疾病、预防并发症均起到良好的作用。

1)卧位的性质

①主动卧位:患者在床上自己采取最舒适的卧位。

②被动卧位:患者自身无力变换卧位者,如意识丧失或极度衰弱的患者,必须由护士帮助更换卧位。

③被迫卧位:由于疾病的影响或治疗的需要所采取被迫的卧位。如深静脉血栓患者,医嘱要求绝对卧床;肌肉关节病变患者要保持功能位。

2)常用的几种卧位

①仰卧位:去枕仰卧位:患者去枕仰卧,头偏向一侧,两臂放于身体两侧,双腿伸直,将枕横立置于床头。适用于昏迷或全麻未清醒病员,可防止呕吐物流入气管而引起窒息及吸入性肺炎等并发症;用于脊椎麻醉或脊髓腔穿刺后的患者,可预防脑压减低而引起的头痛。(图1-5-1)

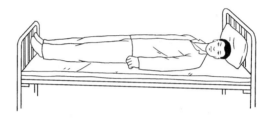

图1-5-1 去枕仰卧位

中凹卧位:抬高头胸部约10°～20°,抬高下肢约20°～30°,适用于休克患者。抬高头胸部,有利于呼吸;抬高下肢,有利于静脉血回流。(图1-5-2)

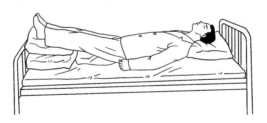

图1-5-2 中凹卧位

屈膝仰卧位:患者采取自然仰卧,头下垫一枕头,两臂放在身体两侧,双腿曲屈,使腹肌放松,适用于胸腹部检查。(图1-5-3)

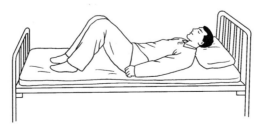

图1-5-3 屈膝仰卧位

②侧卧位:患者侧卧,两臂屈肘,一手放于胸前,一手放于枕旁,下腿稍伸直,上腿弯曲;必要时两膝之间、背后、胸腹前可放置一软枕。用于灌肠、肛门检查。侧卧与平卧交替可预防压疮。(图1-5-4)

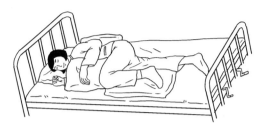

图1-5-4 侧卧位

③半坐卧位:患者卧床上,以髋关节为轴心,上半身抬高与床的水平成40°~50°角(自动床、半自动床、或手摇床),再摇起膝下支架。放平时,先摇平膝下支架,再摇平床头支架。若无摇床可在床头褥下放一靠背架,将患者上半身抬高,下肢屈膝,用中单包裹膝枕垫在膝下将两端带子固定于床两侧,以免患者下滑,放平时应先放平下肢,再放平床头。(图1-5-5)

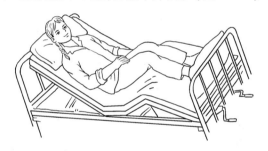

图1-5-5 半坐卧位

半坐卧位适用于以下情况:用于心肺疾患所引起的呼吸困难的疾病。由于重力作用,部分血液滞留在下肢和盆腔脏器内,可使静脉回流量减少,从而减轻肺部瘀血和心脏负担;半坐卧位可使膈肌位置下降,有利于呼吸肌的活动,能增加肺活量,有利于气体交换,改善呼吸困难。

腹腔、盆腔手术后或有炎症的患者,采取半坐卧位,可使腹腔渗出物流入盆腔、促使感染局限化。因盆腔腹膜抗感染性能较强而吸收性能较差,半坐卧位可减少炎症的扩散和毒素的吸收,减轻中毒反应,同时又可防止感染向上蔓延引起膈下脓肿。

腹部手术后,采取半坐卧位能减轻腹部伤口缝合处的张力,避免疼痛,有利伤口愈合。

④端坐位:患者坐在床上,身体稍向前倾,床上放一小桌,桌上垫软枕,病

员可伏桌休息,并用床头支架或靠背架抬高床头,使患者的背部也能向后依靠。(图1-5-6)

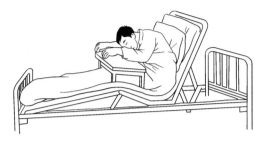

图1-5-6 端坐位

⑤俯卧位:患者俯卧,头转向一侧两臂屈曲,放于头的两侧,两腿伸直,胸下、髋部及踝部各放一软枕。适用于腰背部检查及某些手术后患者。(图1-5-7)

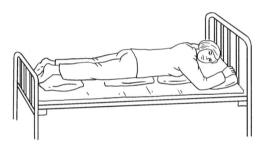

图1-5-7 俯卧位

⑥头低足高位:患者仰卧,头侧向一侧,将枕头横立于床头,以防碰伤头部,床尾用木墩或其他支托物垫高15~30cm,适用于某些疾病的治疗和检查,以及下肢牵引、体位引流、产妇胎膜早破,防止脐带脱出。(图1-5-8)

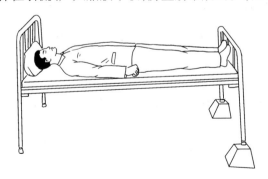

图1-5-8 头低足高位

⑦头高足低位:患者仰卧,床头用木墩或其他支托物垫高15~30cm或视

病情而定,用于减轻颅内压,或做颅骨牵引时作为反牵引力。(图1-5-9)

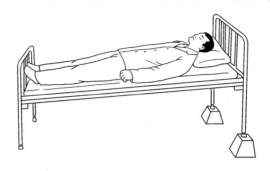

图1-5-9 头高足低位

⑧膝胸卧位:患者跪姿,两小腿平放床上,大腿与床面垂直,两腿稍分开,胸及膝部紧贴床面,腹部悬空,臀部抬起,头转向一侧,两臂屈放于头的两侧。适用于肛门、直肠、乙状镜检查及治疗、矫正胎儿臀位及子宫后倾。(图1-5-10)

⑨截石位:患者仰卧于检查台上,两腿分开放在支腿架上,臀部齐床边,两手放在胸部或身体两侧。常用于会阴、肛门部位的检查治疗或手术,分娩时也取此位。(图1-5-11)

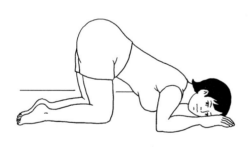

图1-5-10 膝胸卧位

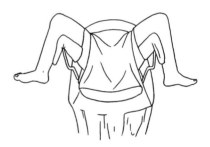

图1-5-11 截石位

(2)患者的安全护理:对烦躁不安、高热、谵妄、昏迷及危重患者,要防止发生坠床、撞伤、抓伤等意外,必须及时、正确地应用保护具,以确保安全。

1)床挡的应用:带床挡的新式病床,不用时将床挡插于床尾,使用时可插入两边床沿。多功能床挡附加一木桌,以便患者在床上进餐,必要时还可插入患者的背部,做体外心脏挤压时使用,也可按需要升降。(图1-5-12)

2)约束带的应用:需限制患者肢体活动时使用约束带,常用于固定手腕和踝部,防止发生意外。

①宽绷带约束:先用棉垫包裹手腕或踝部,再用宽绷带打成双套结,套在棉垫外稍拉紧,使不脱出(以不影响肢体血循环为度),然后将带子固定于床缘上。(图1-5-13,图1-5-14)

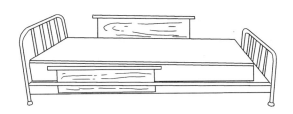

图 1-5-12　多功能床挡

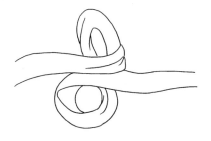

图 1-5-13　双套结

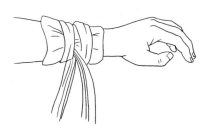

图 1-5-14　宽绷带约束法

②筒式约束带:需限制患者坐起时可用筒式约束带固定。筒式约束带用布制成,宽 8cm 长 12cm,操作时,将患者两侧肩部套进袖筒,腋窝衬棉垫,两袖筒上的细带子在胸前打结固定,将下面两条较宽的长带系于床头。(图 1-5-15,图 1-5-16)

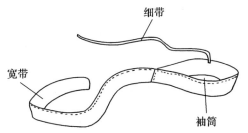

细带

宽带

袖筒

图 1-5-15　肩部约束法

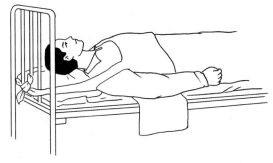

图 1-5-16　肩部大单固定法

③膝部约束带:常用于固定膝部,限制患者下肢活动。膝部约束带宽10cm 长280cm,用布制成。操作时,两膝衬棉垫,将约束带横放于两膝上,宽带下的两头带各缚住一侧膝关节,然后将宽带两端系于床缘。(图1-5-17,图1-5-18)

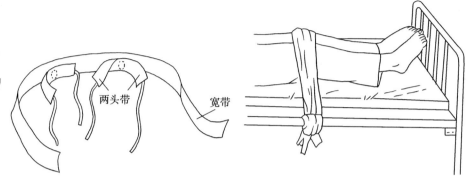

图 1-5-17　膝部约束带　　　　　　　图 1-5-18　膝部约束带固定法

④尼龙搭扣约束带:操作简便、安全,便于洗涤和消毒,可以反复使用,临床已广泛应用。可用于固定手腕、上臂、踝部、膝部。约束带由尼龙搭扣和宽布带构成,操作时,将约束带置于关节处,被约束部位衬棉垫,松紧度要适宜,对合尼龙搭扣后将带子系于床缘。若无上述特制的约束带时,可用大单代替,固定双肩和膝关节。(图1-5-19)

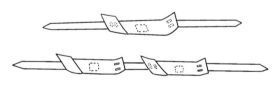

图 1-5-19　尼龙搭扣约束带

⑤使用约束带的注意事项:用前应先向患者及家属解释清楚,可用可不用时应尽量不用。保护性制动措施,只宜短期应用,同时须注意患者的卧位舒适,要经常更换体位。被约束的部位,应放衬垫,约束带的松紧要适宜,并定时放松,按摩局部以促进血液循环。约束时应将患者的肢体置于功能位置。

4. 患者的舒适清洁护理

(1)口腔护理:口腔是病原微生物侵入人体的主要途径之一。正常人口腔中有大量的细菌存在,其中有的是致病菌,当人体抵抗力降低,饮水、进食量少,咀嚼及舌的动作减少,唾液分泌不足,自洁作用受影响时,细菌可乘机在湿润、温暖的口腔中迅速繁殖,造成口腔炎症、溃疡、腮腺炎、中耳炎等疾患;甚至通过血液、淋巴,导致其他脏器感染,给全身带来危害;长期使用抗菌药物的患者,由于菌群失调又可诱发真菌感染。所以,做好口腔护理对患者十分重要。

(2)头发护理

1)床上梳发:生活不能自理的患者,护士协助梳发。梳发可按摩头皮,促进头皮血液循环。除去头发污秽,使患者整洁、舒适、美观。维护患者自尊、自信。建立良好的护患关系。

2)床上洗头。

(3)皮肤护理:皮肤是抵御外界有害物质入侵的第一道屏障,长期卧床患者,由于疾病的影响,生活自理能力差,汗液中的盐分及含氮物质常存留在皮肤上,和皮脂、皮屑、灰尘、细菌结合黏液于皮肤表面,刺激皮肤使其抵抗力降低,易致各种感染,因此,应加强卧床患者的皮肤护理。风湿免疫科患者常累及皮肤,出现各种皮疹,因此应遵医嘱做好皮肤护理。

(4)晨晚间护理:根据病情需要,为危重、昏迷、瘫痪、高热、大手术后或年老体弱的患者,于晨间及晚间所进行的生活护理,称为晨晚间护理。轻患者的晨晚间护理,可在护士指导与必要的协助下进行。

5. 生命体征的观察与护理　体温、脉搏、呼吸和血压是机体内在活动的客观反映,是判断机体健康状态的基本依据和指标,临床称之为生命体征。本章将介绍生命体征的观察和测量方法,以及异常生命体征的观察与护理。评估患者脏器受累情况,严密观察患者的生命体征、病情变化,根据病情需要,准确记录出入量。累及皮肤患者,需光线适宜,避免阳光直射;加强床单位整洁,遵医嘱涂药防止皮肤感染及伤口恶化,雷诺患者注意肢端保暖。关节疾病及肌炎患者活动受限,因此病室床单应保持整洁,两侧加用床挡,卫生间配置扶手等,防止患者跌倒;保持患者功能位,指导其进行功能锻炼,协助进食、如厕、更衣、床上排便等生活护理。

6. 患者的营养与饮食护理　饮食按医嘱执行,向患者宣传饮食在治疗疾病恢复健康过程中的作用。根据病情合理安排饮食,保持营养均衡。定时进餐,少食多餐,饮食宜清淡消化,避免过冷、过热、过酸等刺激的食物。戒烟、戒酒。

医院饮食的类别和每类饮食的主要种类。

(1)基本饮食:普通饮食、软质饮食、半流质饮食、流质饮食,适合于一般患者,对营养素的种类、摄入量不做限定性调整的一种饮食。

(2)治疗饮食:是指在基本饮食的基础上,适当调节热能和营养素,以达到治疗或辅助治疗的目的,从而促进患者的康复。三高:高热量、高蛋白、高膳食纤维饮食;四低:低蛋白、低脂肪、低胆固醇、低盐饮食;一少:少渣;一无:无盐、低钠饮食。

（3）试验饮食：亦称诊断饮食，是指在特定的时间内，通过对饮食内容的调整来协助诊断疾病，和确保实验室检查结果正确性的一种饮食。包括潜血试验饮食、胆囊造影饮食、肌酐试验饮食、尿浓缩试验饮食、甲状腺碘131试验饮食。

（4）各类饮食的适用范围

1）普通饮食：消化功能正常；无饮食限制；体温正常；病情较轻或恢复期的患者。

2）软质饮食：消化功能差，咀嚼不便者；低热；消化道术后恢复期的患者。

3）半流质饮食：口腔及消化道疾病；中等发热；体弱；手术后患者。

4）流质饮食：口腔疾患、各种大手术后；急性消化道疾患；高热；病情危重、全身衰竭患者。

5）高热能饮食：热能消耗较高者，如甲亢、大面积烧伤、结核、肝炎、胆道疾患、体重不足患者及产妇等。

6）高蛋白饮食：高代谢性疾病，如烧伤、结核、恶性肿瘤、贫血、甲状腺功能亢进、大手术后等患者；肾病综合征患者；低蛋白血症患者；孕妇、乳母等。

7）高纤维素饮食：便秘、肥胖、高脂血症、糖尿病等患者。

8）低蛋白饮食：限制蛋白质摄入者，如急性肾炎、尿毒症、肝性昏迷等。蛋白质供给不超过40g Qd。

9）低脂肪饮食：肝、胆、胰疾病，高脂血症、动脉硬化、冠心病、肥胖症及腹泻等患者。每日脂肪量<50g，肝胆胰患者<40g Qd。

10）低胆固醇饮食：高胆固醇血症，高脂血症、动脉硬化、冠心病、高血压等患者。胆固醇的摄入量<300mg Qd。

11）低盐饮食：心脏病、急慢性肾炎、肝硬化腹水、高血压及各种原因所致的水钠潴留患者。成人每日进食盐<2g。

12）无盐低钠饮食：心脏病、急慢性肾炎、肝硬化腹水、高血压及各种原因所致的水钠潴留严重的患者。不放食盐烹调饮食中含钠量<0.7g Qd，摄入食品中自然存在的含钠量<0.5g Qd。

13）少渣饮食：伤寒、痢疾、肛门疾病、腹泻、肠炎、食管胃底静脉曲张、咽喉部及消化道手术患者。

14）潜血试验饮食试验目的：用于大便隐血试验的准备，以协助诊断有无消化道出血。试验前3天起禁止食用易造成隐血试验假阳性结果的食物。第4天开始留取粪便作隐血试验。

15）胆囊照影饮食试验目的：用于需行造影检查有无胆囊、胆管、肝胆管疾病患者。

16）肌酐试验饮食试验目的：用于协助检查、测定肾小球的滤过功能。试验期为 3 天,第 3 天测尿肌酐清除率及血肌酐含量。试验期禁食肉类、禽类、鱼类、忌饮茶和咖啡。

17)尿浓缩试验饮食试验目的:用于检查肾小管的浓缩功能。试验期 1 天。

18)甲状腺碘 131 试验饮食试验目的:用于协助测定甲状腺功能。试验期为 2 周,试验期间禁用含碘食物,禁用碘做局部消毒。

7. 标本的采集

(1)血液标本采集法

1)血清标本:测定血液中某些物质的含量(如非蛋白氮、尿素氮等)。

2)血清标本:测定血清酶、脂类、电解质和肝功能等。

3)血培养标本:查找血液中的病原体(如伤寒杆菌培养等)。

(2)尿标本采集法

(3)粪便标本采集法

(4)痰标本采集法

(5)分泌物培养标本采集法

二、危重患者的护理

(一)风湿免疫科危重患者的特点

风湿免疫科疾病具有反复发作、病程长、女性多发、多器官受累的特点,累及的主要为皮肤黏膜、肌肉关节、血液、多个脏器等,且病情变化快。

(二)风湿免疫科危重患者的抢救

1. 病情观察

(1)一般情况

1)面容与表情:疾病可使人的面容和表情发生变化,观察患者的面部表情有助于了解疾病的性质、病情的轻重缓急和患者的精神状态。如急性病容,患者表现为面色潮红、呼吸急促、兴奋不安、口唇干裂、表情痛苦等,见于急性热病的患者;慢性病容,患者表现为面色苍白或灰暗、面容憔悴、精神萎靡、双目无神等,见于肺结核、恶性肿瘤等慢性消耗性疾病的患者。

2)饮食与营养:危重患者机体分解代谢增强,能量消耗大,应注意观察患者的食欲是否降低、进食量是否能满足机体需要,以及饮食习惯、进食后反应等;并通过皮肤、毛发、皮下脂肪和肌肉发育情况来综合判断其营养状况。

3)姿势与体位:患者的姿势和体位常与疾病有密切关系,多数患者可采取主动体位;极度衰竭或昏迷的患者呈被动体位;急性腹痛患者常双腿蜷曲,以减轻腹部疼痛,呈被迫体位等。

4)皮肤与黏膜:应注意评估患者皮肤的颜色、弹性、温度、湿度及完整性,观察有无发绀、黄疸、出血、水肿、皮疹、压疮等情况。

5)休息与睡眠:观察患者休息的方式、睡眠的习惯,有无睡眠型态、时间的变化,是否有难以入睡、易醒、失眠、嗜睡等现象。

6)呕吐:注意观察呕吐的时间、方式、次数及呕吐物的颜色、量、性质、气味等,必要时留取标本,及时送检。

7)排泄物:包括尿液、粪便、痰液、汗液等,应注意观察其性状、颜色、量、次数、气味等。

(2)生命体征:动态观察生命体征,及时发现并处理其异常改变,对危重患者的护理具有重要意义。

1)体温的变化:体温突然升高,多见于急性感染的患者;体温低于35.0℃,见于休克和极度衰竭的患者;持续高热、超高热、体温持续不升均表示病情严重。

2)脉搏的变化:应注意观察患者脉搏的频率、节律、强弱的变化,如出现脉率低于60次/分或高于140次/分,以及间歇脉、脉搏短绌、细脉等,均表示病情有变化。

3)呼吸的变化:应注意观察患者呼吸的频率、节律、深浅度、音响等的变化,如出现呼吸频率高于40次/分或低于8次/分,以及潮式呼吸、间停呼吸等,均是病情危重的表现。

4)血压的变化:应注意监测患者的收缩压、舒张压、脉压的变化,特别是观察高血压及休克患者的血压具有重要意义。如收缩压持续低于70mmHg或脉压低于20mmHg,多见于休克患者;如收缩压持续高于180mmHg或舒张压持续高于100mmHg,是重度高血压的表示。

(3)意识状态:意识是大脑高级神经中枢功能活动的综合表现,是人对环境的知觉状态。意识正常的患者,其反应精确、语言清楚、思维合理、情感正常,对时间、地点、人物的判断力及定向力正常。意识障碍是指个体对外界环境的刺激缺乏正常反应的精神状态。根据其轻重程度可分为:嗜睡、意识模糊、昏睡、昏迷,也可出现谵妄。谵妄是一种以兴奋性增高为主的高级神经中枢的急性失调状态。

(4)瞳孔:瞳孔变化是颅脑疾病、药物中毒、昏迷等许多疾病病情变化的重要指征。瞳孔的观察应注意其形状、大小、对称性及对光反应等方面。

1)瞳孔的形状及大小

①正常瞳孔:在自然光线下,瞳孔直径为2.5~5mm,圆形,两侧等大、等圆,边缘整齐。

②异常瞳孔:判断标准:瞳孔直径小于2mm称为瞳孔缩小;瞳孔直径大于5mm为瞳孔扩大。常见异常:a. 双侧瞳孔缩小:常见于有机磷农药、吗啡、氯

丙嗪等药物中毒；b. 双侧瞳孔扩大：常见于颅内压增高、颅脑损伤、颠茄类药物中毒等；c. 瞳孔不等大：双侧瞳孔大小不一。

2）瞳孔对光反应正常情况下，双侧瞳孔经光线照射立即缩小，移去光源后又迅速复原，称为对光反应灵敏。如瞳孔经光线照射后，其大小不随光线的刺激而变化，称为对光反应消失，常见于深昏迷或危重患者。

（5）自理能力：自理能力是指患者进行自我照顾的能力。通过观察患者的活动能力、活动耐力、有无医疗限制以及对日常生活料理的能力，如进食、如厕、清洁、上下床、穿衣等，可了解患者的自理程度，确定需要帮助的等级。

（6）心理状态：危重患者由于病情危重、采取多种急救措施等，常会产生多种心理反应。护士可通过患者的语言表达、面部表情、情绪状态、饮食及睡眠等方面的变化，了解患者的心理活动。危重患者常见的心理反应包括：紧张、焦虑、悲伤、抑郁、恐惧、猜疑、绝望等。

（7）治疗后反应的观察

1）药物治疗后反应的观察：护士不仅要遵医嘱准确地完成给药，还应注意观察药物疗效和毒副反应。如高热患者在给予药物降温后，应注意观察患者用药后的情况，如有无出汗及虚脱等，且30分钟后测量体温并记录。

2）特殊治疗后的反应：危重患者经常进行一些特殊的治疗，如吸氧、吸痰、输血、导尿、手术等，使用后均应细致观察。如吸氧后观察缺氧程度的改善；吸痰前后观察患者缺氧的情况；手术后观察血压的变化、伤口的愈合、切口的渗血等情况。

2. 危重症患者的管理

（1）抢救工作的组织管理与抢救设备管理

1）制定危重患者抢救规章制度及流程：如修订危重患者抢救流程，修订危重患者的转运流程，制危重症患者交接登记本，规范护士转运危重患者前的评估内容及携带物品要求。

2）规范药品、物品、仪器的管理：急救用物的完好情况是影响抢救工作质量和工作状态的重要因素。各类急救物品、药品、设备准备到位，100%完好待用。抢救仪器、物品责任到人，做到班班有清点、检查、记录，每天对仪器进行常规保养，并检查其性能是否完好。

3）重视与患者或家属的沟通，提升服务意识：要求护士在做各项抢救护理措施的同时采用适当的言行与患者及家属交流，听取患者的主诉，主动为患者解决问题，满足患者的合理需要，使抢救护理工作得到支持和理解。尤其注重患者转运前的沟通与生命体征评估，并及时向医师汇报，根据患者病情备好相关药品、物品、仪器，降低患者的转运风险。

4）加强业务素质培训，提高抢救技术：院、科采取多种形式对护士进行分级的理论与操作培训,如心电监护、除颤、给氧、吸痰、心肺复苏等操作,每月示范、考核;每周组织业务学习1次,晨间交班随时提问,特殊抢救病例及时讨论,每天护理查房1次。

5)遇到危重症患者抢救,听从护士长及高年资护士统一安排,争分夺秒,积极配合医生抢救。

(2)危重患者的管理

1)密切观察生命体征:根据患者病情定时测量并记录生命体征的变化,有条件可使用监测仪器进行持续监测,以便及时采取有效的措施。如患者出现呼吸及心搏骤停,应立即通知医生,进行人工呼吸和胸外心脏按压等抢救措施。

2)保持呼吸道通畅:指导并协助清醒患者定时做深呼吸、变换体位或轻叩背部法,以促进痰液排出。昏迷患者应将头偏向一侧,并及时用吸引器吸出呼吸道分泌物,以防误吸而导致呼吸困难,甚至窒息。

3)确保安全:对谵妄、躁动不安、意识丧失的患者,应合理使用保护具,以防坠床或自行拔管,确保患者安全。对牙关紧闭或抽搐的患者,可用牙垫或压舌板(裹上数层纱布)放于上、下臼齿之间,以防舌咬伤;同时,室内光线宜暗,工作人员动作宜轻,以避免外界刺激而引起患者抽搐。

4)加强临床护理

①眼的护理:对眼睑不能自行闭合的患者,可涂金霉素眼膏或覆盖凡士林纱布,以防角膜干燥而导致角膜炎、结膜炎或溃疡的发生。

②口腔护理:保持患者口腔清洁,每日做口腔护理2~3次,可预防口腔疾病,增进患者的食欲。

③皮肤护理:对长期卧床的患者,定时协助患者翻身、擦洗、按摩,保持皮肤清洁干燥,保持床单平整。避免局部组织长期受压,预防发生压疮。

④肢体活动:长期卧床的患者,如病情允许,应指导并协助患者做肢体的被动运动或主动运动,每日2~3次,同时进行按摩,以促进血液循环,增加肌肉张力,防止出现肌肉萎缩、关节强直、静脉血栓等并发症。

⑤补充营养和水分:保证患者有足够的营养及水分的摄入,以增强抵抗力。对自理缺陷的患者,应协助其进食;对不能经口进食的患者,可采用鼻饲法或给予静脉营养;对各种原因造成体液不足的患者,应注意补充足够的水分。

⑥维持排泄功能:协助患者进行大小便。如出现尿潴留,可先采取诱导的方法,必要时进行导尿,以减轻患者痛苦;如进行留置导尿,应保持引流通畅,妥善安置引流管和集尿袋,防止泌尿系统感染。如患者便秘,可进行简易通便或灌肠。

⑦保持引流管通畅:危重患者身上常会安置多种引流管,如胃肠减压管、留置导尿管、伤口引流管等,应注意妥善放置,防止扭曲、受压、脱落,以确保引流通畅。

⑧心理护理:护士应根据患者的具体情况和心理特点,关心、同情、理解、尊重患者,通过耐心细致的工作,恰当地利用语言及非语言的功能,消除不良因素的影响,使患者以最佳的心理状态配合治疗和护理,尽快恢复健康。

(三)常用急救技术

1. 心肺复苏技术

(1)评估意识及呼救

判断意识:轻摇患者肩部,高声问:"喂,你怎么了?"如认识可直呼姓名。

早期呼救:及早呼救及取得除颤(AED)。

(2)复苏体位:患者仰卧于硬木板或地上,头、颈、躯干平直,双手放于躯干两侧,解开衣领、腰带。

(3)心肺复苏

1)循环支持——C

判断颈动脉:抢救者一手置于患者前额,另一手在靠近抢救者一侧触摸颈动脉,可用食指及中指指尖先触及气管正中部位,然后向旁滑移2~3cm,在胸锁乳突肌内侧轻轻触摸颈动脉搏动(时间<10秒)。

胸外心脏按压技术:

①术者体位:应紧靠患者胸部一侧,为保证按压时力量垂直作用于胸骨,可根据患者所处位置的高低采用跪式或用脚凳等体位。

②按压部位:标准体型的人,在胸骨下半部,两乳头连线中点。

③按压方法:双手掌根重叠,手指不触及胸壁,肩、手臂与胸骨垂直。

④按压深度:胸骨下陷≥5cm。

⑤按压频率:≥100次/分(保证每次按压后胸廓回弹)。

⑥按压与放松比例适当:1∶1(放松时手不能离开胸壁)。

闭胸心脏按压的注意事项:

①快速、用力。

②每2分钟(5个循环)人员交换。

③尽可能减少胸外按压的中断,尽量将中断控制在10秒中之内。

④正确按压。

⑤尽可能不挪动患者。

2)开放气道——A

仰头提颏法:一手压前额,另一手抬下颏(此方法安全,易行)。

推举下颌法(只适用于专业人士怀疑有颈椎损伤时)。

3）人工呼吸——B

原则:给患者进行两次人工通气。

人工呼吸方法,有两种。

方法 1(口对口):①抢救者用按前额手的拇指和食指,捏闭患者的鼻孔;②抢救开始时先缓慢吹气 2 次,以扩张萎陷的肺脏,并检查气道开放的效果(可见胸部抬起)。

方法 2(简易呼吸器):①保持气道开放位置(仰头提颏法);②将简易呼吸器面罩紧紧扣住口鼻部;③挤压气囊 2 次;④有效(可见胸部抬起)。

人工呼吸原则:①每次吹气时间为 1 秒以上;②如果仅有人工呼吸,呼吸频率为 10 ~ 12 次/分,如有人工气道,呼吸频率 8 ~ 10 次/分;③每次通气可见胸廓运动,历时 1 秒以上。

4）除颤——D

①目击患者倒地时,行早期除颤.

②延迟到达现场(非目击患者倒地)时,先行 CPR 2 分钟,之后除颤 1 次,再行 CPR 2 分钟,之后判断是否复苏成功。

③除颤能量选择:单向波—360J,双向波—120 ~ 200J。

（4）复苏呼吸与按压比例

1）无人工气道的复苏(成人单人或双人,婴儿、小儿单人)

按压: 通气 = 30: 2(30 次心脏按压需 18 秒,2 次人工呼吸需 6 秒)

2）婴儿、小儿双人复苏:按压: 通气 = 15: 2

3）建立人工气道的复苏:按压≥100 次/分,通气 8 ~ 10 次/分。

（5）判断复苏效果

1）行 5 个周期的 CPR(每 2 分钟)后,检查颈动脉搏动(时间 < 10 秒)。

2）如无搏动则继续行 CPR,如此反复进行,直到呼吸、心跳恢复。

3）转运患者的途中不要停止心肺复苏。

4）要求:动作迅速、准确、有效。

2. 人工呼吸器使用法

（1）简易呼吸器:在未进行气管插管建立紧急人工气道之前,或呼吸机突然发生故障时使用。简易呼吸器是最简单的借助器械加压的人工呼吸装置,可以辅助患者自主呼吸,是急救必备的设备之一。

常用于各种原因导致的呼吸停止或呼吸衰竭的抢救。

1）目的

①维持和增加机体通气量。

②纠正威胁生命的低氧血症。

2）结构:简易呼吸器由呼吸囊、呼吸活瓣、面罩、衔接管组成。

3）操作方法

①备齐用物,携至床旁,核对患者,协助患者取去枕仰卧位,如有活动义齿应取下。

②解开束缚患者的衣领、领带、腰带,清除上呼吸道的分泌物、呕吐物。

③操作者站在患者头侧,使患者头尽量后仰,托起下颌,使气道开放。

④将面罩紧扣患者的口鼻部,使其不漏气。

⑤挤压呼吸气囊,使空气(或氧气)进入肺内;放松时,肺部气体经活瓣排出;如此有规律地进行挤压、放松,一般速率为16~20次/分,每次挤压能进入500~1000ml气体。

⑥操作中,应注意观察患者,如患者有自主呼吸,人工呼吸应与之同步,即在患者吸气时,顺势挤压呼吸气囊,达到一定潮气量时,完全放松气囊,使患者自行完成呼气动作。

(2)人工呼吸机:人工呼吸机常用于各种病因所致的呼吸停止或呼吸衰竭的抢救,及手术麻醉期间的呼吸管理。

1)人工呼吸机的工作原理:利用机械动力建立肺泡与气道通口的压力差。当气道通口的压力超过肺泡压,气体流向肺内,产生吸气动作;当释去气道通口的压力时,肺泡压高于大气压,肺泡气排出体外,达到呼气。人工呼吸机可对无呼吸的患者进行强迫通气,对通气障碍的患者进行辅助呼吸。

2)人工呼吸机的类型 人工呼吸机的种类繁多,不同种类和型号的人工呼吸机安装使用方法不同,但一般可分为以下三大类。

①定压型:此机送气的压力是一定的,通过压力的预定值自动控制吸气、呼气运动的转换。即呼吸机将一定压力的气体送入肺内,使肺泡扩张而形成吸气;当压力升到预定值后,送气中断,肺弹性回缩而形成呼气。多有同步装置,有无自主呼吸均可应用。但不能保证通气量,故较少使用。

②定容型:此机送气量恒定。是将预定潮气量的气体送入肺内,使肺泡扩张而形成吸气;停止送气后,利用肺的弹性回缩而形成呼气。此机多无同步装置,常用于无自主呼吸或自主呼吸微弱的患者。

③混合型:属于电控、电动、时间转换型,能提供多种通气方式,以间歇正压方式提供通气,即在通气时以正压将气体送入肺内,压力为零时形成呼气。潮气量较恒定,兼有定压和定容两种类型的特点。

3)操作方法

①备齐用物,携至床旁,核对患者,协助患者取去枕仰卧位,如有活动义齿应取下。

②解开束缚患者的衣领、领带、腰带,清除上呼吸道的分泌物、呕吐物。

③根据病情选择通气方式,调节各预置参数,启动机器,检查呼吸机性能。

④连接呼吸机与患者气道,方法包括面罩连接法、气管插管连接法和气管套管连接法三种。要求连接紧密,不漏气。

⑤呼吸机工作后,应密切观察呼吸机的运转情况及病情变化,如患者两侧胸壁运动是否对称、呼吸音是否一致,机器与患者的呼吸是否同步等。

⑥根据病情需要不断调整各参数(见表1-5-1)。

表1-5-1 呼吸机主要参数的调节

项目	数值
呼吸频率(R)	10~16次/分
每分钟通气量(VE)	8~10L/min
潮气量(Vr)	10~15ml/kg(600~800ml)
吸/呼时间比(I/E)	1:1.5~3.0
呼气压力(EPAP)	0.147~1.96kPa(一般<2.94kPa)
呼气末正压(PEEP)	0.49~0.98kPa(渐增)
供氧浓度	30%~40%(一般<60%)

⑦记录患者的反应、呼吸机的参数、时间、效果等。

⑧当患者病情好转,符合呼吸机撤离的指征时,可逐步撤离呼吸机,一般使用时间越长,撤离呼吸机的过程也越长。

4)注意事项

①密切观察病情变化:观察患者的生命体征、尿量、意识状态、原发病情况、心肺功能、是否有自主呼吸及呼吸机是否与之同步等,了解通气量是否合适。通气量合适:吸气时能看到胸廓起伏,肺部呼吸音清晰,生命体征较平稳;通气量不足:因二氧化碳潴留,患者皮肤潮红、多汗、烦躁、血压升高、脉搏加快、表浅静脉充盈消失;通气过度:患者出现昏迷、抽搐等碱中毒的症状。

②观察呼吸机工作情况:检查呼吸机各管路连接是否紧密,有无脱落,有无漏气,各参数是否符合患者需要。

③保持呼吸道通畅:充分湿化吸入的气体,防止呼吸道干燥、分泌物黏稠堵塞;鼓励患者咳嗽、深呼吸,协助危重患者及时翻身、拍背,促进痰液的排出;必要时吸痰。

④定期监测患者血气分析及电解质的变化。

⑤预防和控制感染:每日更换呼吸机各管道,更换螺纹管、呼吸机接口、雾化器等,并用消毒液浸泡消毒;病室空气用紫外线照射一天1~2次,一次15~30分钟;病室的地面、病床、床旁桌等,用消毒液擦拭,一天2次。

⑥作好生活护理:患者生活不能自理,护士应帮助患者作好口腔护理、皮

肤护理、眼睛护理,保证安全,加强营养及水分的摄入,必要时采用鼻饲或静脉营养。

三、患者的安全管理

(一)风湿免疫科疾病患者常见的安全问题

周围静脉输液渗出或外渗;压疮;跌倒;坠床;自杀或自伤。

(二)护理安全管理

按照"以患者为中心"的服务理念,实施了护士弹性排班,保证护理工作在最繁忙时段的人员、质量和安全。落实责任制护理管理,护士分管患者做到分工明确,责任到人,并将责任护士公示于病区,便于患者更加清楚地了解。护理部要求责任护士对所分管的患者情况必须全面了解,这样有利于观察病情、措施到位、健康宣教等项护理工作有效完成。第一时间观察病情变化,减少并发症发生,落实患者安全,减少不良事件,发生加强基础护理,全面提高护理质量。

(三)风湿免疫科常见风险评估与防范

1. 压疮的风险评估与防范

(1)评估患者属于压疮危险人群,应按要求填写"防范患者压疮记录表"。患者已经发生压疮,但为了预防其他部位继续发生压疮,除外填写"患者皮肤压疮报告表",仍需填写"防范患者压疮记录表"。(详见附录6)

(2)患者转科时"防范患者压疮记录表"交接到新科室继续记录。

2. 跌倒的风险评估与防范

(1)护理人员应本着预防为主的原则,认真评估患者是否存在跌倒(坠床)危险因素,填写"防范患者跌倒(坠床)评估记录表"。

(2)对存在上述危险因素的患者,要及时制定防范计划与措施,做好交接班。

(3)及时告知患者及家属,使其充分了解预防跌倒(坠床)的重要意义,并积极配合。

(4)加强巡视,随时了解患者情况并记好护理记录,根据情况安排家属陪伴。

(5)患者转科时"防范患者跌倒(坠床)评估记录表"交接到新科室继续记录。

(6)护理部定期进行分析及预警,制定防范措施,不断改进护理工作。

3. 管路滑脱的风险评估与防范

(1)管路滑脱主要是指胃管、尿管、引流管、气管插管、气管切开、中心静脉导管和PICC导管等管路的脱落。

(2)护理人员应认真评估患者意识状态及合作程度,确定患者是否存在管路滑脱的危险。

（3）对存在管路滑脱危险的患者,告知本人及家属,使其充分了解预防管路滑脱的重要性,取得配合。

（4）护理人员应制定防范措施,必要时在家属同意情况下采取适当的约束,并做好交接班。

（5）加强巡视,随时了解患者情况及检查约束部位,并记好护理记录,根据情况安排家属陪伴。

（6）护理部定期进行分析及预警,制定防范措施,不断改进护理工作。

4. 意外伤害事件的风险评估与防范

（1）患者意外伤害主要包括自杀、走失、烫伤及意外受伤等。

（2）护理人员应认真评估患者意识状态、生活自理能力和合作程度,确定患者是否存在意外伤害的危险。

（3）对精神异常、抑郁、烦躁及自杀倾向的患者,了解患者是否正在接受药物治疗,并要求家属 24 小时陪伴,提醒家属患者可能存在自杀隐患。

（4）对存在意外伤害危险的患者要提高警惕,加强医护沟通,及时制定防范措施,记好护理记录。

（5）加强巡视,多关心患者,了解患者的心理状态,重点交接班。

（6）护理部定期进行分析及预警,制定防范措施,不断改进护理工作。

四、并发症及其预防

（一）肺部感染

风湿性疾病常常发生呼吸系统并发症,特别是类风湿关节炎（RA）、干燥综合征（SS）、系统性红斑狼疮（SLE）、皮肌炎/多肌炎（PM/DM）和系统性硬化病（SSc）等均可有呼吸系统受累。风湿性疾病伴发呼吸系统受累多种多样,如间质性肺疾病（ILD）、肺实质浸润、弥漫性肺泡出血、细支气管炎、肺血管疾病、胸膜病变等。长期服用激素,也可能引起肺部感染,加上患者因病情较重,长期卧病在床,肺活量减弱,不能有效咳嗽,呼吸道的分泌物相应增加,分泌物长时间停留在支气管内,病原体借机滋生和入侵。针对风湿免疫疾病肺部并发症患者,及时有效的预防相当重要,而在预防的基础上加以正确的护理干预,将会减少肺部并发症的发生。

首先要保证病房的环境卫生,对于病房内的传染源要严加控制,对于看护以及探视人员,要加强管理,平时要注意调节好室内的温度,选择适当的时机开关窗,保证病房内通气顺畅;其次,医护人员要主动向患者灌输一些安全保健方面的知识,告知患者在出门的时候要戴好口罩,必要的时候在房间里也应将口罩戴好,对于患者的居住地以及单位,要定期进行消毒,要对患者的床头柜进行整理,保证床头柜的清洁卫生。根据医嘱予患者超声雾化吸入,雾化完毕后给予患者拍背,促进痰液咳出。

(二) 出血

风湿免疫性疾病常累及血液系统,引起血小板下降,引起出血。另一方面,此病还可累及消化系统,引起大出血。皮肤出血:患者血小板 $< 3 \times 10^9/L$ 时,有自发性出血的可能,经常检查皮肤的出血点与瘀斑,注意有无增减变化,保持皮肤清洁,不可搔抓皮肤,穿宽松柔软衣裤,避免碰撞及外伤。口腔黏膜、舌、齿龈出血:加强口腔护理,定时用适宜漱口液漱口,预防口腔感染。齿龈及舌体易出现血泡,小血泡一般无须处理。指导患者改变体位宜缓慢,避免疲劳和剧烈活动。注意观察患者有无颅内出血,消化道出血等症状。

(三) 血栓

许多自身免疫性疾病都易伴发静脉血栓形成,主要是引起血管壁损伤和血液高凝状态。另外,患者体内持续产生针对自身细胞核抗原的自身 IgG 抗体,形成大量循环免疫复合物,沉积在肾小球、关节、皮肤及其他器官的毛细血管,进而引起广泛而严重的小血管炎性损伤。某些抗内皮细胞抗体除与内皮细胞结合诱导内皮细胞的活化外,亦可促进局部组织因子的产生,因而促凝血。其中抗磷脂综合征是以血栓形成、病态妊娠等为主要表现的自身免疫病。患者发生血栓后,应绝对卧床,患肢制动,根据医嘱应用抗凝药物,同时观察患肢的肿胀程度。

(四) 猝死

风湿免疫性疾病常累及多系统多器官,猝死是常见的并发症。肺动脉高压,肺栓塞及心脏疾病等是风湿免疫性疾病重要死亡原因之一。据研究报道风湿免疫性疾病确诊肺动脉高压后两年的总病死率高达 25% ~ 50%。由于肺动脉供血不足,常易发生猝死。我们在加强巡视患者的同时,严密监测生命体征,每小时测量心率、心律、血压、血氧的变化,严格记录 24 小时出入量。当患者尿量减少,水肿加重时警惕心衰、肾衰的发生。

五、康　复

康复用于现代医学领域,主要是指身心功能、职业能力、社会生活能力的恢复。世界卫生组织(WHO)康复专家委员会(1969)对康复的定义作了如下说明:"康复是指综合地和协调地应用医学的、社会的、教育的和职业的措施,对患者进行训练和再训练,使其能力达到尽可能高的水平。"经过数十年的发展教育,康复的目的更加明确,即所谓重返社会。因此,1981 年 WHO 医疗康复专家委员会又把康复定义为:"康复是指应用各种有用的措施以减轻残疾的影响和使残疾人重返社会。"

作为风湿免疫科的护士,在患者康复的过程中,我们应依据"康复医学的三项基本原则:功能锻炼、全面康复、重返社会"对患者进行生活、饮食、功能锻炼等多方面的指导,帮助患者全面康复。

(一)生活保健

鼓励患者尽量自己完成日常生活事件:如进食、取物、梳洗、穿脱衣物等;出现功能障碍的患者建议改进某些生活用具的结构,设计自助具,改善生活自理能力。

(二)饮食保健

饮食原则为要保证足够的热量,营养丰富,纠正贫血,富含优质蛋白。

1. 种类　选择容易消化的食物;烹调方式以清淡爽口为原则;适量补充微量元素、维生素和钙质;要多吃新鲜蔬菜、水果和谷类;保持体重在正常范围内;不要吃过咸的食物;养成饮水的习惯。需要避免的食物:辛辣、酸、刺激性(咖啡、浓茶等)、坚硬的食物。

2. 痛风患者在急性发作时应选用无嘌呤食物,如脱脂酸奶、鸡蛋、植物油等,或选用低嘌呤食物如富强粉面包、饼干、稻米饭、蔬菜、水果等。慢性期或缓解期应选用低嘌呤饮食,每周应有 2 日无嘌呤饮食,饮食中注意补充维生素及铁质,多食水果及黄绿叶蔬菜。禁食高嘌呤食物,如动物肝肾、胰、脑、鱼类、禽类,及花生、干豆、全麦、龙须菜、蘑菇、菠菜。更多食偏碱性食物。

(三)功能锻炼

1. 肌炎患者　在疾病的缓解期注意休息并且做适当的活动,避免过度劳累,以活动两小时后体力恢复为最佳。在生活上尽量自理,消除依赖感。锻炼肌力防止肌肉萎缩。如:按摩、上肢屈伸等。功能锻炼应在服药前 30 分钟开始,运动之前应做充分的准备活动,如:肌肉的按摩、热敷等,局部治疗可采取转头-四肢肌肉外展-肌肉屈伸-抬腿-蹲下-起立-扩胸-举物-踢腿-室内散步-爬楼-慢跑或太极拳,注意循序渐进持之以恒。

2. 关节疾病患者

(1)急性期关节肿痛明显且全身症状较重的患者应卧床休息．不宜睡软床垫,枕头不宜过高。缓解期的患者应加强活动,在医务人员指导下进行功能锻炼。急性者可在短期内(2～3 周)使用夹板制动,保持关节功能位。对于卧床不起的患者,注意保持正确体位:

1)肩关节不能处于外旋位,肩两侧可顶枕头等物品。双臂间置枕头维持肩关节外展位,维持功能位。

2)双手掌可握小卷轴,维持指关节伸展。

3)髋关节两侧放置靠垫,预防髋关节外旋。

4)平躺者小腿处垫枕头,防止膝关节固定于屈曲位。

5）足下垫软枕,定时给予按摩和被动运动,防止足下垂。给予肿痛关节按摩,并辅以热水疗、蜡疗等。

（2）缓解期:应注意关节的活动,给予功能锻炼,包括手指的抓捏练习,如织毛衣、跳棋、玩球、腕、肘、膝关节的屈伸练习,并可配合一定的被动肢体运动,但已有强直的关节禁止剧烈运动。

六、健 康 教 育

（一）系统性红斑狼疮的健康教育

1. 保持心情舒畅及乐观情绪,对疾病的治疗树立信心,积极配合,避免情绪波动及各种精神刺激。

2. 劳逸结合,坚持身体锻炼,特别是关节的活动。

3. 皮肤方面

（1）避免阳光直接照射皮肤,禁止日光浴。夏日外出就穿长袖长裤,戴遮阳镜及遮阳帽等,以免引起光过敏。

（2）禁用碱性强的肥皂清洁皮肤,宜用偏酸或中性的肥皂,最好用温水洗脸。勿用各类化妆品。

（3）剪指甲不要过短,防止损伤指甲周围皮肤。

4. 因服用大量激素及免疫抑制剂,造成全身抵抗力下降,应注意预防各种感染。

（1）注意个人卫生,特别是口腔、女性会阴部的清洁。

（2）尽量少到公共场所去,避免各种感染。

（3）预防感冒,一旦发现感染灶如疖肿立即积极治疗。

（4）禁止各种预防接种。

5. 同时注意药物的副作用。长期服用大量激素及免疫抑制剂可造成血压高、糖尿病、骨质疏松、骨坏死、血象下降、结核复发、消化道出血、兴奋、失眠、库兴综合征等,必要时随诊治疗。

6. 遵医嘱服药,不可擅自停药、减量、加量。

7. 在饮食方面注意高蛋白、高热量、高维生素。如肾脏受损要注意低盐饮食,同时注意补钙。活动时注意勿碰撞,以防发生骨折。

8. 定期复查,随时了解自己的疾病情况。

9. 女性要在医生指导下妊娠。

（二）系统性硬化症患者的健康教育

系统性硬化症是一种自身免疫病。目前本病还不能根治,只能通过治疗护理使病情得到缓解,使之趋于稳定局势。此病由于某种原因过度产生胶原,导致器官纤维化功能丧失。主要影响皮肤、血管、肌肉及内脏器官。

1. 应减少或避免雷诺氏现象的发生,方法包括

(1)保持乐观的精神,稳定的情绪,避免过度激动、紧张、焦虑等不良情绪。

(2)戒烟、戒酒、戒咖啡等刺激性食物。

2. 适当锻炼身体,增加机体抵抗能力。劳逸结合,但要避免过度劳累加重病情。

3. 皮肤自我护理

(1)因皮肤硬化失去弹性,应在患处涂油预防干裂。避免接触刺激性较强的洗涤剂。口唇、鼻腔干裂可涂油。注意保暖,冷天外出多加衣服,戴棉手套,穿厚袜子。

(2)因患者皮肤调节体温的功能减退,夏季应多饮水,多吃一些利尿解暑的蔬菜水果,如:西瓜、冬瓜、黄瓜、丝瓜、苦瓜等,通过尿液带走体内热量而起到降温的作用。此外应避免高温时外出,避免阳光暴晒,外出应带遮阳帽或打伞,避免中暑。室内温度过高可安装空调或电扇。

(3)避免经常摩擦肢端关节或骨隆处,避免磕碰,外伤而导致营养性溃疡。

4. 饮食上注意多吃蛋白质含量丰富的食物:如蛋类肉类。多吃新鲜的蔬菜水果以保证维生素和纤维的供给。并可减少便秘的发生。注意少吃多餐、细嚼慢咽。避免辛辣过冷的食物,以细软易消化为好并使用含钙多的食物如牛奶等。若进食后有胸骨后不适等症状应注意不能一次大量进食,衣着宽松,进食后稍走动后再躺下,再取头高足低位以减少食物反流。

5. 避免感冒而引起继发肺部感染,加重肺脏负担。

(1)保持居室内一定的温度和湿度,定时通风换气,保持空气新鲜。

(2)少去人多拥挤的公共场所,在感冒流行季节减少外出。

6. 若有心脏受累应长期服药并备有硝酸甘油等药物随身携带。

7. 了解药物的作用和副作用。

8. 严格遵医嘱服药,不可随意加量、减量、停药和改药。

9. 定期复查。

10. 注意禁用血管收缩剂:新麻液、麻黄素、肾上腺素等。

(三)类风湿关节炎的健康教育

类风湿关节炎是一种慢性、对称性、多发性的自身免疫性疾病。早期关节肿痛,晚期强直、畸形和功能障碍。目前此病病因不清,尚不能完全治愈,有缓解与发作的特点。现在已有一些有效的治疗方法,约50%患者可以自我照顾及从事工作。

1. 在护士指导下了解本疾病的内容、治疗、服药及注意事项、预防保健知识等。避免有奇迹疗法的想象,坚定信心,坚持治疗。

2. 此病病程长,反复发作,加之关节疼痛、畸形、功能障碍会给患者身心带

来极大痛苦。此时患者更要有信心,与家人、医生护士、社会配合治疗,达到最佳疗效。

3. 鼓励自强,消除自卑依赖感,在允许的体能范围内,可以继续工作。

4. 对于各种感染要积极预防和治疗。

5. 避免各种诱因,如寒冷、潮湿、过度劳累及精神刺激。

6. 坚持服药,不可擅自停药、改药、加减药。同时了解药物副作用。

7. 定期复查。

8. 功能锻炼目的在于掌握的姿势,减轻疼痛,减少畸形的发生。原则为活动后 2 小时体力恢复。要循序渐进,计划可行。

(1)关节疼痛时除服药外,可行冷热敷,局部按摩。但在冷热敷时避免与皮肤直接接触而造成损伤。

(2)在卧床期间可采取半卧位,手掌向上,可用夹板或辅助物支持和固定关节,减轻疼痛,不允许膝盖下长期放置枕头。加强翻身,避免压疮。

(3)避免突然的移动和负重。

(4)进行关节周围皮肤和肌肉的按摩,增进血液循环,防止肌肉萎缩。

(5)主动或被动地进行肢体活动,如伸展运动等。

(6)加强拍背和扩胸运动,预防感染。

(7)活动关节的方法:如织毛衣、下棋、玩魔方、摸高、伸腰、踢腿等。

(8)逐步锻炼生活自理能力,鼓励参加更多的日常活动。

(四) PM/DM 的健康教育

皮肌炎是一种自身免疫病,主要侵犯全身肌肉包括四肢和内脏。主要表现为:肌痛、肌无力、肌萎缩,并出现运动障碍,同时伴有不同程度内脏病变。需长期激素及免疫抑制剂治疗,此病有缓解与复发的特点,目前不能根治。

1. 一般性指导

(1)要树立信心:希望患者能以一种乐观的情绪,良好的精神状态去面对此疾病,配合长期治疗。

(2)要劳逸结合:在疾病的缓解期注意休息并且做适当的活动,避免过度劳累,活动两小时后体力恢复为最佳。在生活上尽量自理,消除依赖感。锻炼肌力防止肌肉萎缩。如:按摩、上肢屈伸等。

(3)要合理膳食:此病可累及消化道肌肉,会出现吞咽困难,食道蠕动减慢,易引起反流性食道炎。肠蠕动减弱,肛门膀胱括约肌松弛导致大小便失禁,所以应选用高蛋白(优质蛋白)、高维生素、易消化的饮食(软食),少食干性油炸食品。餐前可用一些增加胃动力的药物,进餐时尽量采取坐位或半坐位,进餐后 30~60 分钟内尽量避免卧位,注意补钙,尤其增加富含维生素 C、E 的食物。

（4）要按时服药：不可随意增减药物，不可擅自停药或改药。

（5）了解激素、免疫抑制剂等药物的副作用。

（6）定期复查。

2. 专科指导

（1）肌炎患者会出现皮疹，伴有发红瘙痒疼痛等症状，后期会有脱屑，应保持皮肤清洁，局部用粉剂处理好，保持干燥，表面不要包裹尽量暴露，可以涂中性护肤品，如果出现皮损切勿抓挠以免造成感染。勤换内衣，注意保暖，避免日光晒。

（2）功能锻炼应在服药前 30 分钟开始，运动之前应做充分的准备活动，如肌肉的按摩、热敷等，局部治疗可采取转头-四肢肌肉外展-肌肉屈伸-抬腿-蹲下-起立-扩胸-举物-踢腿-室内散步-爬楼-慢跑或太极拳，注意循序渐进持之以恒。

（3）要自我监测心、肺的病变，如出现呼吸困难、紫绀、心慌或心前区疼痛等要立即就诊。

（五）干燥综合征的健康教育

干燥综合征是主要影响外分泌腺，以口眼干燥为主要表现的全身性自身免疫病。病理变化是外分泌腺高度淋巴细胞浸润。它可有肾、肺、肝、胃肠道和神经系统等不同程度侵犯。自身抗体是 SSA、SSB。

1. 保持室内湿度，可使用加湿器。呼吸道黏膜干燥明显者可给予雾化吸入，鼻黏膜干燥明显者可给予复方薄荷油涂鼻。少到公共场所，避免感冒及肺部感染。保证室内空气新鲜，饮食以易消化营养丰富的流食或半流食为主。病情许可的情况下可以适当活动，劳逸结合。

2. 嘱患者注意口腔卫生，防止口腔细菌繁殖，应早晚刷牙，选用软毛牙刷，饭后漱口，戒烟酒，减少对口腔的物理刺激。继发口腔感染者可用朵贝尔液漱口，真菌感染者可用制霉菌素涂口腔，口干严重者可用麦冬、枸杞子、甘草等泡水喝。

3. 保护眼睛　眼泪减少可引起角膜损伤，易发生细菌感染，给予人工泪液滴眼或其他眼药水滴眼，睡前涂眼膏保护角膜。避光、避风，戴眼防护镜。

4. 呼吸道黏膜干燥明显者，可给予雾化吸入。鼻黏膜干燥者可给予复方薄荷油滴鼻。

5. 对于皮肤油性水分减少的患者应预防皮肤干裂，给予润肤剂外涂。冬季嘱患者减少沐浴次数。

6. 胰腺外分泌功能受影响引起消化液减少，导致营养不良，故应为患者提供清淡易消化的食物。

7. 注意观察患者尿量的变化、尿 pH 值。对肾小管酸中毒患者应遵医嘱给予弱碱性药物,枸橼酸合剂补钾。准确记录出入量及分别记录日夜尿量。

8. 呼吸道　补充水分,预防感冒及肺部感染,加强拍背咳痰。

9. 注意观察激素及免疫抑制剂的副作用,并告知患者用药注意事项。

10. 病情观察

(1)中枢神经系统受累:偏瘫,抽搐。

(2)胰腺炎:慢性腹泻,吸收不良,进食困难,肠梗阻。

(3)肺间质纤维化。

(4)肾小管酸中毒:低钾血症。

(5)肝功异常:轻度黄疸,原发性胆汁肝硬化。

(6)口干眼干,皮肤瘙痒,关节痛程度。

11. 健康指导

(1)注意激素及免疫抑制剂的各种副作用,如有相应症状出现则及时随诊治疗。

(2)遵医嘱服药,不得擅自加量、减量或停药。

(3)注意多食含水分多、易消化、高蛋白、高维生素食物。

(4)定期复查,了解自己的病情。

(六) 白塞病的健康教育

白塞病,他是一种以血管炎为基础病变的慢性、进行性、复发性多系统损害。此病目前尚不能完全治愈,只能在治疗护理下控制病情发展,使其趋于稳定。在各种诱因作用下仍可复发。为了减少各种诱发因素,将有关保健知识作以下介绍。

1. 保持心情舒畅,情绪稳定。避免精神刺激,积极配合治疗,树立战胜疾病的信心。

2. 饮食护理　应食高蛋白、高维生素、易消化食物,少吃辛辣。不能进食者及时治疗护理,要加强口腔清洁。治疗上可使用口腔溃疡散、锡类散、素高捷疗膏涂患处,以达到保持溃疡面清洁促进愈合。注意保持口腔黏膜清洁,饭后刷牙漱口。

3. 定期沐浴更衣,讲究个人卫生。

4. 减少和减轻毛囊炎、痤疮的发生,注意安全,防止外伤,减少过敏。毛囊炎发生时用碘酊消毒。

5. 清洁会阴部 2 次/日,可用 1:5000pp 粉坐浴,保持创面清洁,防止感染,促进愈合。局部可用药涂抹,如锡类散、素高捷疗、红霉素眼膏、龙胆紫等。

6. 注意保护眼睛,注意清洁,涂抹抗菌药眼膏。

7. 按时服药,剂量要准确,不能私自停药、减量。在医生指导下减量。

8. 长期服药患者,要了解药物作用和副作用。

9. 定时复查各项化验指标。

10. 病情变化时及时就医,如出现下列症状时须就诊。

(1) 若出现腹痛、腹泻、便血,可能是穿孔。

(2) 若出现恶心、呕吐、头痛、颈项强直、肢体瘫痪、精神症状、共济失调等。

(3) 肢端变色、肢体发麻、水肿明显,考虑为血栓形成、无脉症等。

(七) 成人 Still's 病的健康教育

成人 Still's,也称青年型类风湿关节炎,可迁延多年,急性发作与缓解交替出现,它是一种自身免疫性疾病。此种疾病目前有大部分结局良好,仅有少部分遗留关节畸形,在治疗护理下控制病情发展,使其趋于稳定。但在各种诱因作用下仍可复发。如治疗护理得当,大多数患者能正常生活。现将有关保健知识做一介绍。

1. 保持心情舒畅及乐观情绪,对慢性疾病的治疗树立信心,积极配合,坚持各种治疗,避免情绪波动及各种精神刺激。

2. 保持规律的生活方式,患者要有充分休息和睡眠的时间;同时注意劳逸结合,休息时维持正常关节功能位置,以防发生关节的变形;热水浴、热敷可减轻关节疼痛。活动要以患者能承受为限度。坚持日常生活尽可能自理,经常进行关节功能锻炼,以保持关节原有的活动度及恢复体力,防止肌肉萎缩。

3. 应注意非甾体抗炎药物、激素类、免疫抑制剂类的副作用。

4. 遵医嘱服药,不要擅自减量、停药、加药。

5. 预防感冒及各种感染。

6. 饮食上应注意,本病为慢性疾病,故应补充高蛋白、高维生素及营养丰富的食物。

7. 出院后定期门诊复查,随时了解病情变化情况。

(八) 大动脉炎的健康教育

大动脉炎,指主动脉及其主要分支的慢性进行性、非特异性闭塞性动脉炎。病变多见于主动脉弓及其分支,其次为降主动脉、腹主动脉和肾动脉。根据病变部位,可分为四型:头臂动脉型、胸腹主动脉型、广泛型、肺动脉型。病因尚不明确,一般认为可能由感染引起的免疫损伤所致。为了减少各种诱发因素,将有关保健知识做以下介绍:

1. 保持心情舒畅,居住及工作环境要空气流通,定时通风换气,保证休息与睡眠,积极配合治疗。

2. 患者学会自己测量生命体征,特别是血压变化,避免直立性低血压,保持大量通畅,注意自我的安全防护。

3. 注意个人卫生,预防感染,如出现低热、乏力、肢体麻木、间歇性跛行、皮肤结节红斑、高血压、颈或肢体动脉搏动减弱或消失,血液检查中血沉(ESR)

增快、C 反应蛋白(CRP)增高、白细胞(WBC)增高、血小板(PLT)增高。应随时就诊。

5. 按医嘱服药,剂量准确,不私自停药、减量,定期复查。

6. 了解药物的作用和副作用。长期服用激素注意补钙;使用免疫抑制剂注意复查血象及肝功能;使用扩血管、抗凝药物治疗注意出血倾向,如皮肤黏膜、牙龈出血,尿潜血等。

(九)风湿性多肌痛的出院健康教育

风湿性多肌痛(PMR)多发于老年人,以近端肌群(肩胛带肌、骨盆带肌)和颈肌疼痛和僵硬为主要特征,伴血沉显著增快和非特异性全身症状。可突然起病,晨间醒来出现肩背或全身酸痛、不适、低热、乏力等症状;颈肌、肩肌及髋部肌肉僵痛,可单侧或双侧,亦可局限于某一肌群。严重者不能起床、上肢抬举受限、下肢不能抬举、不能下蹲、上下楼梯困难等。将有关保健知识做以下介绍:

1. 保持心情舒畅,居住及工作环境要空气流通,定时通风换气,保证休息与睡眠,积极配合治疗。进行适当的肢体运动,防止肌肉萎缩。

2. 在肌肉酸痛明显的时候,卧床休息,炎症消退后,应进行积极的锻炼,以不产生疲劳为度,可以避免肌肉萎缩,对大多数患者而言,游泳、散步、拳操等是比较适合的运动方式。

3. 注意个人卫生,预防感染,如出现近端肌群和颈肌疼痛和僵硬,血液检查血沉显著增快、C 反应蛋白增高,应随时就医。

4. 了解药物的作用及副作用,按医嘱服药,剂量准确,不私自停药、减量,定期复查。

(十)复发性多软骨炎的健康教育

复发性多软骨炎(RP)是一种较少见的炎性破坏性疾病,其特点是软骨组织复发性退化性炎症,表现为耳、鼻、喉、气管、眼、关节、心脏瓣膜等器官及血管等结缔组织受累。耳郭软骨炎是最常见的临床表现。耳郭红、肿、热、痛、有红斑结节,软骨组织遭破坏,耳郭塌陷畸形。鼻软骨炎,局部红肿、压痛,反复发作可引起鼻软骨局限性塌陷。累及喉、气管及支气管软骨,表现为声音嘶哑,刺激性咳嗽,呼吸困难和吸气性喘鸣。可导致上呼吸道塌陷,造成窒息,须急症行气管切开术。为了减少各种诱发因素,将有关保健知识做以下介绍:

1. 保持心情舒畅,居住及工作环境要空气流通,定时通风换气,保证休息与睡眠,积极配合治疗。

2. 注意个人卫生,预防感染,如出现发热、憋气、呼吸困难等症状以及血液检查出现白细胞升高、血小板增多、慢性贫血、血沉增快、RF(+)、ANA(+),应及时就诊。

3. 按医嘱服药,剂量准确,不私自停药、减量,定期复查。

4. 了解药物的作用和副作用,长期服用激素注意补钙,使用免疫抑制剂注意复查血象及肝功能,定期随诊。

(十一) 结节性多动脉炎的健康教育

结节性多动脉炎(PAN)主要侵犯中小肌性动脉,损害呈节段性分布,易发生于动脉分叉处,向远端扩散。病因不明,可能与感染(病毒、细菌)、药物及注射血清等有一定关系。结节性多动脉炎多有不规则发热、头痛、乏力、周身不适、多汗、体重减轻、肌肉疼痛、肢端疼痛、腹痛、关节痛等。较大的肠系膜上动脉的急性损害可导致血管梗死、肠梗阻、肠套叠、肠壁血肿。为了减少各种诱发因素,将有关保健知识做以下介绍:

1. 保持心情舒畅,居住及工作环境要空气流通,定时通风换气,保证休息与睡眠,积极配合治疗。

2. 了解疾病的各种可能出现的并发症,学会自我监测方法,出现时及时就医。如轻度贫血、白细胞增多、血沉(ESR)和 C 反应蛋白(CRP)升高、血小板增多。补体水平下降,肾脏损害者常有显微镜下血尿,蛋白尿和肾功能异常。抗中性粒细胞胞浆抗体(ANCA)阳性,主要是 P-ANCA 阳性。

3. 急性期卧床休息,观察疼痛的时间、程度、性质、部位及有无规律性,认真记录出入量。

4. 按医嘱服药,剂量准确,不私自停药、减量,定期复查血、尿常规和肝肾功能,注意各类药物的不良反应。

5. 了解药物的作用和副作用。长期服用激素注意补钙;使用免疫抑制剂注意复查血象及肝功能;使用扩血管、抗凝药物治疗注意出血倾向,如皮肤黏膜、牙龈出血、尿潜血、便血等。

(十二) 巨细胞动脉炎(GCA)的健康教育

GCA 是一种原因不明的系统性坏死性血管炎。因内膜增生、血管壁增厚、管腔变窄和阻塞造成组织缺血。血管炎主要累及主动脉(如椎动脉、颈内动脉、颈外动脉、锁骨下动脉),亦可累及主动脉的远端动脉(如腹主动脉),以及中小动脉(颞动脉、颅内动脉、眼动脉、后睫动脉、中央视网膜动脉等),属大动脉炎范畴。患者呈颞部头痛,头皮及颞动脉触痛。GCA 又称为颞动脉炎。将有关保健知识作以下介绍:

1. GCA 往往伴有风湿性多肌痛。

2. 颞动脉、颈动脉受累而出现头部症状,以头痛最为常见,偏侧或双侧或枕后部剧烈疼痛,呈刀割样或烧灼样或持续性胀痛。头痛可持续性也可间歇性发作。

3. 病室内居住或工作环境温湿度适宜,环境舒适安静,保证患者休息与睡眠。

4. 注意个人卫生,预防感染(出现乏力、纳差、体重减轻及低热)。发热无一定规律,多数为中等度(38℃左右)发热,偶可高达 40℃ 左右。白细胞计数增高或正常,血小板计数可增多。活动期血沉增快(常高达 100mm/h)和(或) CRP 增高。须及时就诊。

5. 视物不清等症状可为一过性症状,视觉障碍初始可为波动性,以后变为持续性,可呈单侧或双侧,一侧失明如未积极治疗,对侧可在 1~2 周内被累及。注意安全防护。

6. 了解药物的作用和副作用,长期服用激素注意补钙,使用免疫抑制剂过程中注意定期复查血常规、尿常规、肝肾功能,避免不良反应。

(十三)痛风的健康教育

痛风是一种由于嘌呤代谢紊乱,导致高尿酸血症进而致使组织损伤的代谢性疾病。特征性表现是关节炎急性发作。痛风可能形成、导致关节及肾脏、心脏等器官的功能不全。此病有家族遗传史且不能完全治愈,只能在治疗护理下控制病情发展使其趋于稳定。但在各种诱因作用下仍可复发。为了使您减少复发,现将有关保健知识逐一介绍。

1. 关节疼痛时卧床休息,疼痛缓解 3 日后开始恢复活动。发作时避免关节负重,抬高患肢,可局部冷敷,24 小时候可行热敷、理疗、保暖,可减少疼痛。

2. 秋水仙碱可迅速缓解急性发作,可能有恶心、腹泻等胃肠道反应。

3. 饮食护理

(1)在急性发作时应选用无嘌呤食物,如脱脂酸奶、鸡蛋、植物油等,或选用低嘌呤食物如富强粉面包、饼干、稻米饭、蔬菜、水果等。

(2)发作期患者常无食欲,因此应给予足量牛奶、鸡蛋,尽可能多地使用水果和蔬菜。食物应尽量精细,如面包、稻米饭等。全天液体量应在 3000ml 以上,两餐之间可用碳酸氢钠类液体。

(3)控制体重,避免过胖,限制脂肪及动物蛋白,以使用植物蛋白为主。

(4)慢性期或缓解期应选用低嘌呤饮食,每周应有 2 日无嘌呤饮食,饮食中注意补充维生素及铁质,多食水果及黄绿叶蔬菜。

(5)禁食高嘌呤食物,如动物肝、肾、胰、脑、鱼类、禽类,及花生、干豆、全麦、龙须菜、蘑菇、菠菜。应多食偏碱性食物。

4. 加强体疗和理疗,体疗以伸展和屈曲为主,理疗包括有热敷、热水浴、紫外线按摩,以增加关节的血液循环。

5. 定期复查尿酸、血象、肝肾功能,必要时加用保肝药。

6. 避免情绪紧张,寒冷饥饿,感染,创伤等因素,以免疾病复发。

7. 避免使用吡嗪酰胺、乙胺丁醇、利尿剂、水杨酸类药物,以免引起继发性高尿酸血症。

（十四）肉芽肿性血管炎（GPA）的健康教育

GPA 是一种坏死性肉芽肿性血管炎,病理以血管壁的炎症为特征,病变发生于小动脉、小静脉。其病因不明,与遗传和环境因素有关,有研究认为此病和病毒及细菌感染有关。经激素和免疫抑制剂治疗后,愈后明显改善,但在各种诱因的作用下仍可复发,为了减少疾病的复发,将相关保健知识作以下介绍:

1. 保持心情舒畅,情绪稳定,积极配合治疗。

2. 注意个人卫生,定期沐浴更衣,保持居住或工作环境的空气流通,经常通风换气。

3. 饮食宜高热量、高蛋白、高维生素、富有营养易消化吸收的饮食。

4. 用药治疗时,遵从医嘱,坚持正确服药,剂量准确,不能擅自停药、减量,定期复查。

5. 影响该病愈后的主要因素是难以控制的感染、肾脏损害,如出现以下症状须立即就诊:①发热、胸闷憋气,持续流涕,鼻黏膜溃疡;②血液检查白细胞（WBC）升高,血沉（ESR）增快,ANCA（＋）,尿沉渣:镜下血尿出现红细胞管型。

6. 患者需了解药物的作用和副作用,长期服用激素注意补钙,使用免疫抑制剂过程中注意定期复查血常规、尿常规、肝肾功能,避免不良反应。

（十五）自身免疫性肝炎

自身免疫性肝病与病毒感染、酒精、药物、遗传等其他因素所致肝病不同,是一组由于自身免疫异常导致的肝脏疾病,突出特点是血清中存在自身抗体。包括原发性胆汁性肝硬化（PBC）、自身免疫性肝炎（AIH）、原发性硬化性胆管炎以及其他自身免疫病（如系统性红斑狼疮、干燥综合征等）肝脏受累等。PBC 好发于 50 岁以上女性,是由于肝内小叶间胆管肉芽肿炎症导致小胆管破坏减少、胆汁淤积,最终出现纤维化、肝硬化甚至肝功能衰竭。现将相关知识介绍如下:

1. 注意营养,鼓励患者多吃蛋白质、维生素丰富的食物和新鲜蔬菜、水果。食物宜清淡、易消化为宜。如有腹水、水肿,应避免食用过多食盐;如有食管胃底静脉曲张,应进软食,避免进食粗糙、坚硬食物,保持大便通畅,防止便秘。禁用损害肝脏的药物。戒烟戒酒。注意补钙,防止发生骨质疏松。

2. 注意皮肤清洁,穿柔软衣物,沐浴后涂抹温和护肤油,防止皮肤干燥,避免抓挠。

3. 劳逸结合,注意休息,避免剧烈运动,防止摔伤。

4. 遵医嘱按时服药,定期复查。不得擅自加量、减量或停药;注意激素及免疫抑制剂的副作用。

5. 注意有无乏力、黄疸、皮肤瘙痒、出血倾向、食欲下降、体重减轻、水肿、口干眼干、雷诺等症状,如有,应及时就诊。

6. 心理护理 对患者给予情绪上的支持,鼓励患者及家属共同面对疾病、相互扶持,树立战胜疾病的信心,配合治疗。

(十六)银屑病关节炎

银屑病关节炎是一种与银屑病相关的炎性关节病,有银屑病皮疹并导致关节和周围软组织疼痛、肿胀、压痛、僵硬和运动障碍。将相关知识介绍如下:

1. 保持心情舒畅,情绪稳定,积极配合治疗。

2. 注意个人卫生,定期沐浴更衣,保持居住或工作环境的空气流通,经常通风换气。脱屑较重时,及时更换衣服。患者应修剪指甲,尽量避免搔抓皮肤,如瘙痒剧烈,可用指腹轻轻按压皮肤,以免抓破皮肤而引起继发感染。可给予炉甘石洗剂外用以减轻瘙痒,避免机械性摩擦,尽量选用纯棉衣物、床罩、被罩,不宜选用人造纤维、皮毛等,衣服宜宽松。避免洗浴水温过热,不使用刺激性强的肥皂和浴液,局部避免使用刺激性药物。

3. 加强营养,合理饮食 给予合理的营养补充,少食多餐的原则;禁食辛辣刺激性及异性蛋白食物,减少过敏。给予营养丰富,富含高蛋白、高维生素的食物,如豆制品、瘦猪肉;鼓励患者多进食新鲜蔬菜及水果,以增加机体的免疫力。用药期间绝对忌酒,以免加重肝损害。

4. 坚持日常的生活自理,保证关节活动灵活度和肌肉的强健。关节炎的急性期应卧床休息,睡硬板床,注意体位姿势,急性期后逐渐进行医疗体育活动。关节炎症状较重时,可辅以扶他林或辣椒碱软膏等外用药,病情较重行动不方便的患者可选择散步、慢跑、气功等动作简单、活动量少的运动,也可以针对自己的病变关节选择不同部位的关节体操。

5. 不可擅自减量或停药,定期复诊。

6. 注意避免环境潮湿、过度疲劳、精神刺激及生活不规律等诱发因素。

7. 心理护理 对患者给予情绪上的支持,鼓励患者及家属共同面对疾病、相互扶持,树立战胜疾病的信心,配合治疗。

(十七)强直性脊柱炎

强直性脊柱炎是一种原因不明,以脊柱为主要病变的慢性疾病,主要是累及骶髂关节、脊柱,造成强直和纤维化,使患者活动障碍。同时伴有眼、肺、心、肾的损害。此病有缓解和复发交替的特点,治疗以药物、手术和功能锻炼为主。将相关知识介绍如下:

1. 保持心情舒畅及乐观情绪,对慢性疾病的治疗树立信心,积极配合,坚持各种治疗,避免情绪波动及各种精神刺激,戒烟、戒酒。

2. 保持规律的生活方式,患者要有充分休息和睡眠的时间;同时注意劳逸结合,休息时维持正常关节功能位置,以防发生关节的变形;按计划逐渐增加活动量。服药后行屈膝、屈髋、转头和转体运动。每天可靠墙站立 30 分钟,以枕部、肩部、脚跟为一平面。以运动后疲劳疼痛在 2 小时后恢复为标准。疼痛时要卧床休息,行热敷、热水浴后可以减轻。在锻炼前先行按摩缓解椎旁肌肉、避免肌肉拉伤。

3. 应注意非甾体抗炎药物、激素类、免疫抑制剂类的副作用。

4. 遵医嘱服药,不要擅自减量、停药、加药。

5. 预防感冒及各种感染。预防肺部感染,由于胸廓扩展有限,故应每日行深呼吸及扩胸运动。卧床患者需加强翻身拍背,学会正确的咳嗽、咳痰方法。如发生感染,积极治疗。

6. 饮食上应注意,本病为慢性疾病,故应补充高蛋白、高维生素及营养丰富的食物。

7. 出院后定期门诊复查,随时了解病情变化情况。

(十八) 变应性肉芽肿性血管炎

变应性肉芽肿性血管炎是一类病因不明、主要累及中、小动脉的系统性坏死血管炎。病理特征为受累组织有大量嗜酸性粒细胞浸润和血管外肉芽肿形成。称之为变应性嗜酸性肉芽肿血管炎。多数患者 20 ~ 40 岁起病,男女患病率大致相等。病因不明,累及小动脉、小静脉,病理改变为组织及血管壁大量的嗜酸性粒细胞浸润,小血管周围多发的肉芽肿形成,节段性纤维素样坏死性血管炎。主要受累器官为肺脏、心脏、肾脏、皮肤和外周神经,多数患者伴有哮喘或变应性鼻炎。全身症状:发热、乏力、体重下降。将相关知识介绍如下:

1. 保持心情舒畅及乐观情绪,对慢性疾病的治疗树立信心,积极配合,坚持各种治疗,避免情绪波动及各种精神刺激,戒烟、戒酒。

2. 教会患者清理鼻腔分泌物的方法和重要性,哮喘时的紧急处理方法,家中应备有相关药物。

3. 出现皮疹时,了解皮肤保护方法,防止破溃感染。

4. 了解药物的作用和副作用,按时服药,不私自停药减量。使用免疫抑制剂过程中注意复查血象及肝功能,定期复查。

5. 腹泻、腹痛加重,有便中带血、哮喘加重时,应及时就医。

(十九) 显微镜下多血管炎

显微镜下多血管炎(microscopic polyangiitis,MPA)是一种系统性坏死性血管炎,可侵犯肾脏、皮肤和肺等脏器的小动脉、微动脉、毛细血管和小静脉,属自身免疫性疾病;又称显微镜下多动脉炎(microscopic polyarteritis)。本病多在 50 ~ 60 岁发病,男女比约 5:1,我国的确切发病率尚不清楚。病因未明。病理特征是小血管的节段性纤维素样坏死,在小动脉、微动脉、毛细血管和静脉壁上有多核白细胞和单核细胞的浸润,可有血栓形成。将相关知识介绍如下:

1. 自我观察尿的性质,了解记录 24 小时出入量的重要性。

2. 学会测量血压,监测血压变化。遵医嘱定时服用降压药。

3. 如出现腹痛、腹泻、黑便时,警惕是否消化道出血及栓塞发生,及时就医。

4. 出现皮疹,注意做好皮肤保护,防止破溃感染。

5. 了解药物的作用和副作用,按时服药,不能私自停药减量。治疗过程中注意复查血象及肝功能

6. 了解定期复查的重要性。

(二十)赖特综合征

赖特综合征(Reiter syndrome,RS)是以关节炎、尿道炎和结膜炎三联征为临床特征的一种特殊临床类型的反应性关节炎。两种起病形式:性传播型和痢疾型。多见于青年男性。发病与感染、遗传标记 HLA-B_{27} 和免疫失调有关。滑膜的病理改变为非特异性炎症。关节表现:急性关节炎,主要累及膝及踝等下肢大关节伴红肿热痛显著,膝关节常伴明显肿胀及大量积液。关节外表现:全身症状:发热、体重下降、严重倦怠无力和大汗;泌尿生殖道:无菌性尿道炎、出血性膀胱炎、前列腺炎、漩涡状龟头炎;皮肤病变:溢脓性皮肤角化症;眼征:结膜炎、虹膜炎、角膜溃疡。将相关知识介绍如下:

1. 了解疾病内容、治疗、服药注意事项等。学会自我认识疾病活动的征象,配合治疗。

2. 积极预防感染,避免诱因,如:寒冷、潮湿、过度劳累及精神刺激。

3. 关节疼痛时除服药外,可局部按摩、行冷敷或热敷,但热敷时避免直接接触。

4. 多食富含优质蛋白质、维生素、矿物质、纤维素的食物。避免辛、辣、酸、硬、刺激性强的食物。

5. 安全防护到位,避免剧烈运动、提重物等,预防骨折。

6. 急性期应卧床休息,睡硬板床;缓解期应积极锻炼,以不产生疲劳为度。保证充分休息和睡眠时间,休息时维持关节功能位。病情允许可继续工作,多参与社会活动。

7. 适宜散步、太极拳等运动方式。少数患者如发生股骨头坏死等应鼓励锻炼拄棍行走,需要时鼓励患者自己推动习步车练习。生活中选择舒适、轻巧、易穿脱的衣服,可用拉链或尼龙带辅助穿脱。穿轻便的硬底软帮鞋,宜用松紧带代替鞋带。可选择高位椅、加长筷子等方便日常生活的工具。

8. 适宜掌握自我管理方法。坚持服药,不擅自加、减、停药。注意观察药

物的副作用。定期监测血常规、肝肾功,定期复查。

9. 皮肤及黏膜的护理 溢脓性角化皮肤在脓疱期要避免破裂感染,对于较大体积的脓水泡可用注射器抽吸后局部消毒、保持局部干燥,每日换药直至形成厚痂。对于已经开始角化的皮肤,可涂抹溃疡油,勿用外力清除角化皮肤,应待其自行脱落。鼓励患者穿柔软棉质的衣物。

10. 泌尿生殖道的护理 观察患者尿道红斑、水肿、溃疡及异常分泌物等的情况及严重程度。保证患者外阴及尿道口清洁,协助女患者每日会阴冲洗,男患者患者每日消毒尿道口。每日早晚用浓度为 1:5000 的高锰酸钾温水坐浴。给患者穿柔软棉质的内衣,每日更换。应避免男患者早期尿道口出现的小水泡破裂感染。保持患者溃疡面的清洁干燥,大小便如若污染溃疡面,应及时清洁并消毒。

11. 积极预防感染,避免各类诱发因素。

第二章　风湿免疫科护理技术与操作配合

第一节　护理操作

一、生物制剂的输注护理

（一）注射用重组人Ⅱ型肿瘤坏死因子受体-抗体融合蛋白（益赛普）

【概述】

是主要治疗类风湿关节炎、强直性脊柱炎、银屑病等自身免疫性疾病的突破性药物。肿瘤坏死因子（TNF-α）在患者关节中的浓度很高。益赛普是国内第一个肿瘤坏死因子拮抗剂。它不仅可以迅速缓解患者的关节疼痛、肿胀、晨僵等症状，还可以有效保护骨关节，减少关节畸形，防止残疾，让患者重新获得关节活动能力，提高生活质量。

【适应证】

1. 中度及重度活动性类风湿关节炎。

2. 18 岁及 18 岁以上成人中度斑块状银屑病。

3. 活动性强直性脊柱炎。

【禁忌证】

1. 败血症、活动性结核病患者。

2. 对本品或制剂中其他成分过敏者禁用。

3. 孕产妇禁用。

【操作步骤】

见表 2-1-1。

表 2-1-1　益赛普的输注步骤

项目		步骤
注射前准备	素质要求	工作衣、鞋、帽穿戴整齐,戴口罩
	用物准备 (图 2-1-1)	1. 药品:益赛普。 2. 注射针管:1ml 或 2ml 注射针管。 3. 灭菌注射用水、乙醇或碘伏、无菌棉签。 4. 消毒:打开蓝色瓶盖,将无菌棉签浸入乙醇或碘伏,擦拭灰色瓶盖。 5. 配制溶液:将注射用水沿瓶壁缓慢注入药瓶中,以减少泡沫的产生。 6. 溶解药品:平缓地以水平画圆圈的方式晃动药瓶数次以溶解粉末。 7. 抽出药液:倒转药瓶,缓慢地将液体抽吸至注射器内,将注射针从药瓶中拉出。
操作中	安置体位	核对床号、姓名、协助正确摆放体位。
	注射部位	1. 可以选择上臂外侧、大腿前侧的中部或腹部(以肚脐为中心 3cm 外)作为注射部位。 2. 轻轻掐起已消毒的皮肤,注射器针头呈 45 度角快速刺入皮肤。 3. 放开掐住皮肤的手,缓慢地将药液推入。
操作后	物品处理	整理用物,分类处理。
	护理人员	洗手,观察记录。

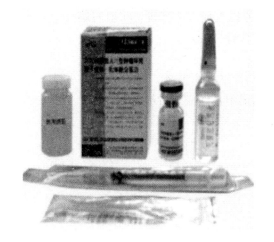

图 2-1-1　益赛普注射前用物准备

【注意事项】

1. 药品避光放置于恒温冰箱的冷藏室,温度保持在 2~8℃,严禁冷冻。

2. 药液应现用现配,不能马上使用时,应置于 2~8℃ 冷藏,在 72 小时内使用。

3. 溶解药品时不可剧烈振荡摇晃药瓶。

4. 注射部位局部出现肿胀,属药物正常反应,不可搔抓,以免皮肤破溃导致感染;下次注射时避开即可。

5. 注射方案　益赛普 25mg + 灭菌注射用水 1ml 每周 2 次,间隔至少 3 天;益赛普 50mg + 灭菌注射用水 2ml,每周 1 次。

6. 在使用本品的过程中,应注意过敏反应的发生,包括血管性水肿、荨麻疹以及其他严重反应,因此,一旦出现过敏反应,应立刻终止本品的治疗,并予处理。

(二)英夫利昔单抗(类克)

【概述】

英夫利昔单抗(类克)是人-鼠嵌合型的单克隆抗体,抑制过多的肿瘤坏死因子、抑制炎症反应。主要治疗类风湿关节炎(RA)、强直性脊柱炎(AS)、银屑病(Ps)等自身免疫性疾病的药物。可迅速缓解患者的关节疼痛、肿胀、晨僵等症状,减轻症状和体征,还可以有效保护骨关节,减少关节畸形,防止残疾,改善身体机能,让患者重新获得关节活动能力,提高生活质量。

【适应证】

类风湿关节炎、克罗恩病、瘘管性克罗恩病、强直性脊柱炎、银屑病。

【禁忌证】

1. 对英夫利西单抗、其他鼠源蛋白或本品中任何成分过敏者。

2. 患有结核病或其他活动性感染。

3. 患有中重度心力衰竭。

【操作步骤】

见表 2-1-2。

表 2-1-2　英夫利昔单抗(类克)输液步骤

项目		步骤
输液前准备	素质要求	工作衣、鞋、帽穿戴整齐,戴口罩。
	用物准备	1. 药品:类克。 2. 可调节输液器、低蛋白结合率的滤膜(图 2-1-2)。 3. 灭菌注射用水、安尔碘、无菌棉签。 4. 消毒:打开蓝色瓶盖,将无菌棉签浸入安尔碘,擦拭灰色瓶盖。

项目		步骤
输液前准备	用物准备	5. 配制溶液:将注射用水沿瓶壁缓慢注入药瓶中,以减少泡沫的产生。(图2-1-3) 6. 溶解药品:平缓地以水平画圆圈的方式晃动药瓶数次以溶解粉末。 7. 抽出药液:倒转药瓶,缓慢地将液体抽吸至注射器内,将注射针从药瓶中拉出。
操作中	安置体位	核对床号、姓名、协助正确摆放体位。

	静脉穿刺	1. 输入药液:根据处方给予地塞米松输液前入壶或异丙嗪25mg输液前肌内注射。
		2. 输液速度调节 时间(min) 滴速
		                   0～15 10ml/h×15min
		                   15～30 20ml/h×15min
		                   30～45 40ml/h×15min
		                   45～60 80ml/h×15min
		                   60～90 150ml/h×30min
		                   90～120 250ml/h×30min 至结束
		3. 输注结束0.9%氯化钠注射液100ml,静脉滴注速度250ml/h(冲管)。
		4. 输液时间长于2h。

操作后	物品处理	整理用物,分类处理。
	护理人员	洗手,观察记录。

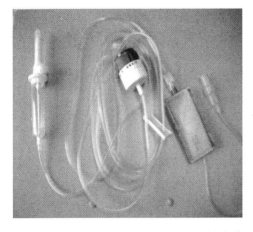

图2-1-2　可调节输液器、低蛋白结合率的滤膜

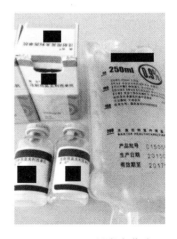

图2-1-3　配制类克药液

【注意事项】

1. 药品避光放置于恒温冰箱的冷藏室,温度保持在 2～8℃,严禁冷冻。

2. 药液应现用现配,不能马上使用时,应置于 2～8℃冷藏,在 72 小时内使用。

3. 溶解药品时不可剧烈振荡摇晃药瓶,确认有负压后再行注入,否则证明瓶口有松动或破损裂缝,该药已不能使用。

4. 输液过程中备用抗过敏药物或急救药品。

二、特殊皮肤黏膜护理

【概述】

风湿性疾病常常累及多个系统,皮肤含有丰富的结缔组织和血管,因而是一个重要的靶器官。正确认识风湿病中皮疹的表现有助于诊断。通过细致的体格检查可以发现:复发性的口腔溃疡、生殖器溃疡、银屑病的指甲呈顶针样凹陷、蝶形红斑或盘状红斑、关节伸侧面的皮损、结节病的皮肤瘢痕、肢端干性或湿性坏疽等等。

(一)口腔黏膜白斑的护理

【适应证】

小面积口腔真菌感染。

【操作步骤】

见表 2-1-3。

表 2-1-3 口腔黏膜白斑的护理步骤

项目		步骤
操作前	素质要求	工作衣、鞋、帽穿戴整齐,戴口罩、洗手。
	用物准备	治疗碗、无菌纱球、弯盘、治疗巾、止血钳×2、制霉菌素甘油、棉签、压舌板、漱口水、吸水管、手电筒,需要时备开口器。
操作中	安置体位	核对床号、姓名、协助正确摆放体位。
	口腔护理及涂药	口腔护理步骤。 口腔护理后予患者口腔黏膜涂制霉菌素甘油(图2-1-4)。
操作后	物品处理	整理用物,分类处理。
	护理人员	洗手,观察记录。

【注意事项】

1. 涂药后,嘱患者不要立即漱口,使制霉菌素甘油在口腔中保持 10 分钟。

2. 嘱患者进食后加强漱口,每日 3 次制霉菌素甘油涂口腔。

（二）大面积口腔黏膜溃疡的护理

【概述】

治疗及控制口腔黏膜溃疡,维持口腔正常功能;促进食欲;口腔高压冲洗利用带有一定压力的水柱,有效清除口腔内特别是溃疡深部的污垢和细菌。（图2-1-5）

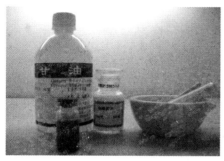
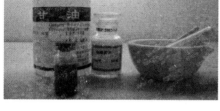

图2-1-4　口腔黏膜白斑外涂制霉菌素甘油　　　　图2-1-5　大面积口腔溃疡

【适应证】

口腔真菌感染,维持口腔正常功能。

【禁忌证】

1. 昏迷的患者。

2. 神志不清、躁动、不能配合护理操作的患者。

【操作步骤】

见表2-1-4。

表2-1-4　大面积口腔黏膜溃疡的护理步骤

项目		步骤
操作前	素质要求	工作衣、鞋、帽穿戴整齐,戴口罩、洗手。
	用物准备	治疗碗、无菌纱球、弯盘、治疗巾、止血钳×2、制霉菌素甘油、棉签、压舌板、手电筒、需要时备开口器、1.5%过氧化氢溶液或0.9%生理盐水500ml、输液器。
操作中	安置体位	核对床号、姓名、协助正确摆放体位置。
	口腔高压冲洗及涂药	1. 1.5%过氧化氢溶液或0.9%生理盐水500ml接输液器匀速冲洗口腔溃疡面。（图2-1-6） 2. 口腔护理后予患者口腔黏膜涂制霉菌素甘油。
操作后	物品处理	整理用物,分类处理。
	护理人员	洗手,观察记录。

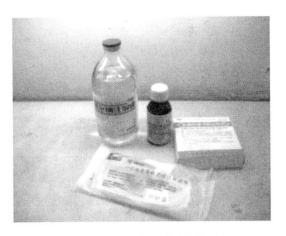

图 2-1-6　口腔高压冲洗用物准备

【注意事项】

1. 操作时协助患者坐位或侧卧位,避免呛咳。

2. 涂药后,嘱患者不要立即漱口,使制霉菌素甘油在口腔中保持 10 分钟。

3. 嘱患者进食后加强漱口,每日 3 次制霉菌素甘油涂口腔。

三、肢端坏疽的护理

(一)肢端干性坏疽的护理

【概述】

肢端干性坏疽(图 2-1-7)常见的为指端组织缺血坏死,干枯变黑并向躯干发展,直到血液循环足以防止坏死的地方停止。干性坏疽病变界限清楚,最终坏死部分自行脱落。

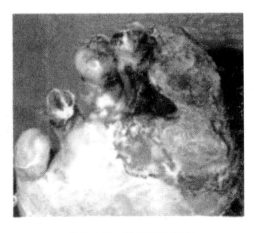

图 2-1-7　肢端干性坏疽

【适应证】

肢端干性坏疽。

【禁忌证】

用热水烫洗。

【操作步骤】

见表 2-1-5。

表 2-1-5　肢端干性坏疽的护理步骤

项目		步骤
操作前	素质要求	工作衣、鞋、帽穿戴整齐，戴口罩、洗手。
	用物准备	1. 烤灯、暖水袋、手套、棉拖鞋。 2. 无菌换药包、无菌拆线包、无菌治疗巾、1.5% 过氧化氢溶液 100～200ml、0.9% 生理盐水 100ml、20ml 注射器、溃疡油纱、无菌方纱。
操作中	安置体位	核对床号、姓名、协助正确摆放体位。
	肢端保暖	暖水袋、戴手套、穿棉拖鞋。
	保持干燥	烤灯 15 分钟/次、避免接触水。
	预防感染	挤压坏疽周围组织观察有无分泌物、疼痛感及肿胀感。
操作后	物品处理	整理用物，分类处理。
	护理人员	洗手，观察记录。

【注意事项】

1. 肢端保暖　暖水袋、戴手套、穿棉拖鞋；暖水袋温度适宜，患者肢端感觉差，避免烫伤。

2. 保持干燥　烤灯 3 次/日，避免接触水，患者接触水时可选择戴防水手套。

3. 预防感染　挤压坏疽周围组织观察有无分泌物、疼痛感及肿胀感。

4. 等待坏疽部位自行脱落。

（二）肢端湿性坏疽的护理

【概述】

肢端湿性坏疽（图 2-1-8）坏死组织含水分较多，故腐败菌感染严重；病变发展快，局部肿胀、坏死组织与健康组织间无明显分界；毒性产物及细菌

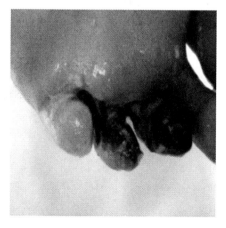

图 2-1-8　肢端湿性坏疽

毒素被吸收后可引起全身中毒症状。

【适应证】

肢端湿性坏疽。

【禁忌证】

用水冲洗。

【操作步骤】

见表 2-1-6。

表 2-1-6　肢端湿性坏疽的护理步骤

项目		步骤
操作前	素质要求	工作衣、鞋、帽穿戴整齐、戴口罩、洗手。
	用物准备	无菌换药包、无菌拆线包、无菌治疗巾、无菌手套、1.5% 过氧化氢溶液 100~200ml、0.9% 生理盐水 100ml、20ml 注射器、溃疡油纱、无菌方纱、烤灯。
操作中	安置体位	核对床号、姓名、协助正确摆放体位。
	冲洗伤口	1.5% 过氧化氢溶液 100ml + 局麻药(利多卡因)。
	挤压排脓	挤压坏疽周围组织使脓性分泌物排出、排净。
	伤口干净	局部用 0.9% 生理盐水 100ml 将伤口冲洗干净。
	伤口干燥	用烤灯照射伤口 20 分钟,使得伤口干燥。
	包裹伤口	溃疡油纱覆盖伤口、窦道应予溃疡油纱填塞、无菌方纱包裹伤口。
操作后	物品处理	整理用物,分类处理。
	护理人员	洗手,观察记录。

【注意事项】

1. 换药过程中无菌操作。

2. 给予患者心理护理,增强患者战胜疾病的信心。

3. 伤口包裹时不宜过紧,阻碍血液循环;既能有效的固定伤口,又能使伤口透气最为适宜。

4. 每日认真观察并记录坏疽换药效果。

5. 肢端要注意保暖,要注意休息,避免劳累。

6. 保持情绪稳定,避免刺激。

7. 注意个人卫生,预防坏疽处感染。

8. 必要时遵医嘱服用止痛药物。

9. 采用转移患者注意力的方法缓解患者的疼痛。

10. 坏疽处应定时换药,针对坏疽处不同的情况给予针对性的换药方法:坏疽处有脓液,应使用双氧水消毒;坏疽处有窦道且有脓液,应使用溃疡油纱填塞引流脓液;对于有新鲜组织的应使用重组牛碱性成纤维细胞成长因子(贝复济)加快新鲜组织的生成。

四、关节功能锻炼方法

【概述】

急性期:适当减少活动,缓解关节疼痛。缓解期:通过关节功能锻炼,预防关节僵硬,改善关节活动能力,恢复关节活动范围,从而保持关节功能位,阻止或减慢关节破坏,提高患者的生活质量。

(一)急性期关节护理

【适应证】

关节炎急性期。

【禁忌证】

关节功能锻炼。

【操作步骤】

见表2-1-7。

表2-1-7 急性期关节的护理步骤

	步骤
操作前	1. 素质要求:工作衣、鞋、帽穿戴整齐,戴口罩、洗手。 2. 棉垫、被子、枕头。 3. 核对床号、姓名、协助正确摆放体位。 4. 指导患者保持关节功能位。 5. 双手可握纸卷等物,以维持指关节的伸展。 6. 肩两侧可放置软枕支撑,双臂间置枕头维持肩关节外展位。 7. 髋关节两侧放置软枕或靠垫,防止髋关节外旋(图2-1-9)。 平卧的患者可于小腿处放置软枕,避免膝关节固定于屈曲位(图2-1-10)。
操作后	整理用物,分类处理。
	护理人员洗手,观察记录。

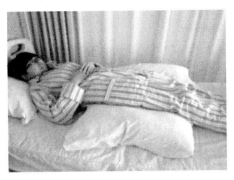 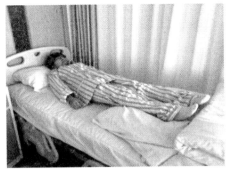

图 2-1-9　髋关节两侧放置软枕
或靠垫,防止髋关节外旋

图 2-1-10　平卧的患者可于小腿处
放置软枕,避免膝关节固定于屈曲位

(二)缓解期关节护理

【适应证】

关节炎缓解期。

【禁忌证】

关节炎急性期。

【操作步骤】

见表 2-1-8。

表 2-1-8　缓解期关节的护理步骤

项目		步骤
操作前		工作衣、鞋、帽穿戴整齐,戴口罩、洗手。
操作中	手关节	**鹰爪操**(图 2-1-11) 1. 保持手指最内关节(与手掌相接的关节)的平直不弯。 2. 适度用力,保持 5 秒钟。 3. 重复共 20 次,早晚各一次,有条件的可以在中午再加 1 次。 **剪刀操**(图 2-1-12) 1. 尽可能保持食指笔直,手心伸展不弯曲。 2. 单手不能自行完成,可以用另一只手加以辅助。 3. 共 10 次,早晚各 1 次,有条件的可以在中午再加 1 次。 **对指运动:**如下棋、织毛衣(图 2-1-13)。 1. 碰指根五指伸直,拇指指尖碰小指指根。 2. 碰指尖拇指指尖依次碰其他手指指尖。

续表

项目		步骤
操作中	手关节	**握拳操**（图2-1-14） 1. 用力伸展5只手指，尽量让手掌和手指扩张，保持3~5秒。 2. 用力握拳，保持3~5秒。 共20次，早晚各一次，有条件的话可以中午再加一次，用力适度。
	肘关节	手掌向上，两臂向前平举，迅速握拳及屈曲肘部，努力使拳达肩，再迅速伸拳和伸肘，然后两臂向两侧平举，握拳和屈肘运动如前。
	髋、膝关节	立位或坐位，下蹲运动与向前抬运动。每天早、晚各1次，10~15分/次。
	踝关节	坐位或仰卧位，踝关节分别做屈伸及两侧旋转运动。
操作后		洗手，观察记录。

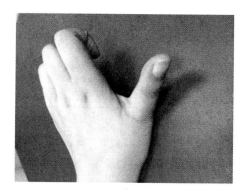

图2-1-11　关节锻炼——鹰爪操

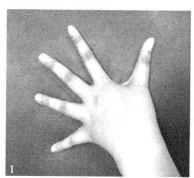 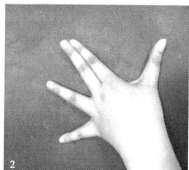

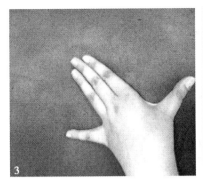
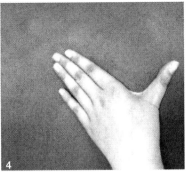

图2-1-12　关节锻炼——剪刀操

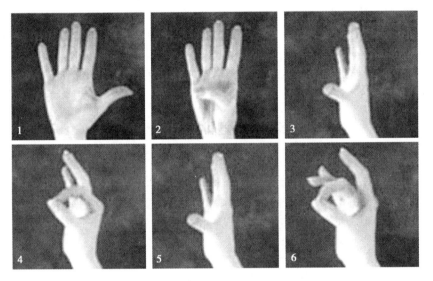

图2-1-13　关节锻炼——对指运动

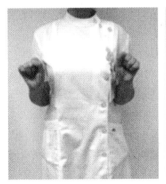
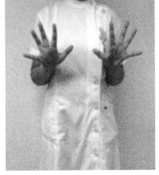

图2-1-14　关节锻炼——握拳操

【注意事项】

1. 锻炼时间 疼痛感最轻时、僵硬感最轻时、不疲劳时、医药达到最大疗效时。

2. 急性期局部红肿热痛者不宜锻炼。

3. 卧床休息要求 不宜睡软床,卧硬板床,床垫薄厚适宜,枕头不宜过高。

4. 鼓励患者自己完成日常生活。

5. 出现功能障碍,改进生活用具的结构,设计自助用具。

6. 家务劳动原则 简化家务劳动动作,缩短必须移动距离,避免加重关节挛缩。

7. 避免加重尺侧偏斜畸形。

8. 避免关节过度强烈使用、长时间保持一个动作、长时间处于变形位置。

9. 避免体力过度消耗。

10. 诱因的避免 注意个人卫生,生活规律,出汗后不要立即用凉水冲洗和吹电扇。

11. 注意保暖和防潮,避免在潮湿、寒冷环境中作息,积极预防、治疗各种伤口感染。

五、甲泼尼龙静脉冲击治疗的护理

【概述】

甲泼尼龙静脉冲击治疗适用于系统性红斑狼疮脑危象、严重狼疮性肾炎、严重危及生命的活动性血管炎等疾病。是中等时效类固醇制剂,冲击给药3次。此疗法为应急方案,但也可有血压升高、心律失常、严重感染、面部潮红、乏力不适及关节酸痛等不良反应。

【适应证】

1. 抗炎治疗,如:风湿性疾病、免疫复合物疾病、皮肤疾病、过敏状态、胃肠道疾病、呼吸道疾病、水肿状态、合并重要脏器及血液系统损害的重症免疫病患者。

2. 免疫抑制治疗,如:器官移植、血液疾病、肿瘤。

3. 治疗休克。

4. 内分泌失调。

5. 其他,如:与适当的抗结核化疗法合用。

【禁忌证】

1. 全身性真菌感染的患者。

2. 已知对甲泼尼龙或者配方中的任何成分过敏的患者。

3. 鞘内注射途径给药的使用。

【操作步骤】

见表2-1-9。

表2-1-9　甲泼尼龙静脉冲击治疗的护理步骤

	步骤
操作前	1. 素质要求:工作衣、鞋、帽穿戴整齐,戴口罩、洗手。 2. 向患者宣教冲击的相关注意事项:保持个人卫生,饮食卫生,减少家属探视,如何记录出入量。 3. 将患者安排至单人房间,减少探视,保持房间的安静通风、病室环境清洁、床单位整洁。 4. 冲击前建立特级护理记录测量患者的生命体征,并记录。 5. 排除禁忌证:严重的全身感染、已知对药物成分过敏。 6. 监测三天粪便常规 + 潜血。 7. 限钠饮食。 8. 药品:甲泼尼龙500mg×2 支/1 支。(图2-1-15) 9. 洛赛克/耐信40mg×1 支。(图2-1-16,图2-1-17)
操作中	安置体位:核对床号、姓名、协助正确摆放体位。 1. 建立并保持良好、通畅的静脉通路,输液时间要求长于1h。 2. 遵医嘱用药过程中先用洛赛克提前输入,以保护消化道黏膜,谨防消化道出血。 3. 监测生命体征,观察病情变化,心律不齐、防止水钠潴留及心衰,并严格记录出入量变化。 4. 监测患者的血糖,观察有无明显的血糖变化,及时通知医生给予对症治疗。 5. 严密观察药物的不良反应:电解质紊乱、高血压、消化道出血、心律不齐。
操作后	1. 整理用物,垃圾分类处理。 2. 冲击 3 天完毕后,继续监测血糖谱 3 天,观察血糖的变化。

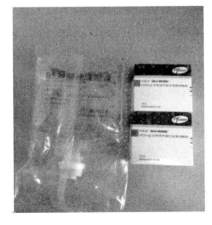

图 2-1-15　甲泼尼龙冲击治疗药品

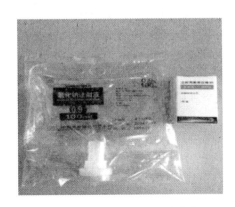

图 2-1-16　洛赛克保护胃黏膜药品

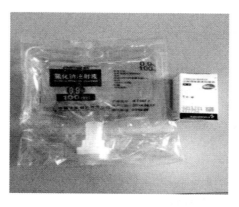

图 2-1-17　耐信保护胃黏膜药品

【注意事项】

1. 继续观察药物不良反应　电解质紊乱、高血压、消化道出血、心律不齐。

2. 监测三天粪便常规 + 潜血。

3. 查对医嘱是否已改为静脉后口服足量激素继续治疗。

4. 加用 0.02% 醋酸氯己定 10ml tid 三餐后含漱,嘱患者注意个人卫生,饮食卫生;卧床患者,予协助会阴部位的清洁。减少家属探视。每日房间定时通风换气。

六、环磷酰胺冲击治疗的护理常规

【概述】

1. 抑制细胞的活化与增殖,抑制效应细胞的功能。

2. 降低异常化验指标,稳定病情。

3. 延缓病变组织器官的破坏。

【适应证】

1. 恶性淋巴瘤、急性或慢性淋巴细胞白血病、多发性骨髓瘤。

2. 乳腺癌、卵巢癌、肺癌、头颈部鳞癌、鼻咽癌、神经母细胞瘤、横纹肌肉瘤、骨肉瘤。

3. 风湿性疾病,如系统性红斑狼疮、类风湿关节炎、皮肌炎、系统性硬化病、系统性血管炎等。

【禁忌证】

1. 严重骨髓抑制。

2. 对本品过敏。

3. 妊娠及哺乳期妇女。

【操作步骤】

见表 2-1-10。

表 2-1-10　CTX 冲击治疗的护理步骤

项目	步骤
	素质要求:工作衣、鞋、帽穿戴整齐,戴口罩、洗手。
操作前	1. 将患者安排至单人房间,减少探视,保持房间的安静通风,病史环境清洁,床单位整洁。 2. 向患者宣教冲击的相关注意事项:保持个人卫生,饮食卫生,减少家属探视。 3. 冲击前建立特级护理,记录测量患者的生命体征。 4. 排除用药的禁忌证:肝肾功能损害禁用或慎用、对此药过敏者、妊娠及哺乳期妇女。 5. 药品准备:根据医嘱准备好药品:环磷酰胺粉针剂 200mg×5 支、水化液、利尿剂、预防消化道反应药物(如欧贝)。(图2-1-18)
操作中	1. 核对床号、姓名、协助正确摆放体位。 2. 先用 0.9% 氯化钠建立并保证良好、通畅的静脉通路后,更换至环磷酰胺,输液过程中定时巡视静脉通路的情况。 3. 出现药液外渗时,首先立即停止输液,拔除静脉通路,局部予利多卡因皮内注射封闭治疗,50% 硫酸镁湿敷。 4. 监测生命体征,观察病情变化,环磷酰胺用后,遵医嘱给予 0.9% 生理盐水 1000ml 水化治疗,并且严格记录出入量。
操作后	整理用物,垃圾分类处理,洗手、记录。

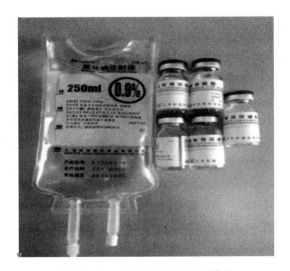

图 2-1-18　环磷酰胺冲击治疗药品

【注意事项】

1. 观察患者有无消化道反应,轻度:偶有恶心但可进食;中度:恶心偶有呕吐,可少量进食;重度:恶心呕吐 15～20 次/天,不能进食,遵医嘱给予止吐药,保护胃黏膜、补液及营养支持治疗。消化道反应 3 天后症状会逐渐减轻。

2. 观察药物引起的副反应 消化道反应、出血性膀胱炎、脱发、肝功能异常、骨髓抑制、皮肤色素沉着。

3. 如果出现出血性膀胱炎,应用立止血 1kU q8h 肌内注射,并且加强水化 0.9% 生理盐水 1000ml 静脉治疗;重者留置尿管进行 0.9% 生理盐水 500ml bid 膀胱冲洗。

4. 记录液体出入量,适量多喝水,促进排尿,减轻用药引起的副反应。

5. 监测血常规、肝、肾功能指标。

第二节 诊疗技术与配合

一、漂浮导管术的护理配合

【概述】

利用气囊血流导向导管(漂浮导管),在床边通过静脉置入,送抵肺动脉,进行右心各部位压力和肺毛细血管楔压的测量并利用热稀释法原理测定心排血量(图 2-2-1)。

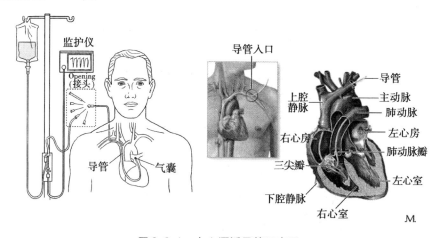

图 2-2-1 右心漂浮导管示意图

【适应证】

1. 确诊肺动脉高压、鉴别肺动脉高压的类型、判断肺动脉高压治疗的疗效。

2. 测量肺阻力、肺动脉压力以及心输出量。

3. 应用于急性心梗并发衰竭、心源性休克、肺动脉高压、心血管手术和高危手术。

4. 应用某些心血管药物以及循环功能障碍的危重患者血流动力学检测。

【禁忌证】

1. 患者处于急性感染疾病中。

2. 细菌性心内膜炎或动脉内膜炎。

3. 急性心肌炎。

4. 频发的室性心律失常。

5. 凝血功能异常。

6. 洋地黄中毒。

7. 心力衰竭。

8. 患者不能配合。

【操作步骤】

见表 2-2-1。

表 2-2-1　漂浮导管术的操作步骤

项目		步骤
操作前	素质要求	工作衣、鞋、帽穿戴整齐,戴口罩,洗手。
	患者准备	1. 向患者及家属做好解释工作,讲解术中、术后的注意事项,消除患者的紧张情绪,取得患者的配合。 2. 观察生命体征,测血压协助患者取舒适体位。
	物品准备	治疗盘、无菌手套、2% 普鲁卡因 2ml、心电图机、除颤机、抢救车、自粘性敷料、心输出量模块、有创血压模块、体温模块、呼吸模块、1.2~2.4% 肝素生理盐水 500ml、万他维 1 支、超声雾化泵、导管(图 2-2-2)。
操作中		安置体位:核对床号、姓名,协助正确摆放体位。
		1. 协助消毒、铺巾和插管。同时注意做好患者心理安慰。 2. 注意观察患者意识及病情变化,定时监测生命体征变化。 3. 协助固定已插好的导管。导管长度适宜,使导管不在活动中打折、牵拉及脱出。 4. 通知放射科拍片确定导管位置。
操作后		整理用物,垃圾分类处理;洗手,记录。

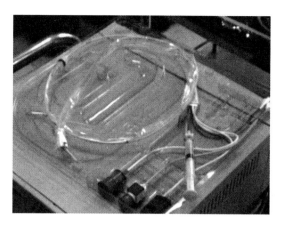

图 2-2-2　漂浮导管

【注意事项】

1. 注意观察患者意识及病情变化,定时监测生命体征变化。防止并发症和导管意外的发生,如血栓栓塞、肺梗死、血行感染、心律失常、静脉炎和气囊破裂、导管打结、血肿、气胸。

2. 保持漂浮导管通畅,每 30 分钟至 2 小时用肝素盐水冲洗,防止血栓形成。在测压和冲洗管道时,应严格无菌操作。

3. 准确监测各房室压,肺动脉楔嵌压,心输出量数值并记录。根据医嘱及时准确调节补液速度及应用药物。

4. 观察插管伤口局部情况,每日更换敷料。

二、腰椎穿刺术的护理配合

【概述】

是神经科临床常用的检查方法,有助于对神经系统疾病的诊断和治疗。

【适应证】

1. 取脑积液做检查,作为诊断神经系统疾病之用。

2. 颅内压增高时,放液以减轻症状。

3. 椎管内注射治疗药物或造影剂、降颅压。

4. 用于腰椎麻醉术。

【禁忌证】

1. 颅内压增高可引起脑疝,应先检查头 CT 或先予甘露醇降颅压。

2. 穿刺部位感染。

3. 出血倾向　抗凝药物、出血性疾病、血小板 $< 20 \times 10^9/L$。

4. 患者无法配合。

【操作步骤】

见表2-2-2。

表2-2-2　腰椎穿刺术的操作步骤

项目		步骤
操作前	素质要求	工作衣、鞋、帽穿戴整齐,戴口罩、洗手
	患者准备	1. 评估患者:患者的意识、生命体征、穿刺点皮肤情况,教会患者练习床上排尿。 2. 告知配合:宣教穿刺目的,需要配合的动作,取得合作;环境符合无菌操作要求、签署穿刺同意书。
	物品准备	常规消毒治疗盘一套、无菌手套、腰穿针、洞巾、注射器、脑脊液压力管、米尺、注射用药、标本瓶、自粘性伤口敷料、胶布、生理盐水、利多卡因、络合碘。
操作中	安置体位	核对床号、姓名,嘱患者侧卧于硬板床上,背部与床面垂直,头向前胸部屈曲,两手抱膝紧贴腹部
	腰椎穿刺术	1. 消毒:常规消毒皮肤后铺洞巾,用2%利多卡因局部浸润麻醉。 2. 穿刺配合:穿刺者将针和患者体表面保持垂直,对准棘突间隙,慢慢将针向内刺入,刺至皮下蛛网膜下腔时可拔出针芯,协助接压力管量脑压,根据病情鞘内注射。如压力过高,留取标本后应迅速协助撤管。 3. 留取标本:撤去测压管,协助留取标本。 4. 穿刺部位:确定穿刺点,一般取第3-4腰椎棘突间隙,拔出穿刺针,覆盖消毒纱布,用胶布固定局部按压5~10分钟,嘱患者去枕平卧4~6小时。
操作后		整理用物,垃圾分类处理;洗手,记录。

【注意事项】

1. 小儿用的麻醉针头应短。

2. 疑有颅内压增高时,最好不做,如必须做时应小心,放液要慢,针芯不可完全拔出,以免发生脑疝。

3. 脑脊液不可放得太多、太快,颅内压增高者更应注意。

4. 穿刺点及其附近的皮肤,如有感染禁忌穿刺。

5. 鞘内注射药物时,应将同量脑脊液放出后再行药物注入,注入速度宜慢。

三、肾脏穿刺术的护理配合

【概述】

凡肾脏有弥漫性损害,其病因、治疗或预后等问题尚未解决且无禁忌证者,均有肾活检的指征。

【适应证】

1. 原发性肾脏疾病。

2. 继发性或遗传性肾脏病。

3. 肾移植反应。

4. 急性肾衰竭。

【禁忌证】

1. 绝对禁忌证　精神疾病、凝血异常、肾周感染、全身衰竭、孤立肾。

2. 相对禁忌证　高血压、肥胖、肾结核、严重贫血、肾盂肾炎。

【操作步骤】

1. 确定肾脏疾病的病理类型,有助于诊断、治疗、估计预后。

2. 确定肾移植术后排异的处理方法。

肾脏穿刺术的护理步骤见表2-2-3。

表2-2-3　肾脏穿刺术的操作步骤

项目		步骤
术前准备	素质要求	工作衣、鞋、帽穿戴整齐,戴口罩。
	评估患者	患者的意识、生命体征、穿刺点皮肤情况。
	告知配合	1. 宣教穿刺目的,取得合作。 2. 嘱患者排空大小便。 3. 教会患者练习屏气及床上排尿。 4. 查血常规、血型、备血、PT+A、术前一周停用抗凝药、穿刺同意书。
	用物准备	无菌手套、腹带、肾穿针、刀片、生理盐水、肾穿包、无菌敷料、白开水、吸水管、便盆。(图2-2-3)
术中配合	安置体位 (图2-2-4)	核对床号、姓名、协助正确摆放体位。
	消毒	协助消毒、局麻、铺洞巾(图2-2-5)。
	穿刺配合	穿刺针至肾被膜时嘱患者屏气(图2-2-6)。
	留标本	配合留取标本。

项目		步骤
术中配合	穿刺部位	1. 拔除穿刺针后予无菌纱布紧压穿刺点5分钟(图2-2-7)。 2. 穿刺点敷料覆盖,腹带加压包扎(图2-2-8)。
术后护理	病情观察	观察术后有无腹痛腰痛,穿刺处有无渗血,定时监测生命体征、尿液的颜色、性质。
	体位	平卧位。
	用药	遵医嘱术后使用止血药。
整理	物品处理	整理用物,分类处理。
	护理人员	洗手,观察记录。

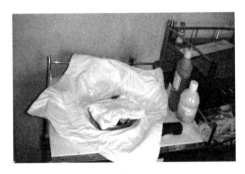

图2-2-3　肾穿用物准备

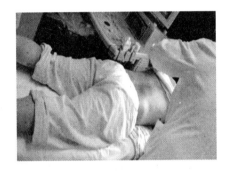

图2-2-4　肾穿前安置体位

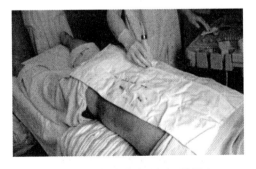

图2-2-5　肾穿消毒、局麻、铺洞巾

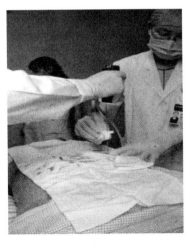

图2-2-6　肾穿刺配合

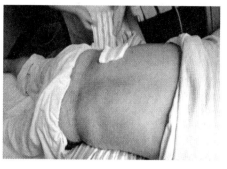

图 2-2-7 肾穿后无菌纱布紧压穿刺点

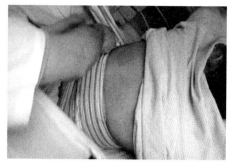

图 2-2-8 肾穿后穿刺点敷料覆盖,腹带加压包扎

【健康教育】

1. 术前签《肾穿刺术同意书》。

2. 指导患者反复练习床上排尿和吸气后憋气 30 秒钟的动作。

3. 术后平卧 6 小时,无不适情况下,6 小时后可向未行肾穿侧缓慢翻身。腹带加压包扎 24 小时,24 小时后可下地活动。

4. 严密监测患者的生命体征,每一小时监测一次至术后 24 小时。

5. 准确记录出入量,观察前三次的排尿情况、尿色。次日留取尿常规。

6. 术后多饮水,保证尿量,防止因尿路出血导致尿路梗阻。

7. 术后不要憋尿,防止一次性大量排尿出现晕倒、虚脱。如出现尿潴留,需立即导尿。

8. 肾穿刺术后三天行 B 超,检查穿刺周围有无血肿。如血肿为小血肿(4cm×5cm),嘱患者卧床休息一周,一周后复查 B 超。大血肿(>4cm×5cm)并且有活动性出血立即行介入术止血治疗。

9. 肾穿刺术后一周内禁止做负重活动。如:提重物。

【注意事项】

1. 严密监测患者的生命体征,每小时监测一次至术后 24 小时,遵医嘱给予必要的检查和处理。

2. 观察出血倾向,如患者主诉心慌、出冷汗、肉眼血尿、持续腰痛、腹痛、脐周痛等,及时通知医生,建立静脉通路,复查血常规、复查 B 超、遵医嘱予止血、补液、输血治疗。

3. 患者卧床期间,协助生活护理,减少躯体移动,避免引起伤口出血。

4. 如患者不能适应床上排尿,予诱导排尿,必要时导尿。

四、万他维雾化吸入给药法

【概述】

吸入用伊洛前列素溶液-万他维。通过气道给药,直接扩张肺动脉血管床,可持续降低肺动脉压力与肺血管阻力,增加心输出量,使混合静脉血氧饱和度得到明显提升;降低猝死风险。

【适应证】

中、重度肺动脉高压。

【禁忌证】

1. 对伊洛前列素或任何赋形剂过敏。

2. 出血危险性增加的疾病。

3. 患有心脏病的患者　严重心律失常、严重冠心病、不稳定型心绞痛、发病6个月内的心梗、未经控制和治疗的或未在严密监测下的非代偿性心力衰竭、先天性或获得性心脏瓣膜疾病伴肺动脉高压所致的有临床意义的心肌功能异常。

4. 明显的肺水肿伴呼吸困难。

5. 主要由于肺静脉阻塞或狭窄,而不是动脉阻塞或狭窄引起的肺动脉高压;近三个月发生过脑血管事件或其他供血障碍。

6. 妊娠、哺乳。

【操作步骤】

表 2-2-4。

表 2-2-4　万他维雾化吸入给药法操作步骤

	步骤
操作前	素质要求:工作衣、鞋、帽穿戴整齐,戴口罩、洗手。
	用物准备:万他维雾化吸入泵(图 2-2-9)、吸入用伊洛前列素溶液(万他维)、灭菌注射用水、5ml 注射器。
操作中	1. 洗手,检查万他维雾化吸入泵。(图 2-2-10) 2. 将 2ml 药液注入药槽内。 3. 接通电源,打开开关,药液呈雾状喷出。 4. 患者吸气时,将面罩扣于口鼻部,可从口鼻吸入药液;或将口含嘴放入患者口中,紧闭口唇深吸气。 5. 5μg 伊洛前列素的雾化时间为 10 分钟。
操作后	治疗完毕后,先关雾化泵开关,再拔除电源;整理用物,垃圾分类处理;洗手,记录。

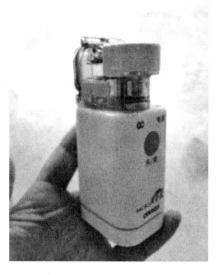

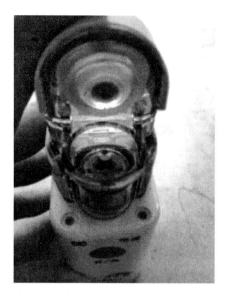

图 2-2-9　万他维雾化泵　　　　图 2-2-10　检查万他维雾化泵

【注意事项】

1. 避免全身性副作用,4 分钟内输出的伊洛前列素不得超过 5μg;雾化面罩、口含嘴用含氯消毒液浸泡。

2. 对于体循环压力较低的患者(收缩压低于 85mmHg),不应当开始万他维治疗。

3. 用药时监测以避免血压的进一步降低。

4. 有晕厥史的肺动脉高压患者应避免一切额外的负荷和应激。

5. 肝功能异常患者、肾衰竭需要血液透析的患者,伊洛前列素的清除率均是降低的,因此应考虑减低剂量。

五、六分钟步行试验的护理配合

【概述】

肺动脉高压(Pulmonary Artery Hypertension,PAH)是一组多病因引起的肺血管阻力增加所致持续性肺动脉压力升高的疾病。6 分钟步行距离试验(6MWT)是指 PAH 患者在一般条件不变的情况下,以自定最大速度行走 6 分钟所能完成的距离;目前尚无理想的正常参考值,因而以步行距离绝对值的变化来反应 PAH 患者本人的病情改变。目前筛查 PAH 的主要检查为多普勒心脏超声,而确诊 PAH 仍依赖于右心导管(RCC)的金标准,同时需进行 6MWT 的功能评估。6MWT 是量化评价 PAH 患者运动耐量和功能状态的指标,也是当前各项 PAH 临床试验主要的研究终点,用以评判治疗方案的有效性。

【适应证】

1. 量化评价 PAH 患者运动耐量和功能状态的指标。

2. 评价中、重度心肺疾病患者对治疗干预的疗效。

【禁忌证】

1. 绝对禁忌证　近一个月内出现的不稳定型心绞痛。

2. 相对禁忌证　静息心率 > 120 次/min,收缩压 > 180mmHg 和舒张压 > 100mmHg。

【操作步骤】

见表 2-2-5。

表 2-2-5　六分钟步行试验的操作步骤

项目	步骤
操作前	素质要求:工作衣、鞋、帽穿戴整齐。
	向患者说明实验的目的、方法、消除其紧张、恐惧的心理,取得配合。
	物品准备:计时器(或秒表)、机械计步器、2 个标志转折点的圆锥体、可以移动的椅子、夹纸板上的工作表、血压计、电子自动去纤颤器、氧气。
操作中	1. 操作者按下计时器并记录测试开始时间。 2. 测试者手持秒表,站在走廊的起始端或者中间。 3. 6 分钟末,试验者在叫"停"的同时停止秒表计时,然后测量步行距离。

附表:肺动脉高压功能评估量表

患者姓名	病历号
项目	结果
WHO 功能分级	□Ⅰ级　□Ⅱ级　□Ⅲ级　□Ⅳ级 Ⅰ级:各种活动均无限制,无呼吸困难 Ⅱ级:日常活动受限制(生活自理,但上到三层楼无憋气) Ⅲ级:轻度活动即受限制(生活不能自理) Ⅳ级:静息状态下即有呼吸困难
6 分钟步行距离	测试前:HR _____ /min 　　　　BP _____ /____ mmHg 　　　　SO$_2$ _____ % 测试后:HR _____ /min 　　　　BP _____ /_____ mmHg 　　　　SO$_2$ _____ % 步行距离 _____ m

续表

患者姓名	病历号
6分钟步行距离	步行试验中 Borg 呼吸困难指数_____分(0-10分) 0分—根本没有　1分—很轻微的　2分—轻度的 3分—中等程度　4分—有些严重　5分—严重的 6分—根本没有　7分—比较严重　8分—十分严重 9分—非常严重　10分—最严重
其他(注明)	

【注意事项】

1. 告知患者穿着舒适的衣物和运动鞋或舒适的步行鞋来参加测试。

2. 准备好相关急救仪器、药品。

3. 患者在测试当天仍应服用平时用药。如患者在步行前需服用支气管扩张剂,应在测试前5~30分钟服用。

4. 6分钟步行试验之后,试验的操作者采用 Borg 评分量表对患者的呼吸困难进行评级。

5. 在测试过程中,不要给予任何鼓励性的指令。应避免与患者的眼神接触。

6. 在测试前后测量心律和血压。

7. 出于安全性考虑,6分钟步行距离测试在下述情况出现时可以在6分钟内终止:胸痛、晕厥、呼吸困难、乏力或其他原因(如不能忍受的腿部抽筋或出汗)。必须记录终止时的步行距离。

六、皮肤组织活检术的护理配合

【概述】

皮肤活检是皮肤科常用的一种病理手段,是指切除或环钻某一部位的皮肤或黏膜组织,通过组织染色,以明确或者提示诊断。

【适应证】

1. 用于病理学改变的皮肤病的诊断。

2. 皮肤肿瘤。

3. 皮肤血管炎。

【禁忌证】

1. 瘢痕体质。

2. 凝血功能异常。

3. 活检部位感染。

4. 不能配合手术的患者。

【操作步骤】

见表 2-2-6。

表 2-2-6　皮肤组织活检术的护理步骤

项目	步骤
操作前	1. 素质要求:工作衣、鞋、帽穿戴整齐。 2. 向患者说明活检的目的、方法,消除其紧张、恐惧的心理,取得配合。 3. 术前做好皮肤活检处皮肤清洁、活检部位备皮,防止发生感染。 4. 患者术前签《皮肤活检手术同意书》。 5. 医护人员术前签好《手术患者交接记录单》。 6. 物品准备:利多卡因、冰壶、无菌小瓶、缝线、无菌敷料。
操作后	1. 标本取出后,立即通知外勤人员将标本准确送达。 2. 巡视患者,观察局部伤口情况。

【注意事项】

1. 无菌操作,避免交叉感染。

2. 警惕伤口出血。

3. 3 天换药一次,予碘伏局部伤口消毒、无菌纱布外敷,7~10 天拆线。

4. 指导患者活动时根据活检部位,减少患侧的活动,休息时避免压破活检处,如缝线断开立即通知医生予缝合。

5. 协助生活护理,满足基本生活需要。

七、肌肉活检术的护理配合

【概述】

肌肉活检是通过手术获得一小块骨骼肌标本进行病理检查方法。

【适应证】

1. 肢体肌肉无力。

2. 肌电图为肌源性损害。

3. 肌酸激酶升高,包括的疾病种类:肌营养不良、炎性肌病、代谢性肌病。

【禁忌证】

1. 活检部位有感染灶。

2. 凝血功能障碍。

3. 不能配合手术的患者。

【操作步骤】

见表 2-2-7。

表 2-2-7 肌肉活检术的护理步骤

	步骤
操作前	1. 素质要求：工作衣、鞋、帽穿戴整齐。 2. 向患者说明活检的目的、方法,消除其紧张、恐惧的心理,取得配合。 3. 术前做好皮肤清洁、活检部位备皮,防止发生感染。 4. 患者术前签《肌活检手术同意书》。 5. 医护人员术前签好《手术患者交接记录单》。 6. 物品准备：利多卡因、冰壶、无菌小瓶、缝线、无菌敷料。
操作后	1. 标本取出后,立即通知外勤人员将标本准确送达。 2. 巡视患者,观察局部伤口情况。

【注意事项】

1. 警惕伤口出血。

2. 定期伤口换药,予碘伏局部伤口消毒、无菌纱布外敷,预防感染。

3. 疼痛时可根据医嘱予止疼药对症治疗。

4. 指导患者活动蹲起时患侧尽量伸直,减少用力,防止因活动度过大导致伤口缝线断开。如断开立即通知医生予缝合。

5. 协助生活护理,满足基本需要,更换病服及床单位。

八、唇腺体活检术护理配合

【概述】

唇腺活检主要用于干燥综合征的诊断。唇腺活检病理分级按 Chisholm 标准分为 I ~ IV 级,按浸润淋巴细胞 > 50 个/4mm² 为一个灶(IV级);中等量淋巴细胞浸润为 II 级,少量为 I 级,介于 II ~ IV 级之间为 III 级。

【适应证】

协助确诊免疫相关疾病。

【禁忌证】

1. 活检部位有感染灶。

2. 凝血功能障碍。

3. 不能配合手术的患者。

【操作步骤】

见表 2-2-8。

表 2-2-8 唇腺体活检术护理步骤

	步骤
操作前	1. 素质要求：工作衣、鞋、帽穿戴整齐。
	2. 向患者说明活检的目的、方法,消除其紧张、恐惧的心理,取得配合。
	3. 术前做好口腔皮肤清洁,防止发生感染。
	4. 患者术前签《唇腺活检手术同意书》。
	5. 医护人员术前签好《手术患者交接记录单》。
	6. 物品准备:利多卡因、冰壶、无菌小瓶、缝线。
操作后	1. 标本取出后,立即通知外勤人员将标本准确送达。
	2. 巡视患者,观察局部伤口情况。

【注意事项】

1. 警惕伤口出血,感染。

2. 遵医嘱加用漱口液 0.02% 醋酸氯己定 10ml tid 三餐后含漱、消炎药头孢呋辛酯 0.5g bid 口服,预防口腔感染。

3. 饮食禁忌食用辛辣、海鲜,进清淡软食。

4. 建议患者使用软毛牙刷,每日早晚刷牙。

5. 7~10 天拆线。

九、颞动脉活检护理配合

【概述】

是确诊巨细胞动脉炎的可靠手段。颞浅动脉活检的特异性 100%。由于病变呈节段性跳跃分布,活检时应取足够长度,以有触痛或有结节感的部位为宜,并作连续病理切片以提高检出率。

【适应证】

1. 颞动脉触痛或有结节感。

2. 协助确诊巨细胞动脉炎。

【禁忌证】

1. 活检部位皮肤破溃、感染。

2. 不能配合活检术的患者。

【操作步骤】

见表 2-2-9。

表 2-2-9　颞动脉活检护理步骤

	步骤
操作前	1. 素质要求:工作衣、鞋、帽穿戴整齐。 2. 向患者说明活检的目的、方法,消除其紧张、恐惧的心理,取得配合。 3. 术前做好头部皮肤清洁、活检部位皮肤的备皮,防止发生感染。 4. 患者术前签《颞动脉活检手术同意书》。 5. 医护人员术前签好《手术患者交接记录单》。 6. 物品准备:2% 利多卡因、冰壶、无菌小瓶。
操作中	手术室进行。
操作后	1. 巡视患者,观察局部伤口情况。 2. 保证伤口清洁,干燥。 3. 休息时避免压迫活检处导致伤口缝线断开。 4. 协助生活护理,满足基本生活需要。 5. 伤口 3 天换药,7～10 天拆线。

【注意事项】

1. 术后做好安全防护措施防止磕碰。

2. 警惕伤口出血。

3. 定时换药,预防感染。

十、胰岛素笔注射（以诺和笔为例）

【概述】

　　胰岛素笔免去患者用注射器在胰岛素药瓶中抽取胰岛素的烦琐过程,可免去患者在公共场合注射胰岛素的尴尬,同时为视力不佳甚至失明的患者注射胰岛素带来方便。

【适应证】

1. 1 型糖尿病。

2. 糖尿病酮症酸中毒、高血糖非酮症性高渗性昏迷。

3. 口服降糖药治疗控制不满意的患者。

4. 妊娠糖尿病。

5. 继发严重胰腺病的糖尿病。

【禁忌证】

对胰岛素过敏的患者。

【操作步骤】

见表 2-2-10。

表 2-2-10　胰岛素笔注射的护理步骤

项目		步骤
操作前准备	素质要求	着装整洁、举止端庄、语言柔和、态度和蔼。
	护士准备	洗手,戴口罩。
	评估患者	病情、意识、心理状态、合作程度、局部皮肤状况。
	用物准备	胰岛素笔、胰岛素笔芯、胰岛素笔针头、75%乙醇、无菌棉签。
	告知配合	讲解目的、操作过程,征得同意。
操作过程	装笔准备	1. 核对患者、胰岛素类型、有效期及是否准备好进餐食物。打开胰岛素笔盒盖,按压笔帽顶部,从笔盒中取出,拔下笔帽。 2. 拧开笔芯架,将推杆拧回笔杆中。 3. 将笔芯装入笔芯架内,旋转笔芯架与笔身紧密连接。 4. 撕掉胰岛素笔针头保护片,将针头紧紧拧在笔芯的瓶帽上。 5. 取下外针帽和内针帽。 6. 剂量选择环处于零位,调节胰岛素剂量至2U。
	排气准备	1. 笔尖垂直向上,轻弹笔芯架。 2. 按下注射推键,可见胰岛素液滴出。
	核对解释	再次核对,向患者解释用药目的、副作用、操作过程、可能引起的不适。
	安置体位	协助患者舒适体位。
	确定部位	注射部位:上臂外侧及偏后面、大腿前侧及外侧、臀部、腹部。
	消毒皮肤	以75%乙醇螺旋形由内向外消毒皮肤,直径>5cm。
	调整剂量	旋转剂量选择环至所选剂量,针尖向上,再次排气。
	持笔注射	左手捏起患者皮下脂肪,针尖与皮肤呈90°进针,快速完全按下注射,针尖在皮下停留6秒,并紧按住注射推键。 观察患者反应。 用无菌干棉签轻压进针点,快速拔针,按压片刻。
操作后处理	安置患者	整理床单位,交代注意事项,体位舒适。
	物品处理	分类放置,统一处理。
	护理人员	洗手、摘口罩。

【健康教育】

1. 掌握用药要求 胰岛素需放冰箱 2 ~ 8℃冷藏(注意有效期),启封的胰岛素应放在冰箱或室温环境(25℃),可保存 1 个月,避免光和热,存放在阴凉干燥处。注射前 1 小时应从冰箱取出放室温复温,饭前 15 ~ 30 分钟注射。注射后 30 分钟内必须进食含碳水化合物的正餐或加餐。

2. 注意用药反应

(1)胰岛素注射易引起低血糖反应,应加强血糖水平的监测,注意向患者解释低血糖反应的原因、表现、预防措施及自我护理方法。

(2)用药时如果出现低血糖反应,告知患者立即卧床休息,进糖水 100 ~ 200ml 或甜点心。叮嘱其随身携带识别卡、糖块,必要时带水果。

(3)少数人可引起过敏反应。

(4)防止出现硬结及感染:长期注射胰岛素,应经常更换注射部位,防止引起皮下脂肪萎缩、增生或硬结,影响药物吸收,同时预防局部感染。

(5)使用胰岛素期间,遵医嘱实施糖尿病饮食、适当运动、配合治疗。

【注意事项】

1. 患病期间,不可随意停止注射胰岛素,并做好个体化血糖监测。

2. 去餐馆进餐,最好把胰岛素笔带到餐馆,在进餐前注射,以防在餐馆等待的时间过长,引起低血糖。

3. 外出旅游携带胰岛素应避免过冷或过热及反复震荡;不可将胰岛素托运,应随身携带。

4. 自我注射胰岛素的患者应根据胰岛素的起效时间按时进餐。

5. 注射部位选择应考虑运动情况,注射时避开运动所涉及的部位。

6. 胰岛素笔专用针头应一次性使用,注射装置与胰岛素剂型应相匹配,切忌混用。

7. 使用过的针头应丢弃在锐器盒中,容器装 2/3 满后,盖上盖,密封后贴好标签,放到指定地点。

十一、血 糖 监 测

【概述】

就是对于血糖值的定期检查,实施血糖监测可以更好地掌控糖尿病患者的血糖变化,对生活规律、活动、运动、饮食以及合理用药都具有重要的指导意义,并可以帮助患者随时发现问题,及时到医院就医。

【适应证】

1. 服用口服降糖药的患者。

2. 实行胰岛素强化治疗的患者。

3. 用胰岛素治疗的患者。

4. 不稳定糖尿病的患者。

5. 反复出现低血糖和酮症的患者。

6. 妊娠糖尿病的患者。

7. 肥胖患者。

【禁忌证】

1. 指端皮肤破溃、感染。

2. 非空腹或早餐后。

3. 无症状者。

【操作步骤】

见表 2-2-11。

表 2-2-11 血糖监测的护理步骤

项目		步骤
操作前准备	素质要求	着装整洁、举止端庄、语言柔和、态度和蔼。
	护士准备	洗手,戴口罩。
	评估患者	病情、意识、心理状态、合作程度、用餐时间。
	用物准备	血糖仪、采血笔、采血针、试纸、75% 乙醇,无菌棉签。
	告知配合	讲解目的、操作过程,征得同意核对患者,符合空腹或者餐后 2 小时的测定要求。
操作过程	操作准备	协助或指导温水洗手取下采血笔保护盖,将采血针装入针座内,调整扎针深度,卡紧采血笔。 开启血糖仪,检查屏幕显示的符号血糖仪显示验证码与试纸瓶上相符。
	采血操作	从试纸瓶取出试纸,盖好瓶盖,正面向上插入血糖仪按摩指尖。 75% 乙醇消毒采血手指,充分待干。 采血笔紧贴指尖一侧刺入。
	检测过程	将血滴入试纸检测区内。 用干棉签按压采血处。 等待血糖仪读取结果。
操作后处理	记录核对	将测量结果记入血糖监测单,并再次查对,告知患者结果,予健康指导,取出并丢弃试纸。
	物品处理	关闭血糖仪。 取下采血笔保护盖,将采血针弃入锐器盒中。
	护理人员	整理用物洗手并记录。

【健康教育】

指导患者及家属正确使用血糖仪：

1. 采血　彻底清洗和干燥双手,温暖并按摩手指以增加血液循环;将手臂短暂下垂,让血液流至指尖,用拇指顶紧要采血的指间关节,再用采血笔在指尖一侧刺破皮肤,刺皮后勿加力挤压,以免组织液混入血样,造成检测结果偏差;采血针不可反复使用。

2. 检测时间　使用胰岛素时每 2～4 天测 1 次全天血糖谱(三餐前后、睡前、夜间共 8 个时点采血);调整药物时每周测 4 次;病情稳定时每月测 4～7 次,每次选不同的时间点;手术前后、感冒、劳累等血糖不稳定时每天至少测 4 次,每次选不同的时间点。

3. 血糖控制在空腹血糖低于 6.1mmol/L、餐后 2 小时在 7.8mmol/L 以下,应注意避免血糖 <2.8mmol/L。

4. 血糖仪存放温度应在 -40～+70℃ 之间,相对湿度应在 85% 以下。避免将仪器存放在电磁场(如移动电话、微波炉等)附近。

5. 试纸应该保存在阴凉干燥处,避光和密封,若放入冰箱,取出后应先等待试纸筒回复至室温,再开盖取试纸进行检测。每次从试纸筒取出试纸后都应立即盖紧筒盖,保证未用的试纸始终储存在原装筒内。切勿将试纸分装在其他容器(包括旧筒)内。注意试纸失效期,并确保在有效期内用完。

6. 当血糖仪有尘垢、血渍时,用软布蘸清水清洁,不要用清洁剂清洗或将血糖仪浸入水中或用水冲洗,以免损坏。

【注意事项】

1. 检测血糖前要仔细查看血糖试纸有效期和验证码,确认血糖仪上的验证码与试纸验证码一致。

2. 为避免污染试纸,不可反复滴入血液,否则将影响测试结果。

3. 必须确认血滴完全覆盖测试区,否则说明血量太少,将影响结果的准确性,需重新测试。

4. 待患者手指乙醇干透后方可实施采血。采血针不可重复使用,以免引起感染。

十二、胸腔穿刺护理配合

【概述】

胸腔穿刺术是通过抽取胸腔积液,以检查积液的性质,助于诊断;解除大量积液造成的压迫症状;减低胸膜腔内的压力,减轻呼吸困难;胸腔内注入药物,以助治疗。

【适应证】

1. 诊断性　原因未明的胸腔积液,可作诊断性穿刺,做胸水涂片、培养、细胞学和生化学检查以明确病因,并可筛查肺部情况。

2. 治疗性　通过抽液、抽气或胸腔减压,治疗单侧或双侧胸腔大量积液、积气产生的压迫、呼吸困难等症状;向胸腔内注射药物。

【禁忌证】

1. 体质衰弱、病情危重难以耐受穿刺术者。

2. 对麻醉药过敏。

3. 凝血功能障碍,严重出血倾向,患者在未纠正前不宜穿刺。

4. 有精神疾病或不合作者。

5. 疑为胸腔包虫病患者。

6. 穿刺部位或附近有感染。

【操作步骤】

见表 2-2-12。

表 2-2-12　胸腔穿刺护理步骤

项目		步骤
术前准备	素质要求	工作衣、鞋、帽穿戴整齐,戴口罩。
	评估患者	患者的意识、生命体征、胸腔积液或积气的部位、量,穿刺点皮肤情况。
	告知配合	宣教穿刺目的,取得合作,签《胸腔穿刺术同意书》。嘱患者排空大小便。环境符合无菌操作要求。
	用物准备	备齐用物,放置合理(图 2-2-11)。
术中配合	安置体位	核对床号、姓名、协助正确摆放体位(图 2-2-12)。
	消毒	协助消毒、局麻、铺洞巾(图 2-2-13)。
	穿刺配合	穿刺成功后,协助抽取积液或积气。
	留标本	配合留取标本或注入药物。
	穿刺部位	配合穿刺点包扎(图 2-2-14)。
术后护理	病情观察	观察术后反应,穿刺处有无渗液、渗血、漏气。记录抽出液的颜色、性质、量,标本送检。
	体位	指导患者卧床的体位。
整理	物品处理	整理用物,分类处理。
	护理人员	洗手,观察记录。

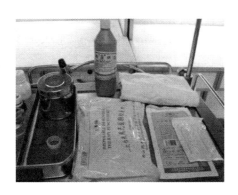

图 2-2-11　胸穿物品准备

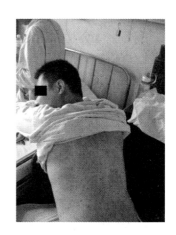

图 2-2-12　胸穿体位

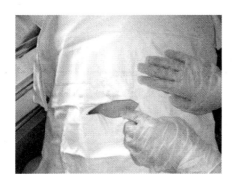

图 2-2-13　胸穿处消毒、局麻、铺洞巾

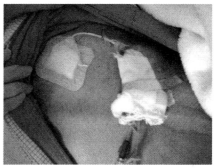

图 2-2-14　胸穿管路固定、包扎

【注意事项】

1. 当针头刺入胸腔时,嘱患者深吸气。如有剧烈咳嗽,不宜穿刺,必要时遵医嘱于术前 30 分钟给予镇咳药。

2. 穿刺过程严密观察患者反应,如出现头晕、心慌面色苍白、出汗、剧烈胸痛、呼吸困难、口唇紫绀、脉搏细速等症状,立即暂停穿刺,通知医生,备好抢救用物,按医嘱进行处理。

3. 协助医生抽胸水时,速度不宜过快。以诊断为目的抽液量以 50 ~ 200ml;以减压为目的第一次抽液量不应超过 600ml,以后每次不超过 1000ml,以防止纵隔移位,发生意外。

4. 每次抽完胸水后取下注射器时,应先夹紧引流管,防止空气进入胸腔,造成气胸。

【健康教育】

1. 操作前完善各项辅助检查,如超声定位。

2. 安排患者体位 轻症患者反坐于靠背椅上,面朝椅背,双手平置于椅背上,头部伏于前臂上。如果患者不能坐立,可取平卧位,举起患侧上臂,以张大肋间隙,便于操作。

3. 术中当针头刺入胸腔时,深吸气。如有剧烈咳嗽,不宜穿刺,必要时遵医嘱于术前30分钟给予镇咳药。

4. 如出现头晕、心慌面色苍白、出汗、剧烈胸痛、呼吸困难、口唇紫绀、脉搏细速等症状,立即告知医生,停止穿刺术。

5. 术后避免用力咳嗽,防止发生气胸和出血。

十三、经外周插管的中心静脉导管护理技术

【概述】

经外周插管的中心静脉导管(PICC)护理技术是一种经肘前外周静脉穿刺置入中心静脉处的导管,可较长时间留置,用于静脉输液、输血治疗。留置期间每次输液时不用穿刺皮肤,只需直接把针刺入导管端的正压输液接头上,用生理盐水冲一下导管,不输液时需要由护士完成每周导管的维护,更换贴膜就行了,从而彻底解决穿刺及药物刺激所致的疼痛,携带更安全舒适,轻松完成全程治疗,根本上提高患者的生活质量。

【适应证】

1. 需要长期静脉输液,但外周浅静脉条件差,不易穿刺成功者。

2. 需反复输入刺激性药物者。

3. 长期输入高渗透性或黏稠度较高的药物,如高糖、脂肪乳、氨基酸等。

4. 需要使用压力或压力泵快速输液者,如输液泵。

5. 需要反复输入血制品,如全血、血小板、血浆等。

6. 需要每日多次静脉抽血检查者。

【禁忌证】

1. 患者身体条件不能承受插管操作,如凝血机制障碍、免疫抑制者慎用。

2. 已知或怀疑患者对导管所含成分过敏者。

3. 既往在插管预定部位有放射治疗史。

4. 既往在插管预定部位有静脉炎和静脉血栓形成史、外伤史、血管外科手术史。

5. 局部组织因素,影响导管稳定性或通畅者。

【目的】

1. 为缺乏外周静脉通路的患者建立一条长期的静脉通路。

2. 需输注刺激性或腐蚀性药物,如两性霉素 B、化疗药。

3. 需输注高渗性或黏稠性液体,如肠外营养支持(TPN)。

4. 需要使用输液泵或压力静脉注射。

5. 需要长期静脉治疗。

【操作流程】

见表 2-2-13。

表 2-2-13　经外周插管的中心静脉导管(PICC)护理步骤

项目		步骤
操作前准备	素质要求	着装整洁;仪表大方、举止端庄、语言柔和、态度和蔼。
	护士准备	洗手、戴口罩。
	评估患者	核对医嘱,自我介绍,核对患者信息、病情、局部血管情况、意识、心理状态、合作程度。
	告知配合	讲解目的,测臂围时手臂外展90°,置管后该手臂避免剧烈运动,保持留置管贴膜的不移位、不脱落,排空膀胱,签署知情同意书。
	环境准备	关闭门窗,调节室温,请无关人员暂离。
	用物准备	治疗盘内:PICC穿刺包、PICC换药包、拆线包、治疗巾包(含孔巾)、无菌手套、皮肤消毒剂、棉签、无菌纱布、止血带、透明敷料贴、10ml注射器、肝素帽或正压接头、生理盐水、肝素盐水(遵医嘱配制)。 治疗车:卷尺、胶布、消毒擦手液。
操作过程	患者准备	置围帘,安置平卧位,穿刺手臂外展90°。
	选择部位	选择贵要静脉、肘正中静脉、头静脉。 以肘关节下两横指为穿刺点。
	测量长度	上腔静脉测量法:从预穿刺点沿静脉走向至右胸锁关节再垂直向下至第3肋间。 锁骨下静脉测量法:从预穿刺点沿静脉走向到胸骨切迹,再减去2cm。 测量穿刺点上10cm上臂围。
	无菌区域	开PICC穿刺包,戴无菌手套,建立无菌区。 抽取生理盐水及肝素盐水,手臂下垫治疗巾。 以穿刺点为中心消毒皮肤(图2-2-15)。 消毒范围为穿刺点上下10cm,两侧至臂缘。 先乙醇清洁脱脂,再碘伏,各3遍。 更换手套,铺孔巾及另一治疗巾,扩大无菌区(图2-2-16)。

项目		步骤
操作过程	预冲导管	生理盐水冲导管,润滑导丝,剥开导管保护套至所需部位。
	实施穿刺	外撤导丝短于预定长度0.5~1cm,从预定长度处剪断导管,去除多余导管,助手扎止血带,取出套管针,转动针芯,与皮肤呈15°~30°进针(图2-2-17),见回血后降低角度再进0.2~0.5cm,退针芯少许,松止血带,右手固定导入鞘将套管推入血管换左手固定导入鞘,中指轻压套管尖端所在位置,右手抽出穿刺针(图2-2-18),将PICC导管从套管中逐渐送入静脉,用力均匀(图2-2-19),送至肩部时,患者头转向护士侧低头,以便插入,送入预定长度,指压静脉稳定导管,将导引套退出血管,撕裂导引套(图2-2-20、图2-2-21),指压固定导管,抽出导丝(图2-2-22),正压封管用生理盐水注射器抽回血,脉冲式冲管。先预冲肝素帽或正压接头,连接后正压封管(图2-2-23)。固定导管乙醇消毒穿刺点周围皮肤,将体外导管放置S状妥善固定(图2-2-24),透明贴膜加压覆盖穿刺点。
	X片定位	导管尖端位于上腔静脉下1/3处或右心房上2~3cm。
	观察病情	穿刺部位无红肿压痛,滴注通畅,生命体征正常。
操作后处理	安置患者	核对患者信息,脱手套;协助患者穿好上衣,安置舒适体位。
	物品处理	分类放置、统一处理。
	正确记录	在贴膜上和病史中记录置入日期、时间、导管型号、长度、X片结果。
	护理人员	洗手、脱口罩。

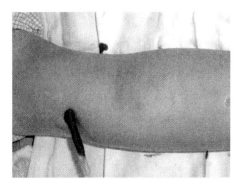

图 2-2-15　PICC 置管前消毒皮肤

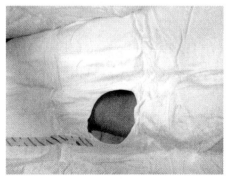

图 2-2-16　PICC 穿刺的无菌区域

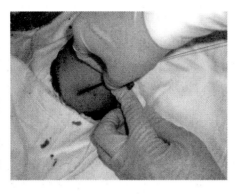

图 2-2-17　PICC 持针穿刺

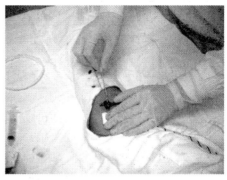

图 2-2-18　左手压 PICC 套管尖端,右手抽出穿刺针

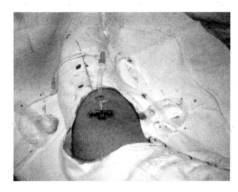

图 2-2-19　PICC 导管全部进入套管

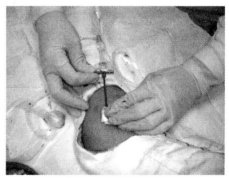

图 2-2-20　指压静脉稳定 PICC 导管,退出引导套

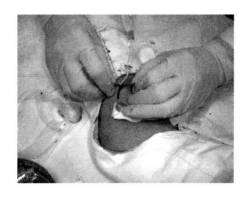

图 2-2-21　退出 PICC 导引套后撕裂导引套

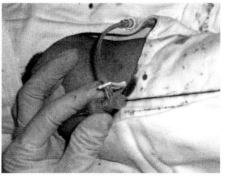

图 2-2-22　抽出 PICC 导丝

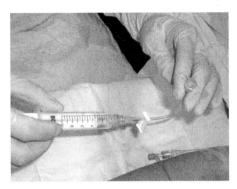
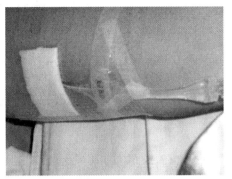

图 2-2-23　PICC 接肝素帽,正压封管　　　　图 2-2-24　PICC 妥善固定

【注意事项】

1. 严格遵守无菌操作原则。

穿刺前评估患者静脉情况,避免在瘢痕和静脉瓣处穿刺;注意避免穿刺过深而损伤神经,避免穿刺针进入动脉。

2. 测量上臂围　手臂外展 90°,选择穿刺点上 10cm 测量。穿刺前测量数据作为基础数据,穿刺后定期测量,与之对照。一旦臂围周长增加 2cm 或以上,是发生血栓的早期表现,应引起注意。

4. 送管时遇到阻力,表明静脉有阻塞或导管位置有误,不可强行送管。

5. 动作轻柔地抽出导丝,以免损坏导管和导丝。

6. 有出血倾向时,穿刺后加压止血。

7. 输入血浆等高渗液体后,及时用生理盐水冲管,以防管路堵塞。

8. 输入化疗药物等刺激性较强的药物前后应以生理盐水冲管。

9. 选用大于 10ml 的注射器,输液后进行脉冲式冲管,减少药物在管腔内残留,之后遵医嘱配制肝素盐水正压封管。

10. 严禁用小于 10ml 的注射器冲管及静脉推注,防止导管破裂。

11. 避免在置管肢体测量血压。

12. 保持贴膜固定不移位。

13. 摘除原有贴膜时,方向从下向上,避免牵动导管,以防导管脱出。

【健康教育】

1. 置管后 24 小时更换敷料,以后每周更换 1～2 次,穿刺点有渗血,贴膜有卷曲、松动,贴膜下有汗液时及时更换。

2. 保持局部清洁干燥,不可自行摘除贴膜,避免手臂过度活动。

3. 一旦有穿刺处红肿疼痛等不适,及时通知医务人员。

十四、关节腔穿刺护理配合

【概述】

关节腔穿刺常用于检查关节腔内积液的性质,或抽液后向关节腔内注药。

【适应证】

1. 诊断　对关节炎/积液的性质进行评估和诊断。

2. 治疗　引流关节积液缓解症状,关节腔内注射药物等。

【禁忌证】

1. 表面皮肤感染或创伤。

2. 出凝血功能异常、使用抗凝药物。

3. 菌血症。

【目的】

1. 协助诊断关节腔内疾患。

2. 抽出关节腔内积液、积血,以达到减压。

3. 关节腔内注入药物进行治疗。

【用物准备】

1. 常规消毒治疗盘一套。

2. 治疗包一个,穿刺针一支。

3. 利多卡因、标本瓶、培养瓶、注射药物、绷带、无菌手套。

【操作流程】

见表 2-2-14。

表 2-2-14　关节腔穿刺护理步骤

项目		步骤
术前准备	素质要求	工作衣、鞋、帽穿戴整齐,戴口罩。
	评估患者	患者的意识、生命体征、关节腔积液的部位、穿刺点皮肤情况。
	告知配合	宣教穿刺目的,取得合作。 环境符合无菌操作要求。 穿刺同意书。
	用物准备	备齐用物,放置合理。
术中配合	安置体位	核对床号、姓名、协助正确摆放体位:嘱患者平卧位,膝关节伸直或略弯曲,可将腘窝略微垫起。
	消毒	协助消毒、局麻、铺洞巾。

项目		步骤
术中配合	穿刺配合	穿刺成功后,协助抽取积液。
	留标本	配合留取标本或注入药物。
	穿刺部位	配合穿刺点包扎。
术后护理	病情观察	观察术后反应,穿刺处有无渗液、渗血。记录抽出液的颜色、性质、量,标本送检。
	体位	指导患者卧床的体位。
整理	物品处理	整理用物,分类处理。
	护理人员	洗手,观察记录。

【注意事项】

1. 并发症　感染、出血、关节积液复发。

2. 操作前完善知情同意书签署。

十五、腹膜透析护理

【概述】

腹膜透析是利用人体自身的腹膜作为透析膜的一种透析方式。通过灌入腹腔的透析液与腹膜另一侧的毛细血管内的血浆成分进行溶质和水分的交换,清除体内潴留的代谢产物和过多的水分,同时通过透析液补充机体所必需的物质。通过不断地更新腹透液,达到肾脏替代或支持治疗的目的。

【适应证】

1. 慢性肾衰。

2. 中毒性疾病。

3. 急性肾衰或急性肾脏损伤。

【禁忌证】

1. 绝对禁忌证

(1)慢性持续性或反复发作性腹腔感染或腹腔内肿瘤广泛腹膜转移,导致患者腹膜广泛纤维化、粘连,透析面积减少,影响体液在腹腔内流动。

(2)严重的皮肤病、腹壁广泛感染或腹部大面积烧伤患者,无合适部位入腹膜透析导管。

(3)难以纠正的机械性问题,如外科难以修补的疝、脐突出、腹裂、膀胱外翻等会影响腹膜透析有效性或增加感染的风险。

(4)严重腹膜缺损。

(5)精神障碍又无合适助手的患者。

2. 相对禁忌证

(1)腹腔内有新鲜异物。

(2)腹部大手术3天内。

(3)腹腔有局限性炎性病灶。

(4)炎症性或缺血性肠疾病。

(5)肠梗阻。

(6)严重的全身性血管病变。

(7)严重的椎间盘疾病。

(8)晚期妊娠、腹腔内巨大肿瘤及巨大多囊肾。

(9)慢性阻塞性肺气肿。

(10)高分解代谢。

(11)硬化性腹膜炎。

(12)极度肥胖。

(13)严重营养不良。

(14)其他:不能耐受腹膜透析、不合作或精神障碍。

【操作步骤】

见表2-2-15。

表2-2-15　腹膜透析护理步骤

项目		步骤
操作前准备	素质要求	着装整洁;仪表大方、举止端庄、语言柔和、态度和蔼。
	护士准备	洗手、戴口罩。 治疗盘内:透析液、治疗巾、无菌纱布。
	用物准备	专用微波炉。 腹透用夹闭器、碘伏帽、皮肤消毒液、胶布。 治疗车:水桶、量杯、医嘱本、腹透记录本、笔、消毒擦手液。
	评估患者	核对医嘱,自我介绍,核对患者信息、病情、意识、局部皮肤情况、近日体重、心理状态、合作程度
	告知配合	讲解目的、操作过程、相关知识、注意事项,透析前排空膀胱,鼓励患者情绪稳定,消除顾虑。
		签署知情同意书。
	环境准备	操作室每日紫外线消毒两次,消毒液擦洗台面、地面。 关闭门窗,调节室温,请无关人员暂离。

项目		步骤
操作前准备	药液准备	"三查"、备齐用物、放置合理,铺无菌盘。
		两人核对医嘱,配制透析液,查透析液失效期,查双联系统(透析液袋)的黄色拉环、管路、绿色出口塞、封口等完好。
		透析液加温至 37.2℃(图 2-2-25)。
		查温度、浓度、容量,无混浊、沉淀物、渗漏(以挤压方式)(图 2-2-26),夹紧入液管路(图 2-2-27),放置无菌盘内。
操作过程	操作时查	核对患者姓名、床号、手腕带,再次提醒注意事项。
	患者准备	安置平卧位或半卧位(图 2-2-28),注意保暖。
	连接导管	打开包扎纱布,取出患者身上的短管,一手夹起短管的蓝色端旋钮和双联系统管路接口的黄色拉环,另一手拉开双联系统的黄色拉环(图 2-2-29),蓝色端旋钮朝下,取下碘伏帽,迅速将短管蓝色旋钮与黄色拉环接口连接(图 2-2-30),关闭短管,将短管妥善固定在无菌纱布上。
操作过程	放置引流	悬挂透析液袋。
		引流袋放在腹腔以下低位的桶内(图 2-2-31),打开短管的蓝色端旋钮(图 2-2-32),开始引流。
		观察引流液的色、质、量(图 2-2-33)。
		引流完毕,关闭短管的蓝色端旋钮、出液管路(图 2-2-34)。
	排气冲洗	洗手,折断透析液袋绿色出口塞(图 2-2-35),打开入液管路夹子,约 5 秒。
		管路充满透析液,无气泡;关闭入液管路
	灌注液体	开放短管的蓝色端旋钮、入液管路夹子(图 2-2-36),透析液 10 分钟左右流入腹腔(图 2-2-37)。
		灌注完毕后,关闭短管的蓝色端旋钮、入液管路(图 2-2-38)。
	分离管路	撕开碘伏帽外包装,确认帽盖内海绵浸润碘伏(图 2-2-39)。
		将短管与双联系统分离,碘伏帽盖住短管的蓝色端旋钮(图 2-2-40),妥善固定短管。
	观察病情	引流液的色、质、量,准确测量引流液量,患者无不适、腹痛、腹膜出血等。
	操作后查	核对患者信息。
操作后处理	安置患者	注意保暖,安置舒适体位。
	物品处理	分类放置,统一处理。
	护理人员	洗手、脱口罩。
	正确记录	每天出入液量、透析时间、更换次数、体重、生命体征等。

第二章 风湿免疫科护理技术与操作配合

145

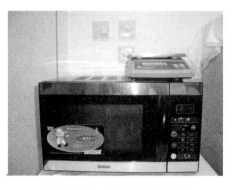

图 2-2-25　加温腹透透析液

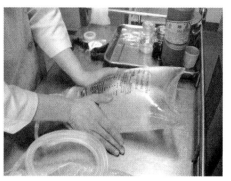

图 2-2-26　确认腹透液无渗漏

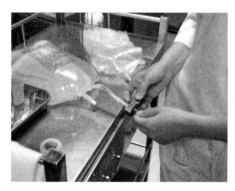

图 2-2-27　夹紧腹透液入液管路

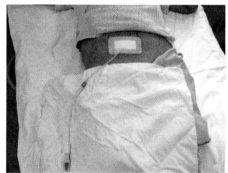

图 2-2-28　腹透前安置患者平卧位

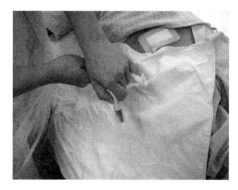

图 2-2-29　腹透前拉开黄色拉环

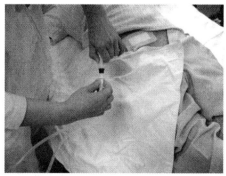

图 2-2-30　迅速连接腹透液短管与拉环

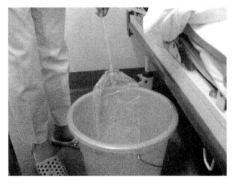

图 2-2-31　为腹透患者放置引流袋

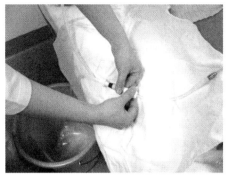

图 2-2-32　腹透时打开旋钮

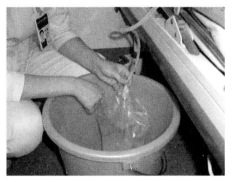

图 2-2-33　观察腹透引流液性状

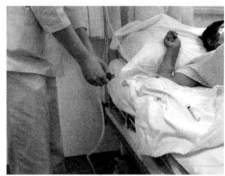

图 2-2-34　腹透后夹紧出液管路

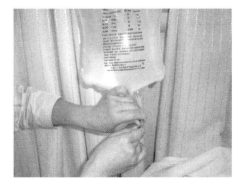

图 2-2-35　腹透后折断出口塞

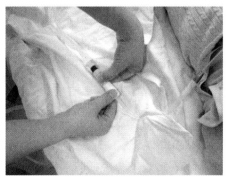

图 2-2-36　灌注腹透液前开放旋钮

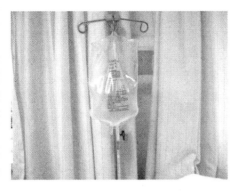

图2-2-37　灌入腹透液

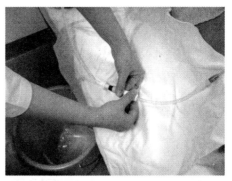

图2-2-38　腹透液灌注完毕,关闭短管旋钮

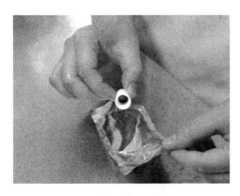

图2-2-39　腹透——检查碘伏帽

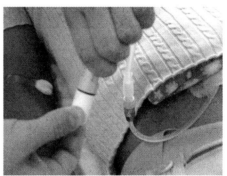

图2-2-40　腹透——碘伏帽盖住短管

【健康教育】

1. 病情许可的情况下,鼓励患者下床活动。

2. 注意个人卫生,保持创口周围皮肤清洁干燥,如有红肿瘙痒及时告知医护人员。

3. 注意睡姿,避免透析管路扭曲、受压。

4. 避免剧烈活动,防止短管移位或断裂。

5. 饮食中增加优质蛋白和维生素。

6. 教会患者及家属腹膜透析的操作方法,学会观察短管周围组织的情况。

【注意事项】

1. 观察置入腹腔插管后管口有无渗血、渗液;每日消毒局部皮肤、更换无菌敷料。敷料保持干燥,发现潮湿及时更换。

2. 腹膜透析的禁忌证　腹膜有缺陷者、慢性呼衰、近2~3日腹部大手术、腹盆腔局限性炎症或脓肿、广泛性肠粘连、妊娠。

3. 严格遵守无菌操作原则,注意透析管路密闭,防止感染。

4. 保留透析液期间,鼓励患者咳嗽、翻身,甚至下床活动。

5. 剪开旧引流袋,按医疗垃圾处理将引流液倒入污水集中池内。

6. 腹膜透析常见并发症　腹膜炎、营养不良(蛋白质、氨基酸丢失)、高血糖、高血脂与肥胖、腹痛。

7. 发生腹痛时,应排除腹膜炎的可能性,如在入液时出现,往往与透析液温度过低、透析液流入速度过快、腹腔进入空气等因素有关。

8. 超滤量 = 出液量 − 入液量(若出液量大于入液量,超滤量为 +,反之则为 −)。

9. 计算腹透时间　此次入液完毕时间加上医嘱透析液保留时间即为下次透析开始时间。

十六、肝脏活体组织穿刺术护理配合

【概述】

用穿刺针抽取肝脏组织进行病理学检查。临床上已广泛应用于肝炎、脂肪肝、肝癌等疾病的诊断。由于穿刺可能引起出血,故在检查前应查血小板、凝血时间和凝血酶原时间。

【适应证】

1. 肝功能异常或肝功能正常但有明显体征者,依此明确诊断。

2. 原因不明的黄疸或门脉高压者,用此进行鉴别诊断。

3. 疑为日本血吸虫病而其他方法未能明确者,依此明确诊断。

【禁忌证】

1. 凝血功能异常

2. 有出血倾向患者。

3. 重度黄疸的患者。

【操作步骤】

见表 2-2-16。

表 2-2-16　肝脏活体组织穿刺术护理步骤

	步骤
操作前	1. 素质要求:工作衣、鞋、帽穿戴整齐。 2. 向患者解释检查的目的、方法,消除其紧张、恐惧的心理,取得配合。 3. 术前做好头部皮肤清洁、活检部位皮肤的备皮,防止发生感染。 4. 患者术前签《肝穿刺同意书》。 5. 医护人员术前签好《手术患者交接记录单》。 6. 常规消毒治疗盘一套、胶布、1% 龙胆紫、20ml 注射器 1 支、肝穿包、治疗包、无菌手套 2 副、利多卡因、0.9% 氯化钠注射液 10ml/支、腹带、一磅重沙袋、10% 福尔马林标本瓶。

	步骤
操作中	1. 定时监测患者的生命体征,并注意有无出血及气胸。 2. 患者取仰卧位,头稍向左倾,身体右侧靠近床缘,背部右侧肋下垫一软枕,右臂屈置于头后。 3. 抽脓液时取坐位或半坐位。 4. 穿刺部位:一般穿刺在腋前线第 7-8 肋间,或腋中线第 8-9 肋间隙;肝肿大超出肋缘下 5cm 以上者,亦可自肋缘下穿刺。 5. 在患者背部依次铺好腹带、橡皮巾、治疗巾,协助医生常规消毒皮肤,铺好无菌洞巾,并进行局部浸润麻醉。
操作后	1. 拔出肝穿针后以无菌纱布覆盖,按压穿刺部位数分钟,用胶布固定,并置沙袋及腹带加压包扎,将取得的肝组织置于标本瓶内固定。 2. 穿刺术后密切观察患者病情,6 小时绝对卧床休息。血压测量:术后即刻测量→每 15 分钟测一次,连续 2 次→每 30 分钟测一次,连续 2 次→每 1 小时测一次,连续 2 次→每 2 小时测一次,直至血压平稳。 3. 必要时遵医嘱给予注射维生素 K_1。 4. 穿刺完毕安置好患者,清理用物,标本立即送检。

【注意事项】

1. 向患者解释穿刺的目的、意义及注意事项,消除其紧张心理,取得患者合作。

2. 穿刺前三天起遵医嘱每日注射或口服维生素 K、钙剂和维生素 C。

3. 穿刺前一天测定患者血小板计数、出凝血时间、凝血酶原时间,必要时备血。

4. 术前一天协助患者洗澡或做好肝区部位皮肤的清洁。

5. 如患者主诉腹胀或腹部反跳痛且放射至肩胛,应立即通知医生并测量其生命体征,以早期发现腹腔内出血。

第三章 风湿免疫科症状体征护理及疾病护理

第一节 风湿免疫科症状与体征的护理

一、皮 疹

皮疹是一种皮肤病变,从单纯的皮肤颜色改变到皮肤表面隆起或发生水疱等有多种多样的表现形式。皮疹是风湿免疫疾病中一种常见的症状。

【病因】

发病原因较多,需要根据不同情况进行诊断。

1. 急性发疹性传染病　如风疹、水痘、猩红热、斑疹伤寒。

2. 结缔组织疾病　如类风湿关节炎、系统性红斑狼疮、硬皮病、多肌炎。

3. 变态反应及过敏。

4. 血液病　急性发疹也可见于某些血液病。往往伴有发热,可见于急性白血病、霍奇金淋巴瘤及恶性组织细胞病。

【临床特点】

1. 皮疹分为斑疹、丘疹、玫瑰疹、斑丘疹和荨麻疹,常见皮疹与常见疾病的对照,见表 3-1-1。

表 3-1-1　常见皮疹与常见疾病对照表

类型	皮疹特点	常见疾病
斑疹	只有局部皮肤颜色变化,不高起皮面,无凹陷的皮肤损害。如红斑、紫斑、紫癜。常由红色或紫色再变为褐色、黄色,直至最后消失。从发疹到消失,有的要 2 周,有的只要 2~3 天。	猩红热、麻疹、药疹、白癜风、过敏性紫癜、干燥综合征(图 3-1-1)。
丘疹	较小的实质性皮肤隆起并伴有颜色改变。	药物疹、麻疹、猩红热、湿疹。

续表

类型	皮疹特点	常见疾病
玫瑰疹	常在胸腹部出现的一种鲜红色、小的(直径多为2~3mm)、圆形斑疹,压之退色。	伤寒。
斑丘疹	斑疹的底盘上出现丘疹为斑丘疹。	猩红热、风疹及药疹。
荨麻疹	又称风团,是局部皮肤暂时性的水肿性隆起,大小不等,形态不一,颜色或苍白或淡红,消退后不留痕迹。	药物或其他物质过敏、虫咬伤。

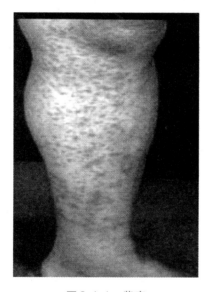

图 3-1-1 紫癜

2. 常见风湿免疫疾病的皮疹特点 见表 3-1-2。

表 3-1-2 常见风湿免疫疾病的皮疹特点对照表

类型	特点	常见的疾病
盘状红斑(图 3-1-2)	绿豆至黄豆大小,表面覆有鳞屑,愈合后留有色素沉着和瘢痕,其中心萎缩。皮疹周围稍高于中心,因此称为盘状红斑。	系统性红斑狼疮。
蝶形红斑(图 3-1-3)	面颊部水肿性红斑,可扩至鼻翼,形成蝴蝶斑,称为蝶形红斑。	系统性红斑狼疮。
向阳疹(图 3-1-4)	水肿性暗紫色红斑,多位于上眼睑,常伴眶周水肿。	多发性肌炎、皮肌炎。

类型	特点	常见的疾病
Gottron 征（图 3-1-5）	在关节伸面,多位于掌指关节、指间关节伸面及指甲周围皮肤出现暗紫红色红斑,皮损边界不整,常突出皮肤,光滑或略带鳞屑。	多发性肌炎、皮肌炎。
结节红斑（图 3-1-6）	真皮血管炎和脂膜炎所引起的位于小腿胫前部的红色或紫红色的结节性皮肤病。表现为小腿胫前对称性或略对称性疼痛性结节,略高于皮面,中等硬度,表面热。持续几天或几星期后逐渐由鲜红变为暗红、紫红,最后变为黄绿色,消失后遗留暂时性色素沉着。多不发生溃疡,不留萎缩瘢痕。可反复发作。	白塞病
网状青斑（图 3-1-7）	动脉痉挛性疾病,真皮小动脉痉挛使毛细血管及小静脉扩张,血流缓慢,血管内缺氧,皮肤出现青紫色网状斑纹。好发于足、下肢。	血管炎

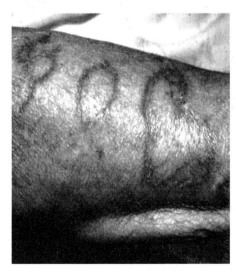

图 3-1-2　盘状红斑

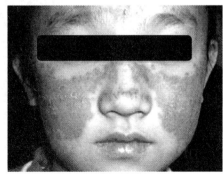

图 3-1-3　蝶形红斑

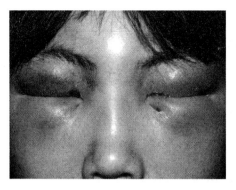

图 3-1-4　向阳疹

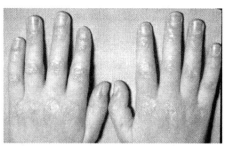

图 3-1-5　Gottron 征

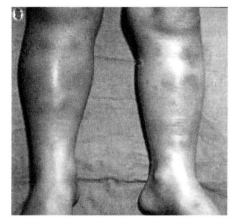

图 3-1-6　结节红斑

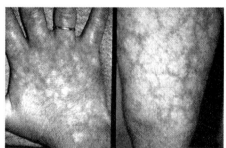

图 3-1-7　网状青斑

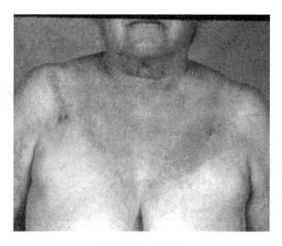

图 3-1-8　V 型疹

【辅助检查】

1. 常规血液化验。

2. 皮肤科检查。

【护理评估】

评估项目	评估内容
皮疹的程度	1. 确定位置及分布情况:四肢或躯干、暴露或遮盖部位、广泛性或局限性。对称性或单侧性、分隔性或融合性。 2. 是否为原发皮疹或继发皮疹。 3. 是否有感染。 4. 是否疼痛及疼痛部位、性质、程度、发作时间、持续时间等因素。
相关因素	1. 原因或诱因:药物、食物、物理化学刺激。 2. 饮食习惯:是否有偏食,是否经常吃海鲜、辛辣等食物。 3. 既往史:全身性疾病及过敏史。 4. 职业:经常与化学物质接触,尤其是酸碱溶剂刺激易引起。
心理及精神	1. 患者的性格类型、心理承受能力。 2. 患者疾病有关知识的掌握。

【护理问题】

皮肤完整性受损　与病原体和(或)其代谢产物引起皮肤、黏膜损伤、毛细血管炎症有关。

【护理措施】

1. 基础护理　保持床单位整洁、干燥,尤其是脱屑性皮疹,床单、被褥等用品需固定,勤更换。避免日光照射,暗化病室。

2. 病情观察　观察皮疹变化,遵医嘱局部使用药物涂抹,如有瘙痒,可遵医嘱使用炉甘石洗剂,有皮肤破溃者做好清创换药,保持皮肤干燥。

3. 皮肤护理　注意皮肤卫生,少量皮疹未破溃者的皮肤可使用中性清洁剂或使用清温水洗漱,勿用化妆品,勿用热水或肥皂清洗皮损,不任用刺激性止痒药物,遵医嘱使用药物。剪指甲时防止损伤周围皮肤引起甲沟炎造成感染,严重者可导致坏疽。输液时需要留置针穿刺后尽量少的用胶布固定,可用纱布或绷带包裹固定,避免胶布对皮肤的损伤。

4. 饮食护理　清淡饮食,禁食酒类、辛辣刺激性食品,避免鱼虾等易于致敏和不易消化的食物,注意观察饮食与发病的关系。

5. 健康指导　劳逸结合,避免过度疲劳和精神过度紧张,保持愉快、乐观、积极向上的心情,树立信心,积极配合,坚持治疗。

二、黄　疸

黄疸是由于胆红素代谢障碍而引起血清内胆红素浓度升高所致。表现为巩膜、黏膜、皮肤及其他组织发黄。当血清总胆红素在 17.1～34.2μmol/L, 而肉眼看不出黄疸时, 称隐性黄疸或亚临床黄疸; 当血清总胆红素浓度超过34.2μmol/L 时, 临床上即可发现黄疸, 也称为显性黄疸。

【病因】

正常情况下, 胆红素进入与离开血循环保持动态平衡, 故血中胆红素的浓度保持相对恒定。当胆红素产生过多, 或肝细胞对胆红素的摄取、结合、排泄障碍, 或肝内或肝外胆道阻塞时, 均可致血清总胆红素浓度增高而发生黄疸。常见的发生黄疸的风湿免疫疾病如自身免疫性肝炎、原发性胆汁肝硬化、原发性硬化性胆管炎。

【临床特点】

1. 皮肤、巩膜等组织的黄染, 黄疸加深时, 尿、痰、泪液及汗液也被黄染, 唾液一般不变色。

2. 消化道症状, 常有腹胀、腹痛、食欲不振、恶心、呕吐、腹泻或便秘等症状。

3. 胆盐血症的表现, 主要症状有皮肤瘙痒、心动过缓、腹胀、脂肪泻、夜盲症、乏力、精神萎靡和头痛等。

【辅助检查】

1. 实验室检查　血肝功能, 血清总胆红素和直接胆红素, 黄疸指数、血清胆红素定量试验, 血清酶学检查, 血胆固醇和胆固醇酯测定。血常规、尿常规。尿胆红素、尿胆原。

2. 免疫学检查。

3. X 线检查。

4. B 型超声波检查。

5. 放射性核素检查。

6. 肝活组织检查。

【护理评估】

评估项目	评估内容
黄疸的程度	1. 分布部位:患者有无皮肤、巩膜及黏膜发黄。
	2. 黄染的色泽深浅、程度、是否伴有瘙痒及其程度。
	3. 发病年龄、起病缓急、持续时间、是否为间歇性或进行性。
	4. 伴随症状:是否伴随畏寒与发热、食欲下降、恶心、呕吐、进行性消瘦。

评估项目	评估内容
相关因素	1. 饮食习惯:进食大量富含胡萝卜素的食物可致手掌、全身皮肤发黄,但巩膜不黄或轻度黄染。 2. 既往史:有无肝炎史,是否应用对肝脏有损害的药物,如异烟肼、硫氧嘧啶等。 3. 家族史:慢性黄疸患者应注意询问家族中有无先天性溶血性疾病或非溶血性黄疸。
心理影响	患者因全身皮肤黄染使其外表发生变化易产生自卑心理,常表现为不愿与人接触,心理负担重,精神压力大,对疾病恢复失去信心。

【护理问题】

1. 有皮肤完整性受损的危险　与皮肤瘙痒有关。

2. 自我形象紊乱　与黄疸所致皮肤、黏膜和巩膜发黄有关。

3. 焦虑　与皮肤黄染原因不明有关。

【护理措施】

1. 基础护理　协助生活护理,皮肤瘙痒者可用炉甘石洗剂或口服抗胆胺类药物。

2. 病情观察护理　观察皮肤黏膜黄染及尿色变化,了解各种化验结果,关注患者的病情变化。

3. 饮食护理　适当进食粗纤维食品,高蛋白、高热量、低脂肪、高维生素饮食,戒烟酒。

4. 心理护理　加强交流,关心、安慰患者,减轻不良情绪。

5. 健康指导　保持室内的温湿度,每日温水洗浴或擦浴,保持皮肤清洁,选择棉质衣裤,减轻皮肤瘙痒,剪短指甲,必要时戴棉质手套。保持大便通畅,养成定时排便习惯,必要时给予缓泻剂,保持充足的休息,保护肝细胞和促进肝细胞的修复。

三、溃　疡

溃疡是皮肤或黏膜表面组织的限局性缺损、溃烂,其表面常覆盖有脓液、坏死组织或痂皮,愈后遗有瘢痕,可由感染、外伤、结节或肿瘤的破溃等所致,其大小、形态、深浅、发展过程等也不一致。常合并慢性感染,可能经久不愈。如胃溃疡、十二指肠溃疡、小腿慢性溃疡等。见图3-1-9。

【病因】

1. 外伤性溃疡往往是由物理和化学因素直接作用于组织引起。

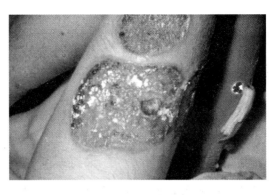

图 3-1-9 溃疡

2. 微生物感染性疾病多由细菌、真菌、螺旋体、病毒等引起组织破坏。

3. 结节或肿瘤破溃。

4. 循环或神经功能障碍属营养障碍引起组织坏死,如静脉曲张、麻风溃疡等。

5. 免疫异常引起的血管炎性溃疡系因动脉或小动脉炎使组织发生坏死而形成。

【临床特点】

常见风湿免疫疾病的溃疡特点,见表 3-1-3。

表 3-1-3 常见风湿免疫疾病的溃疡特点

疾病	特点	部位
系统性红斑狼疮	累及皮肤黏膜。	口腔、外阴或鼻溃疡。
风湿性关节炎	在服用免疫抑制剂之后常出现。	
白塞病	口腔溃疡是本病的首发症状,是诊断本病的最基本而必需的症状。还累及生殖器及消化系统。男性多见于阴囊、阴茎和龟头,症状轻;女性主要见于大、小阴唇(图 3-1-12),其次为阴道,在也可以出现在会阴或肛门周围,疼痛症状比较明显,严重者会患口腔癌。整个消化道均可受累,可出现单个或多个消化道溃疡、导致穿孔和消化道出血。	口腔溃疡(图 3-1-10)、生殖器溃疡(图 3-1-11)
雷诺症(图 3-1-13)	累及双手指及双足趾。	趾端溃疡。
血管炎	常见于结节性多动脉炎、变应性血管炎、血栓闭塞性脉管炎、肉芽肿性血管炎。	四肢皮肤破溃(图 3-1-14)。

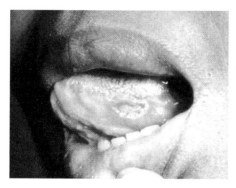

图 3-1-10　口腔溃疡

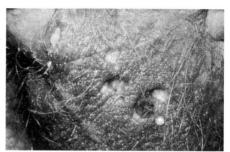

图 3-1-11　生殖器溃疡

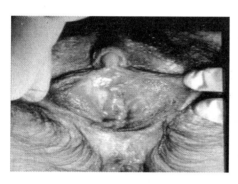

图 3-1-12　外阴溃疡

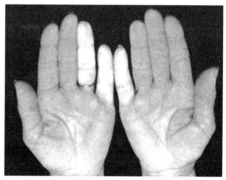

图 3-1-13　雷诺症

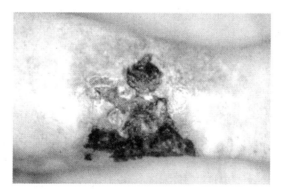

图 3-1-14　血管炎溃疡

【辅助检查】

1. 胃镜、肠镜检查　证实消化道的基本病变。

2. 胃肠道造影　有助诊断病变部位及范围。

3. 常规血液化验、超声检查。

【护理措施】

1. 口腔溃疡的护理　存在口腔溃疡的患者避免增加口腔疼痛的因素。如避免食用含香辛料及酸性等刺激性大的食物,以流食或半流食为主;饭后加强漱口水含漱;刷牙时用软毛刷,动作轻柔;不能刷牙的患者协助口腔护理,以口腔冲洗为宜;疼痛明显者可在漱口液中加入利多卡因减轻疼痛;口腔溃疡严重者可使用促进口腔溃疡愈合的药物,如漱口后重组牛碱性成纤维细胞成长因子(贝复济)喷口腔溃疡处;指导患者改变不良口腔卫生习惯,保持口腔卫生,生活规律,充足睡眠。

2. 生殖器溃疡的护理　可用 1:5000 高锰酸钾溶液清洗或坐浴,后再涂以抗菌药软膏,防止感染。保持干燥,使用促进溃疡愈合药物,如贝复济外喷、溃疡油外涂。

3. 外阴溃疡的护理　保持外阴部位清洁干燥,若会阴冲洗时疼痛明显,可擦洗消毒,使用促进溃疡愈合药物,如贝复济外喷、溃疡油涂抹。

4. 胃肠道溃疡的护理　遵医嘱使用药物治疗,如抑酸、保护胃黏膜药物;疼痛症状严重的话,必要时使用止痛药物,禁食禁水,静脉营养支持治疗,症状缓解后逐渐流食,半流食过度,勿食坚硬食物,每日注意观察大便颜色、性质及腹痛的症状。

5. 指趾端溃疡的护理　每日进行换药,根据溃疡严重程度、有无感染进行换药。

6. 眼部护理　各种散瞳剂滴眼预防色素膜炎症后粘连;用 5% 泼尼松滴眼,炎症严重时可结膜下注射地塞米松,减轻炎症渗出。故遵医嘱正确及时给予患者眼部用药,并观察药物疗效。加强对视力的监测。眼部疾病患者注意安全,协助做好基础护理。

四、光 过 敏

光过敏是指紫外线照射(如日晒)后,暴露部位的皮肤出现红色斑疹、丘疹或大疱性皮疹,伴有灼热、痒痛感。有时可出现多形红斑、固定性荨麻疹和盘状红斑。皮肤病变的严重程度与光照射的强度、距离及照射时间成正比。见于约半数的系统性红斑狼疮患者,对于诊断系统性红斑狼疮无特异性。

【病因】

紫外线照射皮肤后,抗原量增加,抗原性增强,抗原抗体反应形成免疫复合物的量增加,发生免疫反应。

【临床特点】

1. 皮肤病变的严重程度与光照射的强度、距离及照射时间成正比。

2. 见于约半数的系统性红斑狼疮患者。

3. 对于诊断系统性红斑狼疮无特异性。

【辅助检查】

1. 实验室检查 血抗核抗体、抗双链 DNA 抗体、抗 ENA 抗体、补体。

2. 皮肤科会诊以确定皮疹性质。

【护理评估】

评估项目	评估内容
光过敏的程度	光过敏病程、皮疹性质、皮疹特点、诱因、部位、炎症程度。
伴随症状	患者有无发热、关节痛、淋巴结肿大等全身症状。
相关因素	1. 患者年龄、性别:多为年轻女性,15-40 岁好发。
	2. 职业:工作环境要求,如室外作业,受到紫外线照射等。
	3. 患者近期有无药物、食物过敏史。
	4. 患者是否患有结缔组织病史。
	5. 患者是否患有其他皮肤病或光过敏史。

【护理问题】

皮肤完整性受损 与皮疹有关。

【护理措施】

1. 基础护理 每日用清水清洁皮肤,避免使用化妆品级护肤品,减少皮肤刺激,以免加重皮疹。注意通风,温湿度适宜,避免皮肤出汗后造成皮疹感染和瘙痒加重。

2. 饮食护理 饮食清淡,尽量不食用海鲜、酒类、浓茶及辛辣刺激性食物。

3. 健康教育 避免日光照射,外出时做好防晒工作,可用遮阳伞或遮阳帽、穿长袖衣裤。家居用深色的窗帘,避免紫外线照射,电焊、复印机、投影机、电视摄影灯等均可产生紫外线,长时间接触也可导致病情加重,应尽量避免。避免搔抓刺激患处,防止由搔抓引起红斑增多,瘙痒加剧。穿棉质内衣裤,经常更换,保持皮肤干燥。注意休息,避免劳累。

五、脱　发

脱发是指头发脱落的现象,分为生理性和病理性脱发。病理性脱发指头发异常或过度的脱落,在系统性红斑狼疮患者中,脱发是普遍且有特征性的临床表现。

【病因】

系统性红斑狼疮患者的脱发常表现为以下三种:

1. 瘢痕性脱发由于真皮内炎症反应较重且存在时间较长,盘状红斑可导致损害部位萎缩性瘢痕形成,毛囊破坏,引起瘢痕性脱发。

2. 弥漫性脱发表现为梳头时头发大量脱落,甚至引起广泛脱发。

3. 狼疮发表现为广泛性脱发,头发稀疏,头发脆性增加,失去光泽,枯黄或易折断,剩余头发呈不规则排列,外观混乱。

【临床特点】

1. 瘢痕性脱发多见于盘形红斑损害。

2. 弥漫性脱发最常见,脱发时期可持续超过 3 个月,又称为静止性脱发。

3. 狼疮发常出现在系统性红斑狼疮活动期,以前额和顶部的头发尤为明显。

【护理问题】

1. 自我形象紊乱　与自身形象改变有关。

2. 焦虑　与大量脱发有关。

【护理措施】

1. 不用尼龙梳子和头刷,不用脱脂性强或碱性洗发剂。勤洗发,洗头的间隔最好是 2~5 天,烫发吹风要慎重,减少染发烫发。

2. 戒烟,节制饮酒。不吃辛辣油腻食物。

3. 消除精神压抑感,保持心情愉悦,避免负面情绪。

4. 空调要适宜,避免暴晒,注意帽子、头盔的通风。

六、雷诺现象

雷诺现象(Raynaud's phenomenon,Rp)也称雷诺综合征,是由血管神经功能紊乱引起的肢端细小动脉痉挛性疾病,是继发于其他疾病或因素的疾病。原发性者为雷诺病,最近研究表明,雷诺现象不仅累及肢端,在结缔组织疾病患者的内脏也可发生雷诺现象,主要累及肺脏、心脏、脑和肾脏。多见于女性,年龄 20-40 岁,多发于冬季。雷诺现象见图 3-1-13。

【病因】

雷诺现象分为原发性和继发性。

1. 原发病的发病原因尚不明确,至今尚无一致看法,多有寒冷、情绪波动以及其他诱发因素。

2. 出现继发性雷诺现象的风湿性疾病　80%~90% 的系统性硬化患者会出现雷诺现象,可见动脉内膜增厚,血栓形成;30% 的有雷诺现象的患者最终发展成系统性硬化症;少于 35% 的系统性红斑狼疮患者出现雷诺现象,小血管内纤维素样沉淀;在类风湿患者可见指间动脉痉挛或内膜增厚、管腔狭窄闭塞;25% 的肌炎患者出现雷诺现象。

【临床特点】

1. 多发生于上肢,两侧对称,也可累及下肢,或同时波及上下肢,偶尔发生于耳朵、鼻端或颊部。

2. 肢端出现苍白、发紫和潮红三相反应。

3. 发作时先手指发凉、皮肤明显苍白、发僵,甚至手指活动困难,同时有麻木和针刺的感觉,继而颜色加深,呈深红色或青紫色,严重时部分指甲也发紫,之后皮肤颜色变浅,呈弥漫性潮红,跳动感觉增强,最后恢复正常。

4. 常因寒冷或情绪激动而诱发。

5. 反复发生的雷诺现象可使局部发生溃疡、萎缩、硬化以至坏疽。但更多见的是手指(足趾)的各种营养变化,往往指端变尖或杵状,指甲也可以扭曲变形。

【辅助检查】

1. 问诊　患者可以详细描述出典型发作的症状。

2. 体格检查　冷水刺激试验:嘱患者静坐于温暖的室内,20~30min 后将手或足浸入4℃冰水中,约1~2 分钟可观察到局部皮色苍白,离开水后2~5分钟皮色变紫和潮红,并伴有局部冷、麻针刺样痛感,发作持续数分钟后停止。这种方法可估计病情的程度和治疗效果,国内应用的较多。

3. 实验室检查　血冷凝集素抗体,正常人血清中冷凝集素抗体的效价为 1:32 以下,雷诺病时冷凝集素效价可达 1:128,但此检查不是特异的。正常人血浆纤维蛋白原为 2~4g/L,而雷诺病时可超过此值。血清中 RNP 抗体和抗 Sm 抗体、血中 γ 球蛋白、IgG 水平都较无雷诺现象患者为高。

4. 甲皱毛细血管镜检查　可见患者的毛细血管瘀血,血色暗红,血浆渗出,血流减慢,流态异常,而正常人则无此现象,国内常用此法检测。

5. 内脏雷诺现象的检查　心肌显像、脑血流灌注断层显像、肾血流灌注显像。

【护理评估】

评估项目	评估内容
雷诺的程度及伴随症状	1. 患者是否伴有疼痛、麻木、烧灼感。 2. 患者是否有指(趾)端变白、发绀、变红的典型三联征病史或是否只有变白、发红而无发绀。有无舌、耳鼻病变。 3. 发生雷诺的部位、诱因、发生时间、缓解时间。 4. 有无指(趾)端硬化、溃疡及营养状态。 5. 患者是否伴有高血压、皮疹、毛细血管扩张、黏膜溃疡、淋巴结肿大、心脏杂音、脉搏异常、血管杂音、肝脾大、关节炎及神经异常。

续表

评估项目	评估内容
相关因素	1. 患者年龄、性别:多为年轻女性,20-40 岁好发。 2. 职业:工作环境中是否接触过有害物质,如聚氯乙烯或砷等。 3. 患者的生命体征。 4. 职业:经常与化学物质接触,尤其是酸碱溶剂刺激易引起。 5. 患者有无手术史及药物过敏史。 6. 家族史:家族中有无遗传性风湿免疫病。

【护理问题】

1. 疼痛　与指(趾)端动脉反复缺血痉挛有关。

2. 皮肤完整性受损　与皮肤营养障碍、动脉缺血有关。

【护理措施】

1. 基础护理　协助生活护理,注意保暖,告知患者平时可戴手套及穿宽松的棉袜,严防冻伤,热水泡脚可促进血液循环,但水温不宜过高,避免皮肤受损。

2. 病情观察护理　观察肢端皮肤损害,若已出现破溃,注意换药预防感染。

3. 饮食护理　多吃温暖补汤。

4. 药物护理　雷诺现象严重的患者口服及静脉使用血管扩张药物,手指局部可涂抹硝酸甘油软膏或立其丁封闭。

5. 健康指导　保暖,戒烟,避免寒冷刺激、精神紧张和过度劳累,保持乐观。避免应用麦角胺、β 受体阻断药和避孕药。保护手指免受外伤,因轻微损伤容易引起指尖溃疡或其他营养性病变。如条件许可者可移居气候温和干燥地区,可减少症状发作。

七、肌　无　力

肌无力是神经肌肉传递障碍所致的慢性疾病。临床特征为受累的骨骼肌肉极易疲劳,经休息和使用抗胆碱酯酶药物治疗后部分恢复。

【发病原因】

肌无力是一种影响神经肌肉接头传递的自身免疫性疾病,其确切的发病机理目前仍不明确。免疫系统疾病常见于多发性肌炎、皮肌炎、包涵体肌炎、系统性硬化症、抗合成酶抗体综合征。

【临床特点】

常见免疫系统疾病临床特点,见表3-1-4。

表 3-1-4　常见免疫系统疾病临床特点对照表

免疫系统疾病	特点
多发性肌炎和皮肌炎	是以肢带肌、颈肌及咽肌等肌组织出现炎症、变性改变,导致对称性肌无力和一定程度的肌萎缩; 累及消化道系统有 10% ~ 30% 患者出现吞咽困难、食物反流、呛咳,为食道上部及咽部肌肉受累所致,造成胃反流性食管炎,可引起吸入性肺炎; 累及呼吸道肌肉群有约 30% 患者表现有发热、干咳、呼吸困难、发绀。肺功能测定为限制性通气功能障碍及弥散功能障碍; 累及心脏有近 1/3 患者病程中有心肌受累,可出现心律失常、充血性心衰、心包炎、心房颤动、心包积液等; 多发性肌炎指无皮肤损害的肌炎,伴皮疹的肌炎称皮肌炎。
包涵体肌炎	多见于老年男性,缓慢起病,除近端肌无力外,常有远端肌受累及不对称表现,肌酶多轻度升高,光镜下及电镜下可见包涵体。
系统性硬化症	横纹肌病变常见,表现为肌痛、肌无力、肌萎缩
抗合成酶抗体综合征	与 PM/DM 相关的抗体中,有一类抗合成酶抗体,此类抗体阳性的患者具有一组特殊的症候群,即肌炎、肺间质病变、对称性多关节炎、急性发热、技工手、雷诺现象
儿童多发性肌炎和皮肌炎	皮肌炎多于多发性肌炎,约为 10 ~ 20 倍,起病急,肌肉水肿、疼痛明显,可有视网膜血管炎,并常伴有胃肠出血、黏膜坏死。

【辅助检查】

1. 实验室检查　血清肌酶:肌酶活性增高是诊断的重要指标之一,其中以肌酸激酶(CK)最敏感;肌红蛋白测定:肌红蛋白水平增高与病情呈平行关系;抗核抗体(ANA):多发性肌炎和皮肌炎中 ANA 阳性率为 20% ~ 30%,对诊断不具特异性;抗 Jo-1 抗体:是诊断多发性肌炎和皮肌炎的标记性抗体,阳性率为 25%,在合并有肺间质病变患者中阳性率可达 60%。

2. 肌电图　几乎所有患者出现肌电图异常,表现为肌源性损害。

3. 肌活检　标本来自三角肌、股四头肌。异常病理为炎性细胞浸润,以淋巴细胞为主;肌纤维破坏萎缩;肌束间有纤维化;肌纤维部分或全部坏死。

4. 肿瘤筛查　40 岁以上的患者应注意筛查肿瘤。

【护理评估】

评估项目	评估内容
肌无力的程度	1. 确定位置及分布情况:四肢或躯干、暴露或遮盖部位、广泛性或局限性。对称性或单侧性、分隔性或融合性。 2. 是否为原发皮疹或继发皮疹。 3. 是否有感染。 4. 是否疼痛及疼痛部位、性质、程度、发作时间、持续时间等因素。
相关因素	1. 原因或诱因:药物、食物、物理化学刺激。 2. 饮食习惯:是否有偏食,是否经常吃海鲜、辛辣等食物。 3. 既往史:全身性疾病及过敏史。 4. 职业:经常与化学物质接触,尤其是酸碱溶剂刺激易引起。
心理及精神	1. 患者的性格类型、心理承受能力。 2. 患者疾病有关知识的掌握。

【护理问题】

1. 低效性呼吸形态 与咳嗽、咳痰无力有关。

2. 皮肤完整性受损 与长期卧床有关。

3. 躯体移动障碍 与运动神经受损有关。

4. 恐惧 与呼吸肌无力、知识缺乏有关。

【护理措施】

1. 基础护理 做好基础护理,加强巡视。

2. 肌无力护理 急性期卧床休息并适当进行肢体被动运动,以防肌肉萎缩,症状控制后适当锻炼。疾病的缓解期注意休息并且做适当的活动,避免过度劳累,活动两小时后体力恢复为最佳。在生活上尽量自理,消除依赖感,锻炼肌力防止肌肉萎缩。患者肌痛明显时安慰患者,认真听取患者主诉,使用分散注意力的各种方法,必要时遵医嘱给予止痛药物,缓解疼痛。疾病缓解期功能锻炼应在服药 30 分钟后开始,运动之前应做充分的准备活动,如:肌肉的按摩、热敷等,局部治疗可采取转头-四肢肌肉外展-肌肉屈伸-抬腿-蹲下-起立-扩胸-举物-踢腿-室内散步-爬楼-慢跑或太极拳,注意循序渐进持之以恒。

3. 肌无力危象发作时的护理 应卧床休息,保持镇静和安静,保持室内空气通畅和新鲜,及时清除鼻腔及口腔内分泌物,保持呼吸道通畅,必要时呼吸机辅助呼吸。

4. 肌活检术后护理 观察伤口渗血感染情况,保持敷料清洁,协助医生于次日、三日、七日给予消毒换药,两周后拆线,可根据伤口情况延长拆线时间,拆线后观察伤口愈合状况。加强巡视与基础护理,安全措施到位,及时满足患者生活需要。根据患者的恢复情况指导活动与休息及功能锻炼。

5. 心理护理 患者及家属往往有些焦虑及无助感,要认真听取主诉,合理的解答疑问,鼓励患者主动锻炼,安慰患者及家属,使他们有增强战胜疾病的信心,在心理上给予理解和支持。

6. 健康教育 肌无力轻者应避免过度劳累、受凉、感染、外伤和激怒等,不宜在烈日下过久,以防肌无力危象发生;卧床患者避免肌肉萎缩、血栓及压疮的发生,定时给予肌肉按摩及肢体功能锻炼。定时更换体位,保持功能位。保证患者的安全,外出检查时有专人陪伴,下床活动时地面干燥,预防跌倒及磕碰,安置床挡预防坠床。

八、关节痛、颈肩痛、腰背痛、足跟痛

关节痛是指由炎症、感染、创伤或其他因素所引起的关节炎性疾病。关节痛是各种关节炎患者的主要症状。

颈肩痛是许多风湿性疾病侵及颈部、肩关节造成的常见症状。

腰背痛是指腰椎关节(T12 – L1)以下的后背痛。

足跟痛是跟腱与跟骨粗隆附着点及其附近的炎症造成的疼痛。

【病因】

常见的免疫系统疾病:类风湿关节炎、强直性脊柱炎、痛风性关节痛、系统性红斑狼疮、结节性多动脉炎、多发性肌炎及皮肌炎、成人斯蒂尔病、系统性硬化症、干燥综合征、白塞。

【临床特点】

常见的免疫系统疾病特点对照表 3-1-5。

表 3-1-5 常见免疫系统疾病特点对照表

免疫系统疾病	特点
类风湿关节炎 (图 3-1-15)	早期有关节红肿热痛、晨僵和功能障碍,晚期有畸形,主要累及小关节,对称性、游走性。类风湿足:双足病变,踝关节肿胀,跟腱旁凹陷消失,关节活动受限,压痛明显,晚期发生外翻、趾重翻、跖趾关节脱位等。
强直性脊柱炎 (图 3-1-16)	腰背部和骶髂部疼痛、僵硬,臀部钝痛、骶髂部剧痛可放射至髂脊等部位,早期疼痛多数在一侧间歇性,逐渐发展为双侧持续性痛,夜间痛,常于后半夜疼醒,腰背活动受限,活动后改善,休息不能缓解,脊柱僵硬、驼背等畸形。脊柱关节炎常有跟骨痛,触痛多在中后部足底筋膜附着点处或跟骨粗隆处。
痛风性关节痛 (图 3-1-17)	急性发作常在夜间骤然发病,疼痛剧烈如同撕筋裂骨,一般持续3～10天,1周左右炎症可缓解,足趾关节为常见,其次踝、手、腕、膝、肘关节,少数肩关节。

免疫系统疾病	特点
系统性红斑狼疮	关节肿痛、肌痛、肌无力、缺血性骨坏死等。
结节性多动脉炎	大关节肿痛,一过性,非对称性,由动脉炎非滑膜炎所致。
多发性肌炎及皮肌炎	对称性小关节疼痛,常见于发病初期或活动期,少有红、肿、热等症状。
成人 still 病	多关节或单关节炎,与发热相关,发热时重,热退后减轻或缓解。
系统性硬化症	对称性关节痛。
干燥综合征	关节痛呈自限性,可有晨僵,大小关节均累及,多不对称,一般不造成永久性的关节损伤。
白塞病	30%～50%的患者可出现单个关节或少数关节的痛、肿甚至活动受限,其中以膝关节受累最为多见。大多数仅表现为一过性的关节痛,可反复发作并自限。

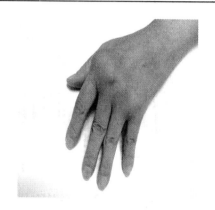

图 3-1-15　类风湿关节炎

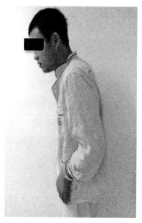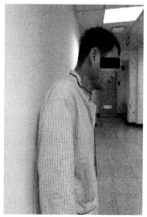

图 3-1-16　强直性脊柱炎

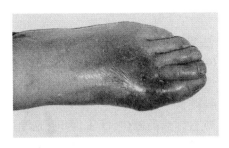

图 3-1-17　痛风性关节痛

【辅助检查】

1. 实验室检查　血常规、血沉、血尿酸、类风湿因子、免疫指标等。
2. 影像学检查　关节 X 线、关节 CT 及核磁。
3. 关节腔穿刺。
4. 骨穿和骨髓活检。
5. 关节镜检查。

【护理评估】

评估项目	评估内容
疼痛的程度	1. 疼痛的等级:询问患者疼痛的程度可用0~5级描述疼痛量。 　　0级:无疼痛。 　　1级:轻度疼痛:可忍受,能正常生活睡眠。 　　2级:中度疼痛:轻度干扰睡眠,需用止疼药。 　　3级:重度疼痛:干扰睡眠,需用麻醉止痛药。 　　4级:剧烈疼痛:干扰睡眠较重,伴有其他症状。 　　5级:无法忍受:严重干扰睡眠,伴有其他症状或被动体位。 2. 疼痛的部位:多数疾病其疼痛部位就是病变部位,要详细问清楚,利于诊断疾病。 3. 疼痛的性质:风湿痛多为游走性。
伴随症状	1. 疼痛时可伴随烦躁不安、心率加快、呼吸加快、瞳孔缩小等交感神经兴奋症状。 2. 关节痛可伴有晨僵,颈痛伴手麻、腿软等。
心理影响	患者是否出现焦虑、抑郁、烦躁不安等情绪。

【护理问题】

1. 急性、慢性疼痛　与各种有害刺激作用于机体引起的不适有关。
2. 焦虑　与疼痛迁延不愈有关。
3. 恐惧　与剧烈疼痛有关。

【护理措施】

1. 基础护理　急性期需要卧床休息,以缓解疼痛,指导并协助患者保持关节的正确姿势和功能位,避免受压,注意皮肤的护理,避免压疮,保持床单位整洁。缓解期可适当活动锻炼,忌强体力活动,以免加重关节疼痛。对行动不便的患者给予生活上的照顾。

2. 疼痛的护理　观察疼痛的部位、性质、程度、活动度及有无肿胀,有无游走性或对称性,有晨僵时起床可先活动按摩四肢关节,睡前先用热水浸浴,可减轻晨僵时间。注意保持关节功能位。如同时存在发热,物理降温时受累的大、小关节应使用棉垫或穿厚衣裤保暖,避免寒冷刺激。

3. 功能锻炼　急性期控制后鼓励患者及早锻炼,肢体活动可从被动转向主动,指导患者坚持做全身和局部的功能锻炼,并有计划地逐渐进行,防止肌肉萎缩、关节废用畸形。对已经发生关节畸形的患者,鼓励尽可能发挥健康肢体的功能,维持正常的生活自理能力,提高生活质量。

4. 用药护理　遵医嘱用药,注意药物不良反应。如非甾体抗炎药的胃肠道反应及肝肾毒性反应,雷公藤的口腔黏膜溃疡、妇女停经及血象变化,青霉胺的皮疹、白细胞减少、肝肾功损害等。

5. 心理护理　出现关节功能障碍后,患者身心遭受很大痛苦,心理压力大,主动与患者交流,增强护患关系,取得信任,及时了解患者情绪变化,进行心理安慰,介绍医学知识,使其配合治疗,增强信心。

九、口 眼 干

口眼干是干燥综合征的症状表现之一,是侵犯泪腺、唾液腺等外分泌腺体而造成的症状表现。

【病因】

口眼干燥症分为原发性和继发性。原发性口眼干燥症与遗传、病毒感染和性激素水平多种因素有关。继发性口眼干燥症常继发于以下疾病,如干燥综合征、系统性红斑狼疮继发干燥综合征、干眼症、口干症。(图3-1-18)

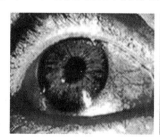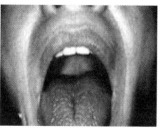

图3-1-18　口眼干

【临床特点】

1. 口干　口干思饮,进干食困难,40%口干燥症患者的唾液腺对称性肿大,反复发作,可有唇和口腔溃疡,牙齿片状脱落发黑的龋齿。

2. 眼干　眼干涩和异物磨擦感,泪少或无泪,畏光,眼易疲劳,视力下降,反复结膜充血,严重者可致角膜溃疡,甚至失明。

3. 成年后腮腺反复或持续肿大。

【辅助检查】

1. 眼科检查　滤纸试验,见图3-1-19;泪膜破裂时间(BUT);角膜染色(+)。

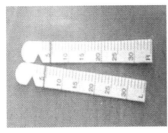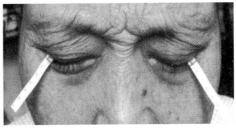

图 3-1-19　滤纸试验

2. 口腔科检查　唾液腺检测,腮腺造影。
3. 组织病理　唇腺活检,见图3-1-20。

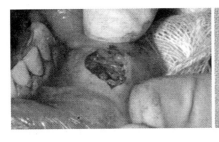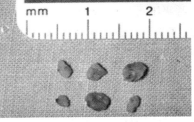

图 3-1-20　唇腺活检

【护理评估】

评估项目	评估内容
口眼干程度及伴随症状	1. 开始时间、病程、程度及形式。 2. 患者口腔黏膜是否有溃疡,是否出现唾液腺反复发作对称性肿大,舌面是否出现光滑、干裂或溃疡,牙齿是否有片状脱落及猖獗齿。 3. 患者眼部是否存在干涩和异物摩擦感,是否伴分泌物增多,是否有泪少、畏光、易疲劳、视力下降,是否存在角膜溃疡和失明。

评估项目	评估内容
相关因素	1. 患者性别、年龄:中年女性多见。
	2. 患者眼部及其他疾病:沙眼。
	3. 患者合并其他病史:淋巴瘤、糖尿病、肝炎均可引起口眼干燥症。
	4. 患者家族史:有无类风湿性疾病家属。
心理及精神	患者是否出现焦虑、抑郁等情绪。

【护理问题】

舒适的改变　与口、眼干燥有关。

【护理措施】

1. 注意口眼的卫生,遵医嘱使用滴眼药及漱口水漱口。

2. 进食干食用水送服,经常饮水保持口腔湿润,勤刷牙保持口腔清洁。

3. 饮食要清淡,忌吃油炸食品及高糖食物,减少牙周病的发生,咀嚼口香糖刺激唾液分泌。

4. 外出时戴墨镜,保护眼睛,注意眼部休息,避免疲劳。

5. 保持平和的心态,心情舒畅。

十、呼 吸 困 难

呼吸困难(呼吸窘迫)是呼吸功能不全的重要表现,患者主观上感到空气不足、客观上表现为呼吸费力,重则出现鼻翼扇动、紫绀、端坐呼吸,并可有呼吸频率、深度与节律的改变。免疫疾病常见于多发性肌炎、皮肌炎、系统性红斑狼疮、干燥综合征累、系统性硬化症、肺动脉高压等累及呼吸系统。

【病因】

免疫疾病常见于多发性肌炎、皮肌炎、系统性红斑狼疮、干燥综合征、系统性硬化症、肺动脉高压等,常因累及呼吸系统发生呼吸困难。

【临床特点】

1. 膈肌、呼吸肌受累。

2. 呼吸频率、深度与节律的改变。

【辅助检查】

1. 实验室检查　血常规、血气分析等。

2. 胸部 X 线。

3. 心电图。

4. 肺功能。

【护理评估】

评估项目	评估内容
呼吸困难的程度	1. 呼吸的次数、深度、节律。
	2. 体位的改变:呼吸困难的患者大部分不能平卧。
	3. 皮肤黏膜:呼吸困难可使皮肤、甲床、指端紫绀。
	4. 心肺:呼吸、心跳频率、节律的改变。
	5. 神经系统:不同程度的呼吸困难可引起不同的精神状态改变,如兴奋、烦躁不安或嗜睡,甚至昏迷。
伴随症状	如紧张、大汗、胸痛等症状。
相关因素	1. 个人因素:年龄、肥胖、过度疲劳、怀孕。
	2. 个人习惯:抽烟、饮酒。
	3. 情绪因素:如焦虑、生气等。
	4. 职业:职业环境是否长期接触化学性毒物史。
	5. 过敏史:有无接触过敏物质或有毒物质等诱因史。

【护理问题】

1. 低效性呼吸形态　与上呼吸道梗阻、心肺功能不全有关。

2. 活动无耐力　与呼吸困难所致消耗能量增加和缺氧有关。

3. 气体交换受损　与心肺功能不全、肺部感染等引起有效肺组织减少、肺弹性减退有关。

4. 语言沟通障碍　与严重喘息有关。

【护理措施】

1. 维持呼吸道通畅　遵医嘱给予氧气吸入,指导正确咳痰,痰液黏稠无力咳出者应给予祛痰药物、雾化吸入、湿化气道和拍背措施,协助排痰,必要时经口鼻吸痰,对气管插管及气管切开的患者应定时吸痰。

2. 体位　视病情让患者调整体位,可取半坐位,抬高床头。

3. 做好基础护理,安静休息,减少活动和不必要的谈话。

4. 密切观察患者呼吸频率变化及主诉,发现异常及时报告医生。

5. 必要时备抢救仪器及用物于床旁,如呼吸机、抢救用药及气管切开包于床旁等。

十一、多浆膜腔积液

在正常情况下,浆膜腔内有少量液体起润滑作用。若有多量液体潴留,形成积液,即为病理变化。这些积液因部位不同而分别称为胸膜积液(胸水)、腹膜积液(腹水)、心包积液等。临床上分为漏出液和渗出液两类,漏出液为非炎症所致,渗出液为炎症、肿瘤所致。浆膜腔液正常颜色为淡黄色或草绿色。正常量是胸膜液:<30ml;腹膜液:<100ml;心包膜液:20~50ml。

多浆膜腔积液是指患者在病程中,同时或相继出现胸腔积液、腹膜积液、心包积液,是一种常见的临床现象。

【病因】

多浆膜腔积液常见的病因有恶性肿瘤、结缔组织疾病、结核、肝硬化、心功能不全。

【临床特点】

恶性肿瘤导致胸腔积液合并腹水,原发肿瘤多来自卵巢、肝脏及其他消化器官,此时肺癌的可能性很小。结核性积液多见于胸腔积液合并腹水以及胸腔积液合并心包积液的病例。肝硬化几乎仅见于胸腔积液合并腹水的病例。结缔组织疾病在上述4种多浆膜腔积液的组合中都比较常见,尤其多见于胸腔积液合并心包积液。

【辅助检查】

1. 浆膜腔液量及颜色。

2. 浆膜腔液透明度　漏出液清晰或微混,渗出液多混浊。

3. 浆膜腔液比重　<1.018为漏出液,>1.018为渗出液。

4. 浆膜腔液 pH 测定　浆膜腔积液 pH 测定有助于鉴别良性积液或恶性积液。恶性积液 pH 多 >7.4,而化脓性积液则多 <7.2。

5. 浆膜腔液细胞计数及分类　漏出液细胞较少,常 <0.1×10^9/L,以淋巴细胞为主,并有少量间皮细胞;渗出液细胞较多,常 >0.5×10^9/L。

6. 浆膜腔液细胞学检查　在胸腹水中检查肿瘤细胞,对诊断胸、腹腔肿瘤十分必要,其敏感度和特异性均达90%。肺癌、肝癌、胰腺癌、卵巢癌以及原发性间皮细胞瘤、间皮细胞肉瘤等发生转移时,均可在浆膜腔积液中找到其有关的肿瘤细胞。

7. 浆膜腔液蛋白质测定　漏出液蛋白定性阴性,定量 <25g/L,常由心功能不全、肾病、肝硬化腹水引起;渗出液蛋白定性阳性,定量 >40g/L,常见于化脓性、结核性疾患、恶性肿瘤、肝静脉血栓形成综合征等。

8. 浆膜腔液葡萄糖测定　漏出液中葡萄糖含量与血糖相似,而渗出液中葡萄糖含量低于血糖。如积液中葡萄糖含量低于 3.63mmol/L,或积液中含量同血中含量的比值 <0.5,常见于风湿性积液、积脓、恶性肿瘤性积液、结核性积液、狼疮性积液或食管破裂等。

9. 浆膜腔液乳酸脱氢酶(LDH)活性测定　LDH 检测主要用于渗出液和漏出液的鉴别。当浆膜腔积液中 LDH 与血清 LDH 之比值≥0.6 时,多为渗出液;反之则为漏出液;当胸水或腹水中 LDH 与血清 LDH 比值 >1 时,对胸、腹膜恶性肿瘤或转移癌的诊断有一定意义。

10. 浆膜腔液腺苷酸脱氨酶(ADA)活性测定　ADA 活性测定对结核性积液与恶性肿瘤性积液的区别有重要参考价值。在结核性浆膜腔积液、风湿性积液或积脓时,ADA 活性明显增高(常 > 50U/L);在恶性肿瘤性积液、狼疮性积液以及由肝炎、肝硬化所致的积液时,其 ADA 活性仅轻度增高(常 < 50U/L 或正常)。

11. 浆膜腔液溶菌酶检测　结核性胸水患者胸水溶菌酶的含量同血清溶菌酶含量的比值常 > 1.0,而恶性胸水患者此比值皆 < 1.0,故对二者的鉴别诊断有一定意义。

12. 浆膜腔液铁蛋白(IBP)测定　胸腔积液中 IBP 可作为肿瘤性积液与结核性胸膜炎性积液的鉴别诊断指标,若胸水中 IBP > 1500ng/ml,则为肿瘤性积液的可能性较大。

【护理问题】

体液过多　与液体潴留有关。

【护理措施】

1. 基础护理　病室安静,温湿度适宜,协助生活护理,保持床单位整洁。

2. 病情观察护理　每日认真观察记录引流量及引流液的颜色及性质,遵医嘱测量体重、腹腔积液患者测量腹围及记录 24 小时出入量,听取患者主诉,加强巡视。

3. 管路护理　保持管路通畅,勿打折弯曲,固定完好预防脱管。告知患者相关注意事项,比如翻身、活动避免拖拽管路,引流袋勿高于穿刺部位防止倒流或引流不畅。

4. 药物护理　告知患者药物作用及副作用,对患者提出的疑问及时解答。

5. 健康指导　戒烟,避免寒冷刺激、精神紧张和过度劳累,保持乐观情绪。活动时注意安全。

十二、发　热

发热是指由于致热原的作用使体温调定点上移而引起的调节性体温升高(超过 0.5℃)。每个人的正常体温略有不同,而且受许多因素(时间、季节、环境、月经等)的影响。因此判定是否发热,最好是和自己平时同样条件下的体温相比较。

【病因】

1. 感染　包括细菌、病毒、原虫、真菌、立克次体、抗原-抗体复合物、类固醇物质等。

2. 恶性肿瘤　由于组织坏死产物被吸收或肿瘤组织的炎性反应;肿瘤引

起免疫反应的抗原-抗体复合物；癌瘤组织的高分子物质具有制热作用的多糖体成分；有些恶性肿瘤因抵抗力降低而发生感染，引起发热。

3. 自身免疫病　由于自身的免疫系统失调引起。

【临床特点】

1. 发热分为几种热型　分别为稽留热、弛张热、间歇热、波状热、回归热、不规则热，它们各自的特点如下。

(1)稽留热：指体温恒定维持在 39～40℃以上达数天或数周，24 小时内体温波动范围不超过 1℃。常见于大叶性肺炎、斑疹伤寒及伤寒高热期。

(2)弛张热：又称败血症热型，体温常在 39℃以上，波动幅度大，24 小时内波动范围超过 2℃，但都在正常水平以上。常见于败血症、风湿热、重症肺结核及化脓性炎症等。

(3)间歇热：指体温骤升达高峰后持续数小时又迅速降至正常水平，无热的间歇期可持续 1 天至数天，如此高热期与无热期反复交替出现。常见于疟疾、急性肾盂肾炎等。

(4)回归热：指体温急剧上升至 39℃或以上，持续数天后又骤然下降至正常水平。高热期与无热期各持续若干天后规律性交替一次。可见于霍奇金病等。

(5)不规则热：指发热的体温曲线无一定规律，可见于结核病、风湿热、支气管肺炎、渗出性胸膜炎等。

2. 不同的发热性疾病各具有相应的热型，根据热型的不同有助于发热病因的诊断和鉴别诊断。如风湿免疫疾病：

(1)系统性红斑狼疮：不规则发热伴关节痛、皮疹(典型者为对称性面颊鼻梁部蝶形红斑)。

(2)类风湿关节炎：急性活动期常有低热或高热，血沉超过 50mm/h，白细胞计数超过正常，中度或重度贫血，类风湿因子阳性，全身症状较重，晨僵、疼痛、肿胀及功能障碍显著。

(3)成人斯蒂尔病：发热常呈弛张热，骤升骤降，可伴皮疹、关节痛、畏寒、寒颤、乏力等全身症状，热退后上述症状消失，活动自如。血白细胞计数超过正常很多。

(4)血管炎：不规则发热。

(5)结节性多动脉炎：表现为长期发热伴肌痛、关节痛、皮下结节(下肢多沿血管走向分布，或成条索状)。

但必须注意：由于抗菌药的广泛应用，及时控制了感染，或因解热药或糖皮质激素的应用，可使某些疾病的特征性热型变得不典型或呈不规则热型；热型也与个体反应的强弱有关。

【辅助检查】

1. 实验室检查　血常规,尿常规血沉,肝肾功能,电解质检查,发热时做的血培养,血肥达反应,外斐反应,血涂片找疟原虫,脑脊液常规、生化及培养。

2. X线检查、超声波检查、磁共振成像检查。

3. 组织活检　如淋巴结、皮肤黏膜、肌肉等处的组织活检。

4. 骨髓穿刺。

【护理评估】

评估项目	评估内容
发热的状态及相关因素	1. 患者发热程度、开始及持续时间、伴随的症状。 2. 患者精神状态。 3. 皮肤是否完整、皮肤的温度及颜色有无异常。 4. 近期有无接受放射、化学治疗及手术。 5. 有无过度疲劳、与传染病患者密切接触、受寒、服用特殊药物(如抗肿瘤药物及免疫抑制剂)。
患者身体状况	1. 代谢方面:患者有可能出现电解质失衡。 2. 心肺功能:发热时心率加快,一般体温每升高1℃,成人每分钟心率平均增加10次左右,儿童增加15次左右;有些疾病出现相对缓脉,即心率不随体温升高而增加,如伤寒、脑干损伤、颅内压增高等;发热时体温升高及酸性代谢产物堆积,刺激呼吸中枢,使其兴奋性增高,表现为呼吸加深、加快,严重者出现呼吸浅、快或不规则。 3. 消化道:发热时消化液分泌减少,胃肠蠕动减弱,可出现食欲不振、口干、消化不良、便秘等。 4. 中枢神经系统:表现为头痛、头晕。持续高热可出现表情淡漠、嗜睡,甚至昏迷。 5. 泌尿系统:发热期尿量减少,尿色变深。
心理影响	1. 体温上升期患者突感发冷,面色苍白,体温上升,对此患者会出现恐惧、害怕、紧张、不安。 2. 持续高热期因为周身不适,头痛、头晕会出现烦躁、不安和焦虑。 3. 退热期由于大量出汗和排尿,可出现烦躁、虚弱等。

【护理问题】

1. 体温过高　与病原体感染、体温调节中枢功能障碍有关。

2. 体液不足　与体温下降期出汗过多和(或)液体量摄入不足有关。

3. 营养失调　与长期发热,代谢率增高及营养物质摄入不足有关。

4. 潜在并发症:意识障碍;惊厥。

【护理措施】

1. 急性高热期需要退热治疗时,首选非甾体抗炎药,如消炎痛栓剂直肠给药,但慎用退热剂。

2. 密切观察退热时的伴随症状,注意心率和血压。告诉患者多饮水,以加快药物的排泄,从而避免过高的血药浓度引起的不良反应。还可避免因大量出汗导致并发症的发生。

3. 体温高时出现皮疹、关节症状、肌痛加重时,经及时给予物理降温,临床症状减轻。但不宜采用乙醇擦浴,因乙醇可使毛细血管扩张,导致皮肤充血损伤,并发感染。

4. 注意保暖,尤其是有关节症状表现的患者。

5. 保持床单位整洁、干燥,尤其皮疹患者,勤换衣裤。

6. 饮食护理　清淡易消化饮食,不能进食者给予静脉补液或鼻饲。

十三、吞 咽 困 难

吞咽困难是指食物从口腔至胃、贲门运送过程中受阻而产生咽部、胸骨后或食管部位的梗阻停滞感觉。

【病因】

常见的免疫系统疾病:多发性肌炎、皮肌炎、系统性硬化。

【临床特点】

1. 免疫疾病累及咽、食管上部和腭部肌肉,表现为肌肉无力。

2. 吞咽反射减退。

3. 进食困难。

4. 声音嘶哑。

【辅助检查】

1. 食管测压检查　对判断食管的运动功能十分重要。

2. 排除其他疾病导致吞咽困难的检查,如 X 线检查、食管钡餐,排除咽部和食管、贲门部位病变;拉网脱落细胞检查,排除食管癌;食管镜检查,排除食管癌、贲门癌、食管良性肿瘤、食管结核、食管良性狭窄、食管异物、食管裂孔疝、食管真菌感染等。

【护理评估】

评估项目	评估内容
吞咽困难的程度	1. 吞咽困难发生于口腔期:注意患者的开口、闭唇,摄食时食物从口中洒落,舌部运动(前后、上下、左右)、下颌(上下、旋转)运动、咀嚼运动及进食方式是否正常。

评估项目	评估内容
吞咽困难的程度	2. 咽期的吞咽困难应注意观察吞送(量、方式、所需时间)是否有改变,口腔内残留物多少。 3. 吞咽困难发生于食管期注意患者有无胸口憋闷、吞入食物反流情况。
伴随症状	1. 吞咽疼痛:口咽部的炎症、溃疡或外伤,进食时吞咽疼痛。食管性吞咽困难伴有轻重不等的疼痛。 2. 声音嘶哑:吞咽困难伴有声音嘶哑者应考虑为食管癌引起的纵隔浸润喉返神经 3. 呛咳:吞咽困难伴呛咳者应考虑食管癌、贲门癌;呛咳更重考虑咽神经肌病变。 4. 食管反流:进食立即发生反流至鼻腔及呛咳者,可诊为咽神经肌失常。
心理影响	患者是否出现焦虑、抑郁等情绪。

【护理问题】

1. 有误吸的风险　与吞咽反射降低有关。

2. 营养失调　与进食障碍有关。

【护理措施】

1. 声音嘶哑时可纸笔书写交谈,或用手语方式进行交流。

2. 提供充足的进餐时间,能吞咽的患者鼓励自己进食,进食速度要慢,必要时少食多餐,避免呛咳。

3. 吞咽有障碍无法进食时,遵医嘱静脉补液,加强营养。

4. 必要时鼻饲进食高蛋白、高热量、高维生素的流质食物。

5. 吞咽功能如有恢复可逐渐给予半流质、软食,嘱患者进食,速度不宜过快。

6. 呛咳的处理　出现呛咳时,患者应该腰、颈弯曲,身体前倾,下颌抵向前胸。当咳嗽清洁气道时,这种体位可防止食物残渣再次侵入气道。如果食物残渣卡在喉部,危及呼吸,患者应再次弯腰低头。在肩胛骨之间快速连续拍击,使残渣移出。还可站在患者背后,将手臂绕过胸廓下,手指交叉,对横膈施加一个向上猛拉的力量,由此产生的一股气流经过会厌,可"吹"出残渣。

十四、腹　痛

　　腹痛指由于各种原因引起的腹腔内外脏器的病变,而表现为腹部的疼痛。腹痛可分为急性与慢性两类。病因极为复杂,包括炎症、肿瘤、出血、梗阻、穿孔、创伤及功能障碍等。

　　【病因】

　　1. 腹部疾病引起　如胃、十二指溃疡、胃炎、胃癌;小肠及结肠疾病,常见的有肠梗阻、阑尾炎、肠炎、痢疾、肠道寄生虫病;胆道和胰腺疾病如胆囊炎、胆石症、胰腺炎、胰头癌;急慢性肝炎、肝癌;腹膜炎,常继发于胃肠穿孔、脾破裂;胸部脏器引起腹痛,如大叶性肺炎早期,急性下壁心肌梗死,常误诊为腹腔脏器病变;泌尿生殖器官疾病,如肾及输尿管结石、宫外孕、输卵管炎、卵巢囊肿蒂扭转、急性膀胱炎、泌尿系感染、痛经等。

　　2. 某些风湿免疫疾病可累及消化系统存在腹痛的症状,如系统性红斑狼疮、干燥综合征、结节性多动脉炎。

　　【临床特点】

　　风湿免疫疾病腹痛的特点如下:

　　1. 系统性红斑狼疮　累及消化系统可见腹痛、腹泻、恶心、呕吐、腹膜炎及胰腺炎等。

　　2. 白塞病　消化系统溃疡可引起腹痛,严重可引起腹膜炎、腹膜穿孔,为隐痛或阵发性绞痛,伴有局部压痛和反跳痛,其次为恶心、呕吐、上腹饱胀、中下腹胀满、纳差、腹泻、便秘及吞咽困难等症。

　　3. 干燥综合征　累及消化系统可见上腹不适、恶心、腹胀。

　　4. 大动脉炎　腹痛是累及消化系统的常见症状。

　　5. 结节性多动脉炎　可见腹痛、腹泻、呕血、便血。

　　【辅助检查】

　　1. 血、尿、粪的常规检查　如血清淀粉酶、血糖与血酮的测定、血清胆红素。

　　2. X 线检查　腹部 X 线平片检查在腹痛的诊断中应用最广。

　　3. 超声与 CT 检查。

　　4. 内镜检查　可用于胃肠道疾病的鉴别诊断。

　　5. 腹腔穿刺液的常规及生化检查　腹痛诊断未明而发现腹腔积液时,必须作腹腔穿刺检查。穿刺所得液体应送常规及生化检查,必要时还需做细菌培养。不过通常取得穿刺液后肉眼观察已有助于腹腔内出血、感染的诊断。

【护理评估】

评估项目	评估内容
腹痛的特征	1. 腹痛的性质:灼热感、侵蚀感或绞痛等。 2. 疼痛的部位:以肚脐为中间,分为上腹部、下腹痛。 3. 腹痛的形式及持续时间:急性发作、慢性反复性、持续性。
伴随症状	如食欲不振、恶心、呕吐、胀气、腹泻等。
心理影响	患者是否出现焦虑、抑郁、烦躁不安等情绪。

【护理问题】

1. 疼痛　与胃肠道炎症、溃疡、消化道肿瘤等有关。

2. 焦虑　与疼痛迁延不愈有关。

【护理措施】

1. 密切观察腹痛的部位、性质、程度等,了解患者所患的免疫疾病,有无累及消化系统,协助医生、帮助患者完成相关检查,积极寻找病因。

2. 对于不明原因腹痛,严格遵医嘱用药,止痛药慎重使用,用药后密切观察患者的病情变化,必要时禁食禁水。

3. 给予舒适体位　主要以患者认为舒服的姿势为主,一般仰卧或侧卧,下肢屈曲可以避免腹壁紧张,减轻疼痛,保持环境安静。

4. 心理护理　患者因疼痛导致紧张焦虑,认真听取患者主诉,多安慰患者,予以解释,取得信任,缓解患者焦虑情绪。

5. 健康教育　指导患者遵医嘱用药,纠正不良生活习惯,不进食生冷、辛辣、坚硬食物,保持大便通畅,保持心情愉悦,避免不良情绪。

十五、贫　　血

贫血是指由各种原因引起的循环血液单位容积内红细胞计数、血红蛋白量和红细胞压积低于正常的一种病理现象。我国血液病学家认为在我国海平面地区,成年男性血红蛋白<120g/L,成年女性(非妊娠)血红蛋白<110g/L,孕妇血红蛋白<100g/L即为贫血。

【病因】

1. 缺乏红细胞生成所需的造血物质。如:新生儿生长及青春期发育因需求量增加造成的缺铁性贫血。

2. 各种原因引起的红细胞生成减少。如由于药物、辐射、化学物质引起的骨髓造血功能衰竭,导致再生障碍性贫血。

3. 红细胞破坏过多(溶血)。包括:红细胞内在的缺陷造成的溶血,如蚕豆病;红细胞膜缺陷所致的遗传性球形红细胞增多症;红细胞外在因素引起的贫血,如自身免疫性溶血性贫血。

4. 大量出血后可继发性贫血。如外伤大量出血,消化道大量出血,妇女常见的子宫出血。

【临床特点】

1. 皮肤黏膜　皮肤、甲床、口唇、眼结膜苍白,皮肤弹性下降。

2. 黄疸　大量溶血可造成皮肤黏膜黄染。

3. 口腔　舌白苔,缺乏铁及维生素出现舌面平滑且疼痛,口腔黏膜溃疡。再生障碍性贫血可出现急性咽喉炎。

4. 循环系统　呼吸急促、憋气、心悸、心率加快,重度贫血时,即使平静状态也可能有气短甚至端坐呼吸。长期贫血,心脏超负荷工作且供氧不足,会导致贫血性心脏病,还可有心律失常和心功能不全。贫血愈重,活动量愈大,症状愈明显。

5. 消化系统　消化功能减低、消化不良,出现腹部胀满、食欲减低、大便规律和性状的改变等。长期慢性溶血可合并胆道结石和脾大。缺铁性贫血可有吞咽异物感或异嗜症。

6. 泌尿系统　尿量及尿色变化。会少尿、无尿、急性肾衰竭,出现酱油色或浓茶色的血红蛋白尿。

7. 生殖系统　长期贫血影响睾酮的分泌,减弱男性特征;女性月经失调。在男女两性中性欲减退均多见。

8. 其他　急性溶血可以有腰背部疼痛,严重贫血经常会出现眩晕、耳鸣、晕厥的情况。

【辅助检查】

1. 实验室血液检查　血常规中血红蛋白及红细胞是确定贫血的可靠指标;网织红细胞计数间接反映骨髓红系增生及代偿情况;外周血涂片可观察红细胞、白细胞、血小板数量或形态改变,有否疟原虫和异常细胞等。

2. 骨髓检查骨髓细胞涂片反映骨髓细胞的增生程度、细胞成分、比例和形态变化。骨髓活检反映骨髓造血组织的结构、增生程度、细胞成分和形态变化。骨髓检查对某些贫血、白血病、骨髓坏死、骨髓纤维化或髓外肿瘤细胞浸润等具有诊断价值。

3. 贫血原因检查　尿常规、肾功能、大便常规、大便潜血、胃肠道检查、免疫学、组织病理及核素检查。

【护理评估】

评估项目	评估内容
贫血的程度	1. 皮肤黏膜:贫血可造成皮肤、甲床、口唇、眼结膜苍白、皮肤弹性下降。 2. 黄疸:大量溶血可以造成皮肤、巩膜黄染。 3. 口腔:出现舌苍白,缺乏铁及维生素出现舌面平滑且疼痛、口腔黏膜溃疡;再生障碍性贫血患者可出现急性咽喉炎等。 4. 循环系统:呼吸急促,活动后心跳加快、憋气,长期的贫血可以造成贫血性心脏病、心动过速、心脏杂音。 5. 消化系统:消化道黏膜缺血、消化能力减弱、食欲下降。 6. 泌尿系统:溶血后出现酱油色或浓茶色的血红蛋白尿。 7. 生殖系统:缺铁可以导致女性月经过多,月经失调;男性有性欲减退的现象。
相关因素	1. 患者年龄:骨髓的造血功能随着年龄增长而下降,因而对年龄的评估很重要。 2. 性别:男性造血功能高于女性。 3. 饮食习惯:偏食,很少食用蔬菜、水果;长期摄入高糖、高脂饮食,导致营养失调,缺乏叶酸,易患巨幼细胞性贫血。 4. 职业:工作环境中是否接触有害物质,如苯、铅等。 5. 既往史:有无胃肠道手术史,术后伤口愈合情况;有无脾功能亢进及肝病史、有无造血功能异常、是否有输血史。 6. 家族史:家族中有无遗传性贫血史。
心理影响	急性大量失血引起贫血的患者和再生障碍性贫血的患者是否出现恐惧、紧张、急躁情绪,以及对可能出现的治疗效果不良的担忧和焦虑。

【护理问题】

1. 活动无耐力 与贫血导致机体组织缺氧有关。

2. 营养失调 与各种原因导致造血物质摄入不足、消耗增加或丢失过多有关。

【护理措施】

1. 活动休息 轻度贫血可以适当活动,但需鼓励患者休息,每日应有午休,平时活动时若出现乏力、头晕眼花或眩晕症状及时休息,去枕平卧位。以增强头部循环血量,缓解头晕症状。严重贫血患者需要卧床休息,基本生活照顾需要协助,防止继发皮肤感染。保持病室环境安静,减少探视,护理治疗集中进行,以保证患者充分休息。

2. 皮肤护理 做好皮肤清洁防止皮肤感染及破溃。卧床患者定时协助翻身,预防压疮发生。

3. 口腔护理 进食后用生理盐水或硼酸溶液水漱口,以清除口腔内的食物残渣;口腔黏膜有溃疡时,加强漱口,外涂口腔溃疡膏或喷贝复济。

4. 输血的护理 严格按照输血制度输血,输血速度不宜过快,防止加重心脏负荷。护理人员密切观察患者有无发冷、发热的过敏反应,如有反应立即停止输血,通知医生。并且观察患者有无呼吸窘迫的表现,出现症状时立即停止输血,通知医生。

5. 口服铁剂的护理 铁剂应与食物同服,由于维生素 C 可增加铁的吸收,与果汁同服效果更佳。服铁剂期间不能饮茶,若服用水剂时要用吸管,服后漱口,服用铁剂大便为黑色,避免患者产生紧张。

6. 饮食护理 高蛋白、高热量、高铁和高维生素的饮食,对于缺铁性贫血和叶酸维生素 B12 缺乏所致贫血的患者应注重摄取肝脏、牛肉、蛋黄、牛奶、绿色蔬菜。口腔溃疡的患者少食多餐,多饮水。清淡易消化食物为主,避免辛辣、过热、有刺激的食物。

7. 免疫系统疾病引起的贫血会使用大剂量激素冲击、免疫抑制剂治疗原发病,注意药物的副作用。

十六、水　肿

水肿是指组织间隙内的体液增多而引起的局部性或全身性肿胀。局部水肿如肺水肿、脑水肿;全身性水肿如心源性水肿、肾性水肿、营养不良性水肿等。

【病因】

正常情况下,血管内与血管外液体交换和体内与体外液体交换维持在动态平衡状态。毛细血管内静水压、血浆胶体渗透压、组织液静水压和组织液胶体渗透压是维持血管内外液体平衡的因素,当这些因素发生变化时,可引起组织间液生成过多或回吸收过少,形成水肿。肾脏在维持体内外液体交换平衡中起重要作用,任何原因导致球-管失衡均可使肾脏排水排钠减少,从而引起水钠潴留和全身性水肿。

【临床特点】

风湿免疫疾病累及肾脏会引发水肿的症状。常见的疾病如系统性红斑狼疮常累及肾脏,也可累及心脏、浆膜腔,并发肾衰或心衰。表现眼睑、四肢、腰部、腹部、手背或(及)足背的水肿。水肿严重程度可分轻、中、重度。

【辅助检查】

1. 实验室检查　血肌酐、血尿素氮、转氨酶及尿常规和24小时尿蛋白检查是检查肾脏功能的指标。

2. 放射线检查　胸腹部放射线检查。

3. 超声检查　如心脏彩超、腹部超声。

4. 其他　核医学造影、心电图、各种穿刺如腰穿、肾穿、胸腔穿刺、腹腔穿刺等。

【护理评估】

评估项目	评估内容
水肿的程度	1. 水肿出现的时间。 2. 水肿的部位。 3. 水肿的程度。 4. 水肿的发展速度。 5. 水肿与活动及体位的关系。
伴随症状	是否伴随呼吸困难、心悸、乏力、食欲减低、恶心、呕吐、腹胀、体重增加、手足肿胀引起活动受限等。
相关因素	1. 既往史:有无心脏病、肾脏病、慢性消化性疾病,有无食物药物过敏史及激素治疗史等。 2. 诱因:如感染、过劳、大出血等。 3. 饮食:每日进食量、食盐入量、液体入量、尿量。
心理影响	患者是否有焦虑等情绪改变。

【护理问题】

1. 体液过多　与右心功能不全,与肾脏疾病所致水钠潴留有关。

2. 皮肤完整性受损　与水肿所致组织、细胞营养不良有关。

3. 活动无耐力　与胸、腹腔积液所致呼吸困难有关。

4. 潜在并发症:急性肺水肿。

【护理措施】

1. 基础护理　病室保持安静,床单位保持整洁,给予患者安静整洁的休息环境,协助患者。

2. 做好生活护理。

3. 活动休息　严重水肿患者应卧床休息。对于存在腹水、胸水的患者可采取半坐卧位姿势,以患者舒适为主要前提。上肢及手背水肿的患者可抬高上肢,下肢水肿的患者可抬高下肢,阴囊水肿的患者用吊带托起,以利于静脉回流。轻度水肿的患者可适当活动,避免劳累。

4. 病情观察　每日听取患者主诉如呼吸困难等,加强巡视,评估患者水肿的部位、水肿程度有无变化及皮肤状况。监测血电解质及肝肾功能、心脏功能、尿蛋白的指标,准确记录出入量,监测体重的变化。

5. 皮肤护理　水肿患者的皮肤弹性减弱、血运变差,经常卧床的患者皮肤容易出现压疮,并且不易痊愈。保持患者皮肤清洁干燥及关节功能位,勤翻身避免局部长时间受压。

6. 健康教育　告知患者水肿原因,控制入量,正确测量液体出入量及体重的重要性及方法,介绍药物的作用及副作用,不可擅自停药及减量,尤其是激素和免疫抑制剂。需要卧床的患者告知正确的体位、勤翻身的重要性,长期卧床会引发肺部感染及血栓,告知患者床上活动四肢,穿舒适宽松的棉质衣裤及鞋袜,避免磕碰皮肤。

十七、腹　泻

腹泻指排便次数增多,每日 3 次以上,粪质稀薄,含水量 >85%,每天粪便总量大于 200g,或带有黏液、脓血或未消化的食物。根据病程腹泻可分为急性与慢性两种,病程超过两个月者属慢性腹泻。

【病因】

由于炎症、溃疡、肿瘤、消化不良等原因造成的肠道分泌增加、吸收障碍或肠蠕动过快时,可引起腹泻。

【临床特点】

1. 常见腹泻的病理生理特点及病因对照,见表 3-1-6。

表 3-1-6　常见腹泻的病理生理特点及病因对照表

发生机制	病理生理特点	常见病因
分泌性腹泻	肠黏膜吸收抑制或净分泌增加。	霍乱、大肠杆菌感染、胃肠道内分泌肿瘤。
渗出性腹泻	炎症、溃疡等病变,使肠道黏膜完整性受到破坏,造成大量炎性渗出。	各种肠道炎症疾病。
渗透性腹泻	肠内容物渗透压增高,阻碍肠内水分与电解质吸收。	服用盐类泻剂。
动力性腹泻	肠蠕动亢进,肠内食糜停留时间缩短,未被充分吸收。	肠易激综合征、功能性腹泻、甲亢、糖尿病致自主神经功能紊乱。
吸收不良性腹泻	肠黏膜的吸收面积减少或吸收障碍。	小肠部分切除、吸收不良综合征。

2. 腹泻的病因及粪便性质,见表3-1-7。

表3-1-7 腹泻的病因及粪便性质参照表

常见病因	粪便的性质
阿米巴感染	果酱样便
霍乱	大量蛋花汤样水样泻 >1000ml Qd
细菌性痢疾和溃疡性结肠炎	黏液脓血便
伪膜性肠炎	含有坏死脱落的肠黏膜
吸收不良	含有未消化食物或油滴

3. 腹泻的病因及伴随症状,见表3-1-8。

表3-1-8 腹泻的病因及伴随症状对照表

常见病因	伴随症状
炎症性腹泻	伴发热、腹痛、里急后重。
吸收不良	慢性腹泻伴营养不良、贫血、低钙等。
肠结核、结肠癌、小肠恶性淋巴瘤、结缔组织病等	慢性腹泻伴发热。
甲亢	慢性腹泻伴心悸、多汗、易饿、消瘦。
慢性胰腺炎	慢性脂肪泻伴反复腹痛、新发糖尿病。

【辅助检查】

1. 粪便检查 是最基本的检查项目。包括:粪便常规、粪便苏丹三染色和粪便培养等

2. 常规检查 免疫抗体检查,血常规、肝肾功能和血气分析,了解有无贫血、白细胞增多、糖尿病等,了解水电解质和酸碱平衡等情况。

3. 禁食试验 禁食48～72小时,腹泻量无明显减少者见于分泌性腹泻,明显缓解者见于渗透性腹泻。

4. X线检查 主要指消化道造影,可观察全胃肠道的功能状态,有无器质性疾病。

5. 内镜检查 明确病变性质和范围,取活检做病理检查和病原学检查。

6. D-木糖吸收试验 可诊断小肠吸收不良。

7. 其他影像学检查 超声、CT和ERCP等对疑为肝、胆和胰腺疾病引起的腹泻诊断有一定帮助。

【护理评估】

评估项目	评估内容
腹泻的程度及伴随症状	1. 排便情况与粪便的性质:每天大便次数、量、性状、颜色、气味、混杂物。是否含黏液、脓血。腹泻持续的时间,起病缓急,病程长短。 2. 脱水:大量腹泻可使机体产生脱水及电解质紊乱,患者可表现为皮肤干燥、弹性及张力降低、尿量减少、呼吸加快、腹胀、恶心等。 3. 营养不良:长期腹泻可导致各种酶活性降低,吸收不良,营养物丢失,引起如肌肉松软无力,皮肤、头发干枯等。 4. 对循环系统的影响:腹泻后体液迅速丢失,使血容量减少,不能维持有效的循环血量致低血容量性休克。 5. 对消化系统的影响:由于肠蠕动的加速,肠分泌增多和吸收障碍,使粪便性状稀薄,排便次数增多。 胃肠道受毒素的刺激作用,可致恶心,呕吐。肠蠕动亢进,肠痉挛收缩以及肠道内产气增多,可引起腹痛、腹胀。 6. 肛周糜烂:排便的刺激,使肛周的皮肤破溃,可引起肛周部的疼痛。
相关因素	1. 年龄:病毒性肠炎和大肠杆菌肠炎多见于婴幼儿;溃疡性肠结核、炎症性肠病多见于青壮年;结肠癌、缺血性肠炎多见于老年患者。 2. 性别:功能性腹泻女性高于男性。 3. 饮食习惯:食生冷,不洁食物,暴饮暴食可导致腹泻。
心理影响	对于反复发作、长期腹泻的患者,是否有焦虑、恐惧、忧郁等情绪改变。

【护理问题】

1. 腹泻　与肠道感染等有关。
2. 体液不足　与腹泻造成体液丢失过多有关。
3. 皮肤完整性受损　与排便次数增多及排泄物刺激有关。
4. 焦虑　与慢性腹泻迁延不愈有关。

【护理措施】

1. 重型腹泻的护理　严密观察生命体征变化,包括体温、脉搏、呼吸、血压。有无水、电解质紊乱及发热等全身中毒症状,监测血生化指标,按病情做好各种护理记录,准确记录出入量及大便量。观察患者有无精神萎靡、躯干四肢乏力、腱反射减弱或消失、腹胀、肠鸣音减弱或消失等低钾血症,有异常立即通知医生。注意观察患者的神志、意识,有无体温低于正常、血压降低、脉细速、四肢厥冷、尿少或无尿等脱水休克表现,及时通知医生并积极配合抢救。

2. 病情观察　观察并记录每日大便的性状及量,做好动态比较,必要时留取标本送检。观察生命体征的变化及有无脱水征。观察水、电解质、酸碱平衡紊乱症状。注意观察体重、白蛋白指标,了解营养状况。

3. 基础护理　给患者提供安静、舒适的休息环境,以减少患者的胃肠蠕动及体力。注意保暖,用热水袋热敷以缓解腹泻时伴随的腹痛症状。必要时为患者提供床旁便器。嘱患者多饮水以防腹泻引起的脱水。

4. 低钾血症的护理　注意观察患者的精神、意识情况,观察心电图的改变,有无 ST 段降低、T 波平坦或倒置等低钾血症的表现,注意观察出入量的情况,注意不宜过多、不宜过快、不宜过浓、不宜过早补钾的原则,口服补钾药物时要在餐后服用,避免胃的刺激。

5. 肛周皮肤的护理　注意保护肛周皮肤,嘱其便后使用软纸擦拭,每日用温水清洗肛门,并涂凡士林油保护皮肤。

6. 预防和控制感染　严格执行无菌操作,保护易感人群,严格执行手卫生,控制传染源,对于有肠道传染病的患者要做好隔离工作。同时做好患者及家属的健康教育。

7. 用药的护理　遵医嘱给予止泻药和肠道益生菌,但注意肠道益生菌与抗菌药同服时,应间隔 2 小时以上;根据引起腹泻的病因不同,遵医嘱予对因治疗,同时注意观察药物的疗效及不良反应,不可自行减量及停药,尤其是激素。

8. 饮食护理　急性发作期和爆发型患者应进食无渣流质或半流质饮食,禁食生冷食物及含纤维素多的蔬菜,病情严重者应禁食,并给予胃肠外营养,使肠道得以休息利于减轻炎症,控制其症状。

9. 心理护理　由于有些腹泻病程长,症状反复出现,患者易出现抑郁或焦虑,护理人员应耐心向患者做好宣教解释工作,使其积极配合治疗,注意生活中的自我调节,让患者认识到不良的心理状态不利于本病的康复,从而帮助患者建立起战胜疾病的信心及勇气。

十八、抽　　搐

抽搐是局部或全身骨骼肌阵发性不自主的痉挛僵硬,伴随躯体抽动,或出现阵发性的、自发性的、较长时间的肌肉抽搐。

【病因】

1. 抽搐主要是由于肌肉、周围神经和中枢神经系统任何部位的障碍引起的。

2. 免疫系统疾病累及中枢神经系统是免疫科常见引发抽搐症状的病因,常见疾病有狼疮脑病和白塞脑病。

【临床特点】

1. 狼疮脑病　主要包括神经症状和精神症状。神经损害以癫痫最为常见,其次为脑血管病、脑神经麻痹、颅内高压、无菌性脑膜炎及横贯性脊髓炎等。在狼疮起病的最初 5 年,脑血管意外的发病率很高,第一年可达 6.6%。约 10% 的狼疮脑病的患者有脑神经异常;精神异常主要为精神病样反应,如癔症。狼疮脑病所引发的抽搐短时几秒,长时几十分钟,可频繁发作,无规律性。

2. 白塞脑病可侵袭脑干、脑膜及周围神经,又称神经贝赫切特综合征,男性多于女性,多在发病后 1 ~ 3 年出现,是严重并发症之一。可出现多种复杂的神经精神症状,治疗效果差,是死亡主要原因之一。抽搐是神经精神症状之一。

【辅助检查】

1. 腰穿　中枢神经受累时常有脑脊液压力增高、蛋白和白细胞增多。

2. MRI 检查　脑干、脑室旁白质和基底节处的增高信号。

【护理评估】

评估项目	评估内容
抽搐的程度	1. 抽搐开始的时间、持续时间、进展情况。 2. 抽搐时的部位、性质、皮肤的颜色。 3. 抽搐时意识状态、瞳孔变化。 4. 患者抽搐发作的状态。
相关因素	1. 既往史:患者有无相关的病史。 2. 诱因:患者抽搐发作时有无诱发因素。
心理影响	抽搐发作后或常发抽搐患者是否出现焦虑、恐惧、烦躁不安等情绪。

【护理问题】

1. 有受伤的危险　与发生抽搐有关。

2. 恐惧　与抽搐反复发作有关。

【护理措施】

1. 入院护理评估及抽搐未发作时的护理　入院时详细评估患者的抽搐病史,如时间、程度、频率及进展情况。给予床旁口咽通气道、压舌板、负压吸引器等抢救设备备用。并给予神志清楚的患者及家属相关知识宣教,特别是口咽通气道的作用及使用方法。

2. 抽搐发作时护理　评估脑病的类型及程度,立即予床旁的口咽通气道置于口中,监测心率、呼吸、血氧的变化,必要时使用负压吸引器及简易呼吸器、呼吸机等抢救设备。密切观察患者病情变化(特别对患者神志及瞳孔变化),医嘱予脱水降颅压及镇静治疗时观察疗效。稳定患者及家属情绪,配合治疗及护理。患者尿潴留和尿失禁时应留置尿管。

3. 安全护理　躁动、抽搐时注意安全防护,必要时给予四肢约束,防止自伤、伤人行为;约束四肢过程中注意皮肤的保护,随时观察指端皮肤变化,如皮肤颜色、脉搏波动强弱等,防止约束过程中出现皮肤的损害。

4. 用药护理　遵医嘱给予各类治疗,如镇静药物、激素和免疫球蛋白的冲击治疗等,注意药物护理和观察,如神志、瞳孔的变化,血压、血糖的监测,避免感染等。

5. 腰穿的护理　腰穿前做好宣教,如准备好便器,排空膀胱,因腰穿后需要去枕平卧6小时,需要床上大小便。6小时后可缓慢起床,如无不适可下床活动。

6. 健康教育　抽搐的患者需要家属的参与照顾,健康教育的内容包括家属的教育。识别和避免诱发因素;减少刺激、高热等诱发因素;识别病情变化,告知发作的先兆表现及相应的处理办法,包括口咽通气道的使用,预防舌咬伤,不能单独外出,应携带卡片,注明姓名、诊断,以便急救时参考,若患者自觉症状加重,出现不适情况及时向医护人员寻求帮助。

十九、昏　迷

昏迷是指患者对刺激无意识反应,不能被唤醒,意识完全丧失,是最严重的意识障碍。

【病因】

1. 昏迷常见的病因有颅内病变和代谢性脑病。

2. 常见的导致昏迷的免疫系统疾病有狼疮脑病、白塞脑病等。

【临床特点】

浅昏迷、中昏迷、深昏迷的特点,表3-1-9。

表3-1-9　浅昏迷、中昏迷、深昏迷的特点

昏迷程度	疼痛刺激反应	意识及自发运动	腱反射	瞳孔对光反射	生命体征
浅昏迷	有反应	可有	存在	存在	无变化
中昏迷	重刺激有反应	很少	迟钝	迟钝	轻度变化
深昏迷	无反应	无	消失	消失	明显变化

【辅助检查】

1. 实验室检查　血液免疫抗体检查及肝肾功能检查,血气分析有无缺氧、中毒,尿常规异常可见尿毒症、糖尿病、肝性脑病。

2. 腰椎穿刺　检查脑脊液,是否存在颅内高压及颅内病变。

3. 头部CT及核磁检查。

4. 其他　心电图、神经电生理等。

【护理评估】

评估项目	评估内容
昏迷的程度	1. 昏迷发生的时间。 2. 昏迷的过程。 3. 起病的缓急。
伴随症状	是否伴发热、头疼、恶心、呕吐、肢体瘫痪、咳嗽、胸痛等症状。
相关因素	1. 既往史:有无高血压病、心脏病、肾脏病、糖尿病、癫痫等病史。是否首次发病,以往发生昏迷与此次有何不同。 2. 诱因:如原有高血压患者,由于精神过度紧张或情绪激动,可诱发脑出血昏迷。原有糖尿病者,由于感染,停用胰岛素或胰岛素用量不足,可诱发酮症酸中毒等。

【护理措施】

1. 保持呼吸道通畅　取出义齿、去枕平卧,头偏向一侧;促进排痰、呼吸支持,舌后坠可用口咽通气道,配合气道湿化痰液,加强翻身叩背,必要时行气管插管及气管切开,使用呼吸机辅助呼吸。

2. 病情观察　密切观察生命体征的变化,加强巡视,遵医嘱使用脱水降颅压药物治疗。

3. 皮肤护理　保持患者功能位,加强翻身,翻身时勿拖拉患者,需要抬离床面,骨突出垫软枕,皮肤清洁干燥,使用中性皂液或清水擦拭皮肤,床单被褥整洁。

二十、呕　　吐

呕吐是指胃内容物反入食管,经口吐出的一种反射动作。可分为三个阶段,即恶心、干呕、呕吐,但有些呕吐可无恶心或干呕的先兆。呕吐可将咽入胃内的有害物质吐出,是机体的一种防御反射,有一定的保护作用。但大多数并非由此引起,且频繁剧烈的呕吐可引起脱水、电解质紊乱等并发症。

【病因】

1. 反射性呕吐　指由来自内脏末梢神经的冲动,经自主神经传入纤维刺激呕吐中枢引起的呕吐。常因口咽部刺激,胃肠疾病,肝、胆、胰疾病等。

2. 中枢性呕吐　指由来自中枢神经系统或化学感受器的冲动刺激呕吐中枢引起的呕吐。常因中枢神经系统感染,脑血管病变,服用洋地黄、抗菌药等药物。

3. 前庭功能障碍性呕吐　常见于迷路炎、晕动病。

4. 神经性呕吐　常见于胃肠神经官能症、神经性厌食。

【临床特点】

1. 发生时间   晨起呕吐在育龄女性应考虑早孕反应,有时也见于尿毒症、慢性酒精中毒,夜间呕吐见于幽门梗阻。

2. 呕吐物的性质 隔餐或隔日的食物——幽门梗阻。

含有黄色胆汁——十二指肠以下肠梗阻。

大便臭味——低位性肠梗阻。

大量酸性胃液——十二指肠溃疡、胃泌瘤。

咖啡样或鲜血——上消化道出血。

3. 呕吐伴腹痛 首先考虑急腹症,慢性腹痛可在呕吐之后获得暂时缓解,可能是消化性溃疡、高位肠梗阻。但胆囊炎、胆石症,急性胰腺炎呕吐后腹痛不缓解。

4. 呕吐伴头痛与眩晕 头痛——高血压脑病、偏头痛、鼻窦炎、青光眼。

眩晕——前庭器官疾病。

【辅助检查】

1. 实验室检查 血尿便、肝肾功、电解质、血糖、胰腺功能、血气分析,育龄妇女查 HCG。

2. X 线检查 确诊有无肠梗阻。

3. 内镜检查 胃镜、肠镜、小肠镜、超声内镜等。

4. CT 对诊断无痛性阑尾炎、缺血性肠病、胰腺炎、消化道穿孔优于其他检查;头颅 CT 或 MRI 可显示中枢神经系统病变。

5. 怀疑化学物质相关的,可行血尿毒物的筛查。

6. 胃肠动力检查 慢性呕吐怀疑胃肠动力异常,可选择食管测压、胃排空功能测定、胃电图。

【护理评估】

评估项目	评估内容
呕吐的特征	1. 呕吐发生与持续时间、频率。 2. 观察呕吐物的量、性质及气味。
伴随症状	观察有无腹痛、腹泻或便秘、头痛、眩晕等伴随症状。
相关因素	1. 既往史:有无相同的发病史。 2. 诱发因素:体位、进食、药物、运动、情绪等。
心理影响	患者是否出现焦虑、恐惧等情绪。

【护理问题】

1. 体液不足 与呕吐引起的体液丢失及摄入量不足有关。

2. 营养失调　与长期频繁呕吐和食物摄入量不足有关。

3. 有误吸的危险　与呕吐物误吸入肺内有关。

【护理措施】

1. 病情观察　监测生命体征、神志、瞳孔等的变化,观察呕吐物的颜色性状量,有无潜血,呕吐时的喷射方式等。

2. 体位　注意患者头偏向一侧,防止呕吐后引起的窒息。

3. 饮食　禁食水,给予外周营养支持。

4. 药物　频繁呕吐给予止吐药对症,以减轻不适症状。

5. 生活护理　呕吐严重时给予生活护理,帮助患者漱口,并清理周围环境,及时更换污染的衣服和被服,保持舒适卧位,开窗通风。

二十一、呕血与便血

呕血与便血是指食道到肛门的消化道黏膜出血。呕吐时有血液称呕血,大便中看到血称便血。

消化道出血是临床常见的严重病症。消化道是指从食管到肛门的管道,包括胃、十二指肠、空肠、回肠、盲肠、结肠及直肠。上消化道出血部位指屈氏韧带以上的食管、胃、十二指肠、上段空肠以及胰管和胆管的出血。屈氏韧带以下的肠道出血称为下消化道出血。

【病因】

1. 上消化道出血　炎症性病变,如食道炎、胃炎;物理或化学因素损伤,如强酸、强碱造成的化学损伤;血管性病变,如食道静脉曲张破裂出血;肿瘤糜烂、溃疡或坏死,如胃癌;血液病及造血功能系统疾病,如血小板减少性紫癜。

2. 下消化道出血　炎症性病变,如细菌性痢疾;先天性疾病,如憩室;自身免疫系统疾病,如溃疡性结肠炎、克罗恩病;息肉及良性或恶性肿瘤。

【临床特点】

消化道出血特点见表3-1-10。

表3-1-10　消化道出血特点

部位	消化道出血特点
上消化道出血	1. 呕血和(或)黑便。 2. 失血性周围循环衰竭。 3. 贫血和血象变化。 4. 发热。
下消化道出血	下消化道出血的主要症状是便血。

【辅助检查】

1. 化验检查

急性消化道出血时,重点化验应包括血常规、血型、出凝血时间、大便或呕吐物的隐血试验、肝功能及血肌酐、尿素氮等。

2. 特殊检查方法

(1)内镜检查:胃镜直接观察,即能确定,并可根据病灶情况作相应的止血治疗。做纤维胃镜检查注意事项有以下几点:①胃镜检查的最好时机在出血后 24 ~ 48 小时内进行。②处于失血性休克的患者,应首先补充血容量,待血压有所平稳后做胃镜较为安全。③事先一般不必洗胃准备,但若出血过多,估计血块会影响观察时,可用冰水洗胃后进行检查。

(2)选择性动脉造影:在某些特殊情况下,如患者处于上消化道持续严重大量出血紧急状态,以致于胃镜检查无法安全进行或因积血影响视野而无法判断出血灶,此时行选择性肠系膜动脉造影可能发现出血部位,并进行栓塞治疗。

(3)X 线钡剂造影:因为一些肠道的解剖部位不能被一般的内镜窥见,有时会遗漏病变,这些都可通过 X 线钡剂检查得以补救。但在活动性出血后不宜过早进行钡剂造影,否则会因按压腹部而引起再出血或加重出血。一般主张在出血停止、病情稳定 3 天后谨慎操作。

(4)放射性核素扫描:经内镜及 X 线检查阴性的病例,可做放射性核素扫描。其方法是采用核素(例如锝^{99m}Tc)标记患者的红细胞后,再从静脉注入患者体内,当有活动性出血,而出血速度能达到 0.1ml/min,核素便可以显示出血部位。

【护理评估】

评估项目	评估内容
呕血的原因和相关因素	1. 呕血的持续时间、次数、呕血量、颜色,有无混杂食物,是否黑便,黑便的次数和量。 2. 呕血时伴随症状:如有无腹痛、腹胀、黄疸、腹水、头晕、心悸、发热,以及其他部位出血。 3. 呕血的诱因:如暴饮暴食、进食过多油炸的坚硬食物或刺激性食物、酗酒、过度劳累、服药史、精神紧张等。 4. 既往史:有无溃疡病史、肝病史、血液病史。
便血的原因和相关因素	1. 便血的时间,发病缓急,便血次数、颜色、量、性状,是否与粪便相混。 2. 便血时,有无服药史。 3. 便血时,是否有伴随症状,如发热、盗汗、腹痛、里急后重、体重减轻、贫血等。 4. 便血时是否有诱因:如过度疲劳、感冒、饮食影响、便秘等。 5. 既往史:是否有便血病史,如慢性痢疾、溃疡性结肠炎等。
心理影响	大量呕血、便血后患者是否出现紧张、恐惧、焦虑心理。

【护理问题】

1. 组织灌注不足　与消化道出血所致血容量不足有关。

2. 活动无耐力　与呕血和便血所致贫血有关。

3. 恐惧　与大量呕血和便血有关。

【护理措施】

1. 及时补充血容量　迅速建立两条静脉通道,及时补充血容量,抢救治疗开始滴速要快,但也要避免因过多、过快输液、输血引起肺水肿或诱发再出血,从而加重病情。

2. 体位护理　出血期间绝对卧床休息,采取平卧位,头偏向一侧,防止因呕血引起窒息。

3. 饮食护理　严重呕血或明显出血时,必须禁食,24 小时后如不继续出血,可给少量温热流质易消化的饮食,病情稳定后,指导患者要定时定量,少食多餐,避免进食粗糙、生冷、辛辣等刺激性食物,同时要禁烟、酒、浓茶和咖啡。

4. 口腔护理　每次呕血后,及时做好口腔护理,减少口腔中的血腥味,以免再次引起恶心、呕吐,同时能增加患者舒适感。

5. 皮肤护理　保持皮肤清洁及床铺清洁、干燥,呕血、便后及时清洁用物。

6. 心理护理　心理护理是指在护理全过程中,由护士通过各种方式和途径积极影响患者的心理状态,以达到其自身的最佳身心状态,其必要条件是护士要与患者建立良好的互相信任的治疗性人际关系,并对存在的心理问题有较深的了解和准确的评估。患者对疾病缺乏正确认识的前提下,易产生紧张恐惧的情绪而加重出血,尤其反复出血者因反复住院给家庭带来沉重的经济负担,感到前途暗淡,消极悲观,对治疗失去信心。因此做好有效的心理护理尤为重要。医护人员从容的态度,亲切的语言,认真地答疑,果断地决策,沉着、冷静、熟练的操作,可给患者以安全感,解除患者精神紧张及恐惧心理,有益于良好护患关系的建立和进一步治疗的配合。

7. 用药指导　严格遵医嘱用药,熟练掌握所用药物的药理作用、注意事项、不良反应,如滴注垂体后叶素止血时速度不宜过快,以免引起腹痛、心律失常和诱发心肌梗死等,遵医嘱补钾、输血及其他血液制品。

8. 三腔二囊管压迫止血的护理　插管前检查有无漏气,插管过程中必须经常观察患者面色、神志。插管后要保持胃气囊压力为 50～70mmHg,食管气囊压力为 35～45mmHg,密切观察引流液的颜色和量,置管 24 小时后宜放出气囊气体,以免压迫过久可能导致黏膜坏死,鉴于近年药物治疗和内镜治疗的进步,目前已不推荐气囊压迫作为首选止血措施。

9. 对症护理　发绀者应吸氧,休克者注意保暖,精神紧张者给予安定,肝病者禁用巴比妥类、吩噻嗪类及吗啡。

10. 健康指导　向家属宣教一些本病的常识,使之对治疗过程有一定的了解,取得家属配合,并协助医生解决一些实际问题;教会患者及家属识别早期出血征象及应急措施,出现呕血或黑便时应卧床休息,保持安静,减少身体活动;帮助掌握有关病症的病因、预防、治疗知识以减少再度出血的危险;保持良好的心态和乐观精神,正确对待疾病,合理安排生活,增强体质,应戒烟戒酒,在医生指导下用药,勿自用处方,慎重服用某些药物。总之,上消化道出血,起病急、来势凶险、变化快,易造成失血性休克和循环衰竭而危及生命,如能正确诊断,进行有效的止血治疗及认真细致的护理,可使患者转危为安,提高治愈率,降低病死率,从而达到康复的目的。

二十二、尿量异常

尿量包括一日的总尿量和每次的尿量。正常人 24 小时尿量是 1000 ~ 2000ml。尿量异常包括多尿、少量、无尿。多尿是指每日尿量经常超过 2500ml。少尿是指 24 小时尿量少于 400ml 或每小时少于 17ml。无尿是指 24 小时尿量少于 100ml。

【病因】

1. 多尿　中枢性尿崩症、肾性尿崩症以及溶质性利尿。

2. 少尿、无尿　发生的原因分为肾前、肾性形、肾后性三类。肾前性的常见于严重脱水、休克、低血压、严重创伤、烧伤、肾病综合征等。肾性的常见于急性肾小球疾病、急性肾盂肾炎、肾血管炎性疾病。肾后性的常见于肾盂或输尿管结石等。

【临床特点】

免疫系统疾病累及肾脏,可引起尿量异常的症状。如系统性红斑狼疮合并肾脏损害较为常见,主要是肾小球病变,少数以肾间质及肾小管病变为主。如狼疮肾炎、狼疮肾炎合并肾小管性酸中毒,都可出现尿量异常的表现,如少尿、无尿、多尿。

免疫系统疾病累及神经系统,可引起尿量异常的表现。如横贯性脊髓炎,可出现尿潴留或尿失禁的症状。

【辅助检查】

1. 实验室检验　常规检查如血常规、肾功能、尿常规及尿沉渣检查,相关免疫抗体的检查。

2. 肾脏穿刺　具有诊断及确定狼疮肾炎的临床病理分型的作用,可针对性的进行用药治疗。

3. B 超　双肾、输尿管、膀胱 B 超,确认有无输尿管和膀胱病变。必要时进一步行静脉肾盂造影和膀胱活检明确病变性质。

4. 腰穿 横贯性脊髓炎脑脊液压力正常,外观无色透明,细胞数及蛋白轻度增高,糖及氯化物正常。个别急性期可有椎管阻塞现象。

5. MRI 横贯性脊髓炎的 MRI 表现为脊髓肿胀,长 T_1、T_2 信号。

【护理评估】

评估项目	评估内容
尿量异常的原因	1. 患者年龄、病史。 2. 家族史。 3. 服药史。
排尿的形态	包括排尿的量、尿液性质,排尿时是否有合并症状。
伴随症状	多尿时是否伴随口渴、皮肤黏膜干燥、多饮、食欲差等。少尿及无尿时是否伴随水肿、血压高、头痛、恶心等。
心理影响	患者有无焦虑、烦躁等。

【护理问题】

1. 体液不足 与多尿有关。

2. 体液过多 与少尿有关。

3. 水、电解质紊乱 与尿量异常有关。

【护理措施】

1. 护理评估 尿量异常的程度及伴随症状,还有相关因素如患者的液体摄入量、生活卫生习惯、排尿习惯、既往史等。评估水肿程度如眼睑、四肢皮肤等处。

2. 维持体液及电解质的平衡 准确记录出入量,每日监测体重,监测血钾、血钠、血肌酐、尿素氮、尿中钠的浓度及尿蛋白量。

3. 皮肤护理 保持皮肤清洁干燥,尤其是会阴部。

4. 安全护理 多尿期患者常有肌肉软弱无力症状,避免跌倒及受伤等意外发生,加强巡视及宣教,协助生活护理。

第二节 风湿免疫科常见疾病护理常规

一、系统性红斑狼疮患者的护理

【概述】

系统性红斑狼疮(systemic lupus erythematosus,SLE)是自身免疫介导的,以免疫性炎症为突出表现的弥漫性结缔组织病。血清中出现以抗核抗体为代表的多种自身抗体和多系统受累是 SLE 的两个主要临床特征。多数慢性起病,病程迁延反复。死亡原因主要是感染、肾衰竭和中枢神经系统病变。SLE好发于生育年龄女性,多见于 15～45 岁年龄段,女：男为 7～9：1,患病率为 70/10 万人。

【病因与病理生理】

遗传、感染、环境、性激素、药物等综合因素所致的免疫紊乱导致了 SLE 的发生。其基本病理改变是免疫复合物介导的血管炎。

【临床表现】

SLE 临床表现复杂多样。多数呈隐匿起病,开始仅累及 1～2 个系统,表现轻度的关节炎、皮疹、隐匿性肾炎、血小板减少性紫癜等,部分患者长期稳定在亚临床状态或轻型狼疮,部分患者可由轻型突然变为重症狼疮,更多的则由轻型逐渐出现多系统损害;也有一些患者一起病就累及多个系统,甚至表现为狼疮危象。SLE 的自然病程多表现为病情的加重与缓解交替。美国风湿病学会(ACR)1997 年推荐的 SLE 分类标准见表 3-2-1。

表 3-2-1　美国风湿病学会(ACR)1997 年推荐的 SLE 分类标准

1. 颊部红斑	固定红斑,扁平或高起,在两颧突出部位。
2. 盘状红斑	片状高起于皮肤的红斑,粘附有角质脱屑和毛囊栓;陈旧病变可发生萎缩性瘢痕。
3. 光过敏	对日光有明显的反应,引起皮疹,从病史中得知或医生观察到。
4. 口腔溃疡	经医生观察到的口腔或鼻咽部溃疡,一般为无痛性。
5. 关节炎	非侵蚀性关节炎,累及 2 个或更多的外周关节,有压痛、肿胀或积液。
6. 浆膜炎	胸膜炎或心包炎。
7. 肾脏病变	尿蛋白 > 0.5g/24 小时或 ＋＋＋,或管型(红细胞、血红蛋白、颗粒或混合管型)。
8. 神经病变	癫痫发作或精神病,除外药物或已知的代谢紊乱。
9. 血液学疾病	溶血性贫血,或白细胞减少,或淋巴细胞减少,或血小板减少。
10. 免疫学异常	抗 ds-DNA 抗体阳性,或抗 Sm 抗体阳性,或抗磷脂抗体阳性(抗心磷脂抗体、狼疮抗凝物、至少持续 6 个月的梅毒血清试验假阳性三者中具备一项阳性)。
11. 抗核抗体	在任何时候和未用药物诱发"药物性狼疮"的情况下,抗核抗体滴度异常。

1. 全身表现　患者常常出现发热,可能是 SLE 活动的表现,但应除外感染因素,尤其是在免疫抑制治疗中出现的发热,更需警惕。疲乏是 SLE 常见但

容易被忽视的症状,常是狼疮活动的先兆。

2. 皮肤与黏膜 在鼻梁和双颧颊部呈蝶形分布的红斑是 SLE 特征性的改变(图 3-2-1),其他皮肤损害还有光敏感、脱发(图 3-2-2)、手足掌面和甲周红斑、盘状红斑、结节性红斑、脂膜炎、网状青斑、雷诺现象(见图 3-1-13)等。

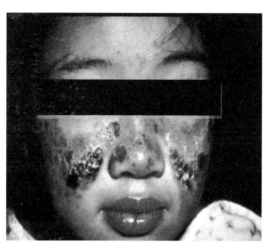

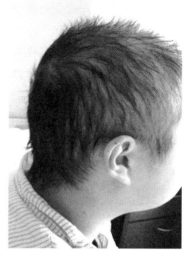

图 3-2-1　蝶形红斑　　　　　　　　　　图 3-2-2　脱发

3. 关节和肌肉 常出现对称性多关节疼痛、肿胀,通常不引起骨质破坏。SLE 可出现肌痛和肌无力,少数可有肌酶谱的增高。激素治疗中的 SLE 患者出现髋关节区域隐痛不适,需除外无菌性股骨头坏死。

4. 肾脏损害 又称狼疮性肾炎(Lupus nephritis,LN),表现为蛋白尿、血尿、管型尿,乃至肾衰竭。50% ~ 70% 的 SLE 病程中会出现临床肾脏受累,肾活检显示几乎所有 SLE 均有肾脏病理学改变。LN 对 SLE 预后影响甚大,肾衰竭是 SLE 的主要死亡原因之一。世界卫生组织(WHO)对 LN 的病理分型见表3-2-2。病理分型对于估计预后和指导治疗有积极的意义,通常 I 型和 II 型的预后较好,IV 型和 VI 型预后较差。

5. 神经系统损害 又称神经精神狼疮。轻者仅有偏头痛、性格改变、记忆力减退或轻度认知障碍;重者可表现为脑血管意外、昏迷、癫痫持续状态等。中枢神经系统表现包括无菌性脑膜炎、脑血管病、脱髓鞘综合征、头痛、运动障碍、脊髓病、癫痫发作、急性精神错乱、焦虑、认知障碍、情绪失调、精神障碍,周围神经系统表现包括格林-巴利综合征、自主神经系统功能紊乱、单神经病变、重症肌无力、脑神经病变、神经丛病变、多发性神经病变等。存在一种或一种以上上述表现,并除外感染、药物等继发因素,结合影像学、脑脊液、脑电图等检查可诊断神经精神狼疮。

表 3-2-2 世界卫生组织对狼疮性肾炎的病理分型

分型	肾脏病理学改变
Ⅰ 型	正常或微小病变
Ⅱ 型	系膜增殖性
Ⅲ 型	局灶节段增殖性
Ⅳ 型	弥漫增殖性
Ⅴ 型	膜性
Ⅵ 型	肾小球硬化性

6. 血液系统表现 贫血和(或)白细胞减少和(或)血小板减少常见。贫血可能为慢性病贫血或肾性贫血。短期内出现重度贫血常是自身免疫性溶血所致,多有网织红细胞升高,Coomb's 试验阳性。本病所致的白细胞减少,一般发生在治疗前或疾病复发时,多数对激素治疗敏感;而细胞毒药物所致的白细胞减少,其发生与用药相关,恢复也有一定规律。血小板减少与血清中存在抗血小板抗体、抗磷脂抗体以及骨髓巨核细胞成熟障碍有关。部分患者在起病初期或疾病活动期伴有淋巴结肿大和(或)脾肿大。

7. 肺部表现 SLE 常出现胸膜炎,如合并胸腔积液其性质为渗出液。SLE 所引起的肺脏间质性病变主要是急性和亚急性期的磨玻璃样改变和慢性期的纤维化,表现为活动后气促、干咳、低氧血症,肺功能检查常显示弥散功能下降。少数病情危重者、伴有肺动脉高压或血管炎累及支气管黏膜者可出现咯血。SLE 合并弥漫性出血性肺泡炎病死率极高。SLE 还可出现肺动脉高压、肺梗死、肺萎缩综合征(shrinking-lung syndrome)。后者表现为肺容积的缩小,横膈上抬,盘状肺不张,呼吸肌功能障碍,而无肺实质、肺血管的受累,也无全身性肌无力、肌炎、血管炎的表现。

8. 心脏表现 患者常出现心包炎,表现为心包积液,但心包填塞少见。可有心肌炎、心律失常,多数情况下 SLE 的心肌损害不太严重,但重症者,可伴有心功能不全,为预后不良指征。

9. 消化系统表现 表现为恶心、呕吐、腹痛、腹泻或便秘,其中以腹泻较常见,可伴有蛋白丢失性肠炎,并引起低蛋白血症。活动期 SLE 可出现肠系膜血管炎,其表现类似急腹症,甚至被误诊为胃穿孔、肠梗阻而手术探查。当 SLE 有明显的全身病情活动,有胃肠道症状和腹部阳性体征(反跳痛、压痛),在除外感染、电解质紊乱、药物、合并其他急腹症等继发性因素后,应考虑本病。

10. 其他 眼部受累包括结膜炎、葡萄膜炎、眼底改变、视神经病变等。眼底改变包括出血、视乳头水肿、视网膜渗出等,视神经病变可以导致突然失明。SLE 常伴有继发性干燥综合征,有外分泌腺受累,表现为口干、眼干,常有血清抗 SSB、抗 SSA 抗体阳性。

【辅助检查】

1. 免疫学异常

(1)抗核抗体谱(ANAs)免疫荧光抗核抗体(IFANA)是 SLE 的筛选检查。对 SLE 的诊断敏感性为 95%,特异性相对较低为 65%。除 SLE 之外,其他结缔组织病的血清中也常存在 ANA,一些慢性感染也可出现低滴度的 ANA。ANAs 包括一系列针对细胞核中抗原成分的自身抗体。其中,抗双链 DNA(ds-DNA)抗体对 SLE 的特异性 95%,敏感性为 70%,它与疾病活动性及预后有关。抗 Sm 抗体的特异性高达 99%,但敏感性仅 25%,该抗体的存在与疾病活动性无明显关系。抗核糖体 P 蛋白抗体与 SLE 的精神症状有关;抗单链 DNA、抗组蛋白、抗 u1RNP、抗 SSA 抗体和抗 SSB 抗体等也可出现于 SLE 的血清中,但其诊断特异性低,因为这些抗体也见于其他自身免疫性疾病。抗 SSB 与继发干燥综合征有关。

(2)抗磷脂抗体综合征有关的抗磷脂抗体(包括抗心磷脂抗体和狼疮抗凝物);与溶血性贫血有关的抗红细胞抗体;与血小板减少有关的抗血小板抗体;与神经精神性狼疮有关的抗神经元抗体。

(3)血清类风湿因子阳性,高 γ 球蛋白血症和低补体血症。

2. 肾活检 LN 的肾脏免疫荧光多呈现多种免疫球蛋白和补体成分沉积,被称为"满堂亮"。

3. 腰穿 中枢神经受累时常有脑脊液压力增高、蛋白和白细胞增多。

4. X 线表现

(1)胸膜增厚或胸腔积液。

(2)斑点或片状浸润性阴影,阴影呈游走性。

(3)双中下肺网状结节状阴影,晚期出现蜂窝状。

(4)肺水肿。

(5)心影增大。

5. CT 表现 肺纹理增粗,肺门周围的片状阴影,表现为间质性或肺泡性肺水肿、肺出血等。

6. 超声心动 用于诊断心脏瓣膜病变、心包积液、肺动脉高压等。

7. SLE 的免疫病理学检查 包括皮肤狼疮带试验,表现为皮肤的表真皮交界处有免疫球蛋白(IgG、Ig M、IgA 等)和补体(C3c、C1q 等)沉积,对 SLE 具有一定的特异性。

【治疗原则】

SLE 是一种高度异质性的疾病,临床医生应根据病情的轻重程度,掌握好治疗的风险与效益之比。既要清楚药物的毒副反应,又要明白药物给患者带来的生机。SLE 活动性和病情轻重程度的评估是治疗方案拟订的先决条件。常需要有经验的专科医生参与和多学科的通力协作。

1. 轻型 SLE 的药物治疗　患者虽有疾病活动,但症状轻微,仅表现光过敏、皮疹、关节炎或轻度浆膜炎,而无明显内脏损害。药物治疗包括:

(1)非甾体抗炎药(NSAIDs):可用于控制关节炎。应注意消化道溃疡、出血、肾、肝功能等方面的副作用。

(2)抗疟药:可控制皮疹和减轻光敏感,常用氯喹 0.25g 每日一次,或羟氯喹 200mg,每日 1~2 次。主要不良反应是眼底病变,用药超过 6 个月者,可停药一个月,有视力明显下降者,应检查眼底,明确原因。有心脏病史者,特别是心动过缓或有传导阻滞者禁用抗疟药。

(3)可短期局部应用激素治疗皮疹,但脸部应尽量避免使用强效激素类外用药,一旦使用,不应超过 1 周。

(4)小剂量激素(泼尼松≤10mg Qd)可减轻症状。

(5)权衡利弊,必要时可用硫唑嘌呤、甲氨蝶呤或环磷酰胺等免疫抑制剂。应注意轻型 SLE 可因过敏、感染、妊娠生育、环境变化等因素而加重,甚至进入狼疮危象。

2. 重型 SLE 的治疗　治疗主要分两个阶段,即诱导缓解和巩固治疗。诱导缓解目的在于迅速控制病情,阻止或逆转内脏损害,力求疾病完全缓解(包括血清学指标、症状和受损器官的功能恢复),但应注意过分免疫抑制诱发的并发症,尤其是感染、性腺抑制等。目前,多数患者的诱导缓解期需要超过半年至 1 年才能达到缓解,不可急于求成。

(1)糖皮质激素:具有强大的抗炎作用和免疫抑制作用,是治疗 SLE 的基础药。糖皮质激素对免疫细胞的许多功能及免疫反应的多个环节均有抑制作用,尤以对细胞免疫的抑制作用突出,在大剂量时还能够明显抑制体液免疫,使抗体生成减少,超大剂量则可有直接的淋巴细胞溶解作用。重型 SLE 的激素标准剂量是泼尼松 1mg/(kg·d),通常晨起 1 次服用(高热者可分次服用),病情稳定后 2 周或疗程 8 周内,开始以每 1~2 周减 10% 的速度缓慢减量,减至泼尼松 0.5mg/(kg·d)后,减药速度按病情适当调慢;如果病情允许,维持治疗的激素剂量尽量小于泼尼松 10mg Qd。在减药过程中,如果病情不稳定,可暂时维持原剂量不变或酌情增加剂量或加用免疫抑制剂联合治疗。可选用的免疫抑制剂如环磷酰胺、硫唑嘌呤、甲氨蝶呤等,联合应用以便更快地诱导病情缓解和巩固疗效,并避免长期使用较大剂量激素导致的严重副作用。对有重要脏器受累,乃至出现狼疮危象的患者,可以使用较大剂量[泼尼松≥2mg/(kg·d)]甚至甲泼尼龙冲击治疗,甲泼尼龙可用至500~1000mg,每天1次,加入5%葡萄糖250ml,缓慢静脉滴注1~2小时,连续3天为1疗程,疗程间隔期5~30天,间隔期和冲击后需口服泼尼松0.5~1mg/(kg·d),疗程和间隔期长短视具体病情而定。甲泼尼龙冲击疗法对狼疮危象常具有立竿见影的效果,疗程多少和间隔期长短应视病情因人而宜。MP冲击疗法只能解决急性期的症状,疗效不能持久,必须与环磷酰胺冲击疗法配合使用,否则病情容易反复。需强调的是,在大剂量冲击治疗前或治疗中应密切观察有无感染发生,如有感染应及时给予相应的抗感染治疗。

激素的副作用除感染外,还包括高血压、高血糖、高血脂、低钾血症、骨质疏松、无菌性骨坏死、白内障、体重增加、水钠潴留等。治疗开始应记录血压、血糖、血钾、血脂、骨密度、胸片等作为评估基线,并定期随访。应指出对重症SLE患者,尤其是在危及生命的情况下,股骨头无菌性坏死并非是使用大剂量激素的绝对禁忌。大剂量MP冲击疗法常见副作用包括:脸红、失眠、头痛、乏力、血压升高、短暂的血糖升高;严重副作用包括:感染、上消化道大出血、水钠潴留、诱发高血压危象、诱发癫痫大发作、精神症状、心律失常,有因注射速度过快导致突然死亡的报道,所以MP冲击治疗应强调缓慢静脉滴注60分钟以上;用药前需注意水-电解质和酸碱平衡。

(2)环磷酰胺(CTX):是主要作用于S期的细胞周期特异性烷化剂,通过影响DNA合成发挥细胞毒作用。其对体液免疫的抑制作用较强,能抑制B细胞增殖和抗体生成,且抑制作用较持久,是治疗重症SLE的有效的药物之一,尤其是在狼疮性肾炎和血管炎的患者中,环磷酰胺与激素联合治疗能有效地诱导疾病缓解,阻止和逆转病变的发展,改善远期预后。目前普遍采用的标准环磷酰胺冲击疗法是:0.5~1.0g/m² 体表面积,加入生理盐水250ml中静脉滴注,每3~4周一次,个别难治、危重患者可缩短冲击间期。白细胞计数对指导环磷酰胺治疗有重要意义,治疗中应注意避免导致白细胞过低,一般要求白细胞低谷不小于3.0×10^9/L。环磷酰胺冲击治疗对白细胞影响有一定规律,一次大剂量环磷酰胺进入体内,第3天左右白细胞开始下降,7~14天至低谷,之后白细胞逐渐上升,至21天左右恢复正常。对于间隔期少于3周者,应更密切注意血象监测。大剂量冲击前需查血常规。

除白细胞减少和诱发感染外,环磷酰胺冲击治疗的副作用包括:性腺抑制(尤其是女性的卵巢功能衰竭)、胃肠道反应、脱发、肝功能损害,少见远期致癌作用(主要是淋巴瘤等血液系统肿瘤)、出血性膀胱炎、膀胱纤维化和长期口服而导致的膀胱癌。

(3)硫唑嘌呤:为嘌呤类似物,可通过抑制DNA合成发挥淋巴细胞的细胞毒作用。疗效不及环磷酰胺冲击疗法,尤其在控制肾脏和神经系统病变效果较差,而对浆膜炎、血液系统、皮疹等较好。用法 1～2.5mg/(kg·d),常用剂量 50～100mg Qd。副作用包括:骨髓抑制、胃肠道反应、肝功能损害等。少数对硫唑嘌呤极敏感者用药短期就可出现严重脱发和造血危象,引起严重粒细胞和血小板缺乏症,轻者停药后血象多在 2～3 周内恢复正常,重者则需按粒细胞缺乏或急性再障处理,以后不宜再用。

(4) 甲氨蝶呤(MTX):为二氢叶酸还原酶拮抗剂,通过抑制核酸的合成发挥细胞毒作用。疗效不及环磷酰胺冲击疗法,但长期用药耐受性较佳。剂量 10～15mg,每周 1 次,或依据病情适当加大剂量。主要用于关节炎、肌炎、浆膜炎和皮肤损害为主的 SLE。其副作用有胃肠道反应、口腔黏膜糜烂、肝功能损害、骨髓抑制,偶见甲氨蝶呤导致的肺炎和肺纤维化。

(5) 环孢素:可特异性抑制 T 淋巴细胞 IL-2 的产生,发挥选择性的细胞免疫抑制作用,是一种非细胞毒免疫抑制剂。对狼疮性肾炎(特别是 V 型 LN)有效,环孢素剂量 3～5mg/(kg·d),分两次口服。用药期间注意肝、肾功能及高血压、高尿酸血症、高血钾等,有条件者应测血药浓度,调整剂量,血肌酐较用药前升高 30%,需要减药或停药。环孢素对 LN 的总体疗效不如环磷酰胺冲击疗法,且价格昂贵,毒副作用较大,停药后病情容易反跳。

(6) 霉酚酸酯:为次黄嘌呤单核苷酸脱氢酶抑制剂,可抑制嘌呤从头合成途径,从而抑制淋巴细胞活化。治疗狼疮性肾炎有效,能够有效的控制 IV 型 LN 活动。剂量为 10～30mg/(kg·d),分 2 次口服。

3. 狼疮危象的治疗 治疗目的在于挽救生命、保护受累脏器、防止后遗症。通常需要大剂量甲泼尼龙冲击治疗,针对受累脏器的对症治疗和支持治疗,以帮助患者度过危象。后继的治疗可按照重型 SLE 的原则,继续诱导缓解和维持巩固治疗。

(1) 急进性肾小球肾炎:表现为急性进行性少尿、浮肿、蛋白尿/血尿、低蛋白血症、贫血、肾功能进行性下降、血压增高、高血钾、代谢性酸中毒等。B 超肾脏体积常增大,肾脏病理往往呈新月体肾炎,多符合 WHO 的 LN 的 IV 型。治疗包括纠正水电解质酸碱平衡紊乱、低蛋白血症,防治感染,纠正高血压、心衰等合并症,为保护重要脏器,必要时需要透析支持治疗。为判断肾损害的急慢性指标,明确肾损病理类型,制定治疗方案和判断预后,应抓住时机肾穿。对明显活动、非纤维化/硬化等不可逆病变为主的患者,应积极使用激素[泼尼松≥2mg/(kg·d)],或使用大剂量 MP 冲击疗法,同时用环磷酰胺 0.4～0.8g,每 2 周静脉冲击治疗。

(2) 神经精神狼疮:必须除外化脓性脑膜炎、结核性脑膜炎、隐球菌性脑膜炎、病毒性脑膜脑炎等中枢神经系统感染。弥漫性神经精神狼疮在控制 SLE

的基础药物上强调对症治疗,包括抗精神病药物(与精神科医生配合)、癫痫大发作或癫痫持续状态时需积极抗癫痫治疗,注意加强护理。ACL 相关神经精神狼疮,应加用抗凝、抗血小板聚集药物。有全身血管炎表现的明显活动证据,应用大剂量 MP 冲击治疗。中枢狼疮包括横贯性脊髓炎在内,在除外中枢神经系统感染的情况下,可试用地塞米松 10mg,或地塞米松 10mg 加 MTX 10mg,鞘内注射,每周 1 次,共 2~3 次。

(3)重症血小板减少性紫癜:血小板 $< 20 \times 10^9 /L$,有自发出血倾向,常规激素治疗无效[1mg/(kg·d)],应加大激素用量用至 2mg/(kg·d)以上。还可静脉滴注长春新碱(VCR)每周 1 次,每次 1~2mg,3~6 次。静脉输注大剂量静脉注射用人免疫球蛋白(IVIG)对重症血小板减少性紫癜有效,可按 0.4g/(kg·d),静脉滴注,连续 3~5 天为一个疗程。IVIG 一方面对 SLE 本身具有免疫治疗作用,另一方面具有非特异性的抗感染作用,可以对大剂量甲泼尼龙和环磷酰胺的联合冲击治疗所致的免疫力挫伤起到一定的保护作用,能够明显提高各种狼疮危象治疗的成功率。无骨髓增生低下的重症血小板减少性紫癜还可试用其他免疫抑制剂,如环磷酰胺、环孢素等。其他药物包括达那唑、三苯氧胺、维生素 C 等。内科保守治疗无效,可考虑脾切除。

(4)弥漫性出血性肺泡炎和急性重症肺间质病变:部分弥漫性出血性肺泡炎的患者起病可无咯血,支气管镜有助于明确诊断。本病极易合并感染,常同时有大量蛋白尿,预后很差。迄今无治疗良策。对 SLE 肺脏累及应提高警惕,结合 SLE 病情系统评估、影像学、血气分析和纤维支气管镜等手段,以求早期发现、及时诊断。治疗包括氧疗、必要时机械通气,控制感染和支持治疗。可试用大剂量 MP 冲击治疗,IVIG 和血浆置换。

(5)严重的肠系膜血管炎:常需 2mg/(kg·d)以上的激素剂量方能控制病情。应注意水电解质酸碱平衡,加强肠外营养支持,防治合并感染,避免不必要的手术探查。一旦并发肠坏死、穿孔、中毒性肠麻痹,应及时手术治疗。

4. 特殊治疗 血浆置换等治疗不宜列入常规治疗,应视患者具体情况选择应用。

【护理问题】

1. 体温过高 与原发病有关。

2. 皮肤黏膜受损 与狼疮导致的皮疹与血管炎有关。

3. 体液过多 与无菌性炎症引起的多浆膜腔积液有关。

4. 潜在并发症:①感染,与长期应用激素及白细胞减少有关。②出血,与血小板低下有关。③狼疮脑病,与原发病有关。④排便异常,腹泻或肠梗阻。⑤血栓,与原发病有关。

【护理措施】

1. 一般护理

保持病室温湿度,急性期嘱患者卧床休息,嘱患者进食高热量、高维生素、低盐、低蛋白食物,准确记录 24 小时液体出入量,如肾脏受损要注意低盐饮食,同时注意补钙。活动时注意勿碰撞,以防发生骨折。

2. 专科护理

(1)监测体温,并及时通知医生,必要时遵医嘱给予物理或药物降温,使体温下降,勤换被服,增加舒适感,多饮水,必要时补液,保证出入量平衡,满足生理需求。

(2)活动期患者应卧床休息,卧床期间要注意保持关节功能位;慢性期或病情稳定的患者可以适当活动或工作,并注意劳逸结合。关节疼痛者遵医嘱给予镇痛药及外涂药,给予心理安慰,协助患者摆放关节功能位,指导患者关节肌肉的功能锻炼,协助患者做好生活护理。

(3)皮肤受累的护理

1)嘱患者避免日光照射,指导患者避免将皮肤暴露于阳光的方法,如:避免在上午 10 点至下午 3 点阳光较强的时间外出,禁止日光浴,夏日外出就穿长袖长裤,打伞戴遮阳镜及遮阳帽等,以免引起光过敏,使皮疹加重。不烫发,不使用碱性或其他有刺激性的物品洗脸,禁用碱性强的肥皂清洁皮肤,宜用偏酸或中性的肥皂,最好用温水洗脸。勿用各类化妆品。

2)剪指甲不要过短,防止损伤指甲周围皮肤。

3)注意个人卫生,特别是口腔、女性会阴部的清洁。因服用大量激素及免疫抑制剂,造成全身抵抗力下降,应注意预防各种感染。预防感冒,一旦发现感染灶如疖肿立即积极治疗。顽固腹泻患者肛周皮肤保证干燥清洁。

(4)狼疮脑病的护理:评估狼疮脑病的程度,观察病情变化,遵医嘱给予脱水降颅压治疗,观察用药效果,对于躁动、抽搐患者注意安全防护,必要时给予约束,防止自伤、伤人行为,稳定患者及家属情绪,配合治疗及护理。

(5)血液系统受累的护理

1)白细胞下降:监测血常规变化,个人饮食卫生,保证六洁,防止感染,必要时保护性隔离,限制探视,减少感染来源。

2)血小板下降:评估血小板降低的程度,遵医嘱给予卧床/绝对卧床,指导患者口腔、牙齿护理,观察有无出血倾向,避免外伤,遵医嘱给予成分输血。血小板低的患者易出血,避免外伤,刷牙时用软毛牙刷,勿用手挖鼻腔。

3)贫血:评估贫血的程度,必要时遵医嘱给予吸氧,指导患者活动,防止因头晕出现跌倒等不良情况。遵医嘱给予成分输血,同时指导患者饮食,协助纠正贫血。

(6)肺受累的护理:倾听患者主诉,给予氧气吸入,协助患者排痰,必要时给予雾化吸入,加强翻身拍背咳痰,预防肺部感染。遵医嘱给予抗炎治疗,协助医生对有胸水患者进行胸腔穿刺,指导并协助肺栓塞/肺动脉高压患者活动,警惕猝死。注重抗凝治疗的护理及观察,观察用药疗效。

(7)心脏受累的护理:评估心脏病变程度,倾听患者主诉,注意控制高血压,给予吸氧,指导患者活动与休息,控制出入量,预防心衰的发生。

(8)消化系统受累的护理:饮食以高蛋白,富含维生素,营养丰富,易消化为原则,避免刺激性食物。肾功能损害者,宜给予低盐饮食,适当限水;尿毒症患者应限制蛋白质的摄入;心脏明显受累者,应给予低盐饮食;吞咽困难者给予鼻饲;消化功能障碍者应给予无渣饮食。必要时给予肠内或肠外营养以满足机体需要量。

(9)肾脏受累的护理:评估患者水肿程度、部位、范围,以及皮肤状况。每天测量患者体重、腹围、肢围。严格记录24小时出入量,尿量少时应及时通知医生。对于使用利尿剂的患者,护士应监测患者血清电解质浓度。有腹水、肺水肿、胸水、心包积液的患者应半坐位或半卧位,以保证呼吸通畅。对于有下肢水肿的患者,应抬高下肢,以利于静脉回流。因肾脏损害而致水肿时,应限制盐及水的摄入,尿毒症患者应限制蛋白的摄入。护士应协助卧床水肿患者及时更换体位,防止压疮发生。

3. 心理护理 目前还没有根治的办法,但恰当的治疗可以使大多数患者达到病情的完全缓解。强调早期诊断和早期治疗,以避免或延缓组织脏器的病理损害。多与患者交流,使患者了解本病的治疗原则、告知患者此病为慢性病,可迁延多年,在治疗护理下可控制病情发展,使其趋于稳定,因此要遵医嘱规律治疗。通过交流消除其焦虑心理,配合治疗。

4. 健康教育

(1)向患者宣教正确认识疾病,消除恐惧心理。保持心情舒畅及乐观情绪,对疾病的治疗树立信心,积极配合,避免情绪波动及各种精神刺激。

(2)学会自我认识疾病活动的征象,同时注意药物的副作用。长期服用大量激素及免疫抑制剂可造成血压高、糖尿病、骨质疏松、骨坏死、血象下降、结核复发、消化道出血、兴奋、失眠、库兴综合征等,必要时随诊治疗。定期监测血常规、肝肾功。

(3)避免过度疲劳,劳逸结合,坚持身体锻炼。

(4)遵医嘱服药,不可擅自停药、减量、加量,明白规律用药的意义。

(5)避免过多的紫外光暴露,外出使用防紫外线用品(防晒霜等)。

(6)定期复查,随时了解自己的疾病情况。配合治疗、遵从医嘱,定期随诊。懂得长期随访的必要性。

（7）女性患者要在医生指导下妊娠。

二、关节病变患者的护理

本节介绍一类以关节系统病变为主要临床表现的免疫系统疾病。由于炎性病变导致相应的骨关节受累,临床上可因受累关节的大小、部位、特点不同而表现各异,可累及全身多个系统。所涉及疾病分别为类风湿关节炎(RA)、成人斯蒂尔病(AOSD)、强直性脊柱炎(AS)、银屑病关节炎(PSA)和赖特综合征(RS)。

（一）类风湿关节炎患者的护理

【概述】

类风湿关节炎(rheumatoid arthritis,RA)是以对称性、慢性、进行性多关节炎关为主要临床表现的自身免疫性疾病。多见于中年女性。

【病因与发病机制】

病因不清,可能与遗传因素、激素水平、环境因素(如潮湿及寒冷等)、EB病毒感染有关,因而发病机制各不相同,骨关节的滑膜在病程中异常增生形成血管翳,对骨关节造成侵蚀性破坏,导致关节强直、畸形、功能丧失而致残。

【临床表现】

1. 全身症状　低热,全身不适、乏力,偶有全身肌肉酸痛。体重下降和食欲减退也是常见症状。伴有贫血情况。

2. 关节表现　RA以周围关节的对称性多关节炎为主要特征,双手近端指间关节、掌指关节、腕、膝、肘、踝、肩、趾等关节受累最为多见,颞颌关节亦可受累,张口、咀嚼食物时疼痛,第一、二颈椎受累时可致颈前区疼痛,影响吞咽及呼吸,手腕屈肌腱鞘炎压迫手的正中神经时可造成患者拇、食、中指的一般感觉减退,患者感到麻木刺痛,临床上称之为"腕管综合征"。关节炎表现为对称性、持续性肿胀(图3-2-3)、压痛,可伴有晨僵,20%～30%患者有类风湿节结(图3-2-4)。最常见的关节畸形是掌指关节的半脱位(图3-2-5)和手指向尺侧偏斜(图3-2-6)和呈"天鹅颈"样及"纽扣花"样表现。重症患者关节呈纤维性或骨性强直,关节活动受限、畸形直至完全丧失功能(图3-2-7),生活不能自理,影响生活质量。

3. 关节外表现　除关节症状外,还可出现多脏器受累的全身症状。

（1）血液学改变:小细胞低色素性贫血、缺铁性贫血、溶贫等。

（2）类风湿节结:浅表结节的好发部位在肘部、关节鹰嘴突、骶部,可一个或多个。深部结节也称为内脏结节,易发生在胸膜和心包膜的表面以及肺或心脏的实质组织。

（3）心脏:20%有心包炎,还可有心肌炎、心内膜炎。患者可有胸闷、心悸。

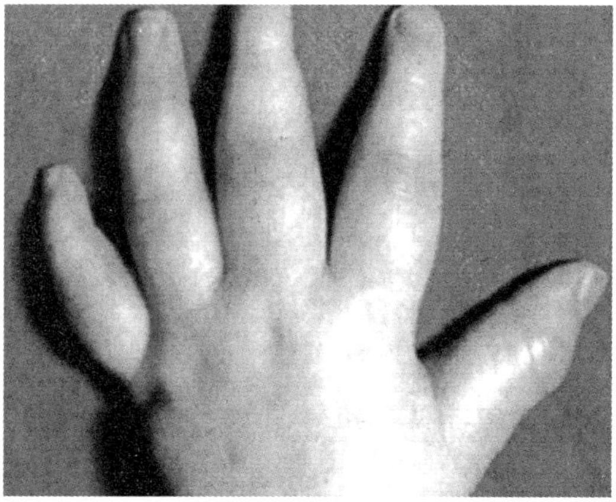

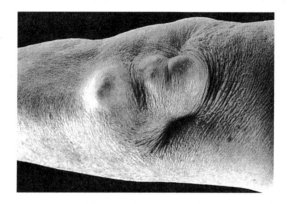

图 3-2-3　关节肿胀

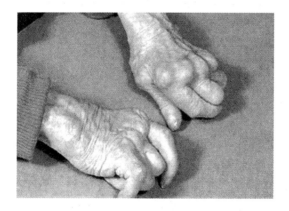

图 3-2-4　类风湿结节

图 3-2-5　掌指关节半脱位

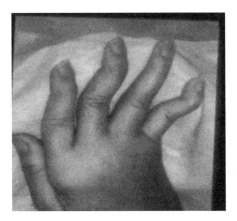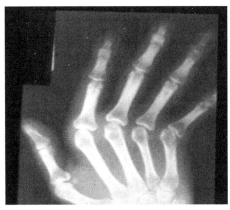

图 3-2-6　手指尺侧偏斜

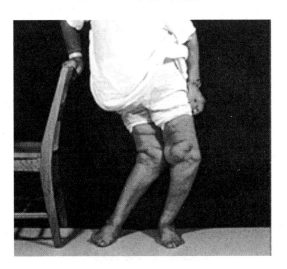

图 3-2-7　关节畸形

（4）肺脏：肺间质病变多见,肺功能检查异常,晚期胸片提示肺间质纤维化,胸膜受累出现胸腔积液。

（5）肾脏：多在使用 NSAIDs、金制剂后出现肾小球肾炎、肾病综合征的表现。

（6）神经系统：神经系统受损可涉及中枢神经、周围神经、自主神经和肌肉。神经受压迫引起神经区痛,知觉异常。正中、尺、后胫骨、桡神经后骨间肌支常受累,可出现"腕管综合征"症状。观察四肢的触觉、温觉、痛觉等感觉的变化及四肢各关节的活动度有无改变。

【辅助检查】

1. 实验室检查　血尿常规、血清免疫球蛋白、正色素性贫血,多数活动期患者有轻至中度正细胞性贫血,血沉增快,C反应蛋白增高,类风湿因子阳性对诊断具有一定价值,但没有特异性。类风湿因子阴性也不能说就不是类风湿关节炎。血清免疫球蛋白IgG、IgM、IgA可升高,血清补体水平多数正常或轻度升高,其他如抗角质蛋白抗体(AKA)、抗核周因子(APF)和抗环瓜氨酸多肽(CCP)等自身抗体对类风湿关节炎有较高的诊断特异性,敏感性在30%~40%左右。

2. 关节液检查 目的为检查关节腔内积液的性质或用于抽液后进行关节腔内给药。RA滑液检查呈半透明或不透明的黄色或黄绿色液体。内含白细胞和中性粒细胞,细菌培养阴性。

3. X线检查 为明确本病的诊断、病期和发展情况,在病初应摄包括双腕关节、手及(或)双足X线片,以及其他受累关节的X线片。RA的X线片早期表现为关节周围软组织肿胀,关节附近轻度骨质疏松,关节间隙狭窄,关节破坏,关节脱位或融合(图3-2-8)。根据X线改变将关节破坏程度分为四期(表3-2-3)。

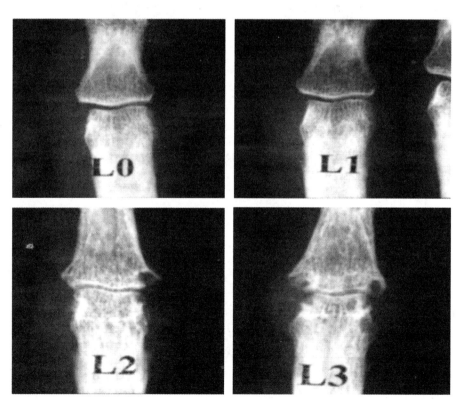

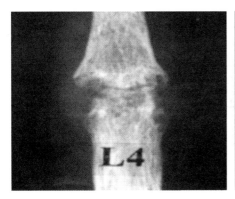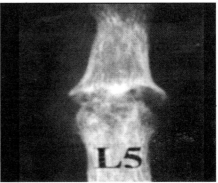

图 3-2-8　关节破坏

表 3-2-3　类风湿关节炎 X 线进展的分期

Ⅰ期（早期）	1. X 线检查无破坏性改变。 2. 可见骨质疏松。
Ⅱ期（中期）	1. 骨质疏松，可有轻度的软骨破坏，有或没有轻度的软骨下骨质破坏。 2. 可见关节活动受限，但无关节畸形。 3. 邻近肌肉萎缩。 4. 有关节外软组织病损，如结节和腱鞘炎。
Ⅲ期（严重期）	1. 骨质疏松加上软骨或骨质破坏。 2. 关节畸形，如半脱位、尺侧偏斜，无纤维性或骨性强直。 3. 广泛的肌萎缩。 4. 有关节外软组织病损，如结节或腱鞘炎。
Ⅳ期（末期）	1. 纤维性或骨性强直。 2. Ⅲ期标准内各条。

4. 关节镜检查　可直接观察到关节内部的结构，滑膜、软骨的变化，既明确诊断，也可进行治疗。

5. 病理检查　通过活检组织病理检查进行诊断及检查。

6. CT 检查和磁共振成像检查　以求早期诊断。

【治疗原则】

1. 药物治疗方案

（1）非甾体抗炎药（NSAIDs）：缓解疼痛，减轻症状。

（2）糖皮质激素：控制炎症。

（3）抗风湿药（DMARDs）：改善和延缓病情。

2. 物理治疗　常用的理疗和康复治疗如：红外线治疗、热水疗、石蜡疗法、冷热敷及关节按摩等。

3. 外科治疗

(1)滑膜切除术:剥离血管翳,减轻肿痛,防止软骨破坏。

(2)人工关节成形术或人工关节置换:矫正畸形,改善关节功能。

4. 其他治疗　生物制剂——肿瘤坏死因子-α(TNF-α)抑制剂:疗效肯定,可阻止骨侵蚀进展。

【护理问题】

1. 疼痛　与疾病引起的炎性反应有关。

2. 生活自理能力缺陷　与关节活动受限僵直畸形有关。

3. 有废用综合征的危险　与关节骨质破坏有关。

4. 感染的危险　与肺间质病变有关。

5. 有受伤的危险　与骨质疏松有关。

6. 焦虑　与疾病有关。

7. 知识缺乏:缺乏疾病及保健知识。

【护理措施】

1. 一般护理

(1)对于关节活动受限,生活不能完全自理者,护士应经常巡视,做好生活护理,增加舒适感,满足患者生理需要。急性期关节肿痛明显且全身症状较重的患者应卧床休息。不宜睡软床垫,枕头不宜过高。避免突然的移动和负重,勿肢体突然用力和过度用力,防止骨折发生。

(2)RA患者关节及其周围血管、神经受侵犯,血管收缩缓慢且不充分,使皮温升降迟缓,应注意关节的保暖,避免潮湿寒冷加重关节症状。

(3)饮食:营养丰富,纠正贫血。以富含优质蛋白质(牛奶、鸡蛋、瘦肉等)、维生素和矿物质的食物为主,多吃蔬菜、水果等富含纤维素的食物防止便秘,避免食用辛、辣、酸、硬、刺激性强的食物,以避免诱发或加重消化道症状。饮用药酒可起到活血化瘀、祛风散寒、疏通经络的作用。

2. 专科护理

(1)对于急性期关节肿痛明显患者,嘱卧床休息,不宜睡软床,卧硬板床,床垫薄厚适宜,加强翻身预防压疮的发生。枕头不宜过高,急性期患者卧床可给予短期内(2~3周)使用夹板制动,保持关节功能位。手掌心向上可用甲板或辅助物支持和固定关节,减轻疼痛,双手掌可握小卷轴,维持指关节伸展。肩关节不能处于外旋位,双肩置枕头维持肩关节外展位,维持功能位。髋关节两侧放置靠垫,预防髋关节外旋。不要在膝下长期放置枕头。防止膝关节固定于屈曲位。平躺者小腿处垫枕头,防止足下垂。

(2)缓解期鼓励患者进行功能锻炼,加强活动,主动或被动地进行肢体活动,如伸展运动等,但已有强直的关节禁止剧烈运动。培养患者的自理意识,逐步锻炼生活自理能力,参加更多的日常活动。在病情许可的情况下应注意关节的活动,如手指的抓捏练习,活动关节的方法:如织毛衣、下棋、玩魔方、摸高、伸腰、踢腿等。作业疗法包括职业技能训练、工艺品制作、日常生活活动训练。

（3）为减轻疼痛的症状,可给予肿痛关节肿痛关节按摩、热水疗。向理疗科和康复科的医生咨询,进行针对性的选择。如红外治疗仪、频仪等,另外可以进行泉水浴、石蜡疗法。评估患者关节疼痛的时间、部位、程度。通过指导患者服药的同时,可进行冷热敷,进行关节周围皮肤和肌肉的按摩,增进血液循环,防止肌肉萎缩。加强保暖,分散对疼痛的注意力等方法减轻疼痛。

（4）肺部护理:预防肺部感染,房间定时通风,适时增减衣服,少去公共场所,避免感冒。适当运动,如扩胸运动,增加肺活量。扩胸运动,拍背咯痰,防止感冒。

（5）关节处皮损及溃疡护理:加强换药,预防感染。平时涂润肤霜保护皮肤。

（6）外科手术治疗时护士做好术前和术后的护理,滑膜切除术剥离血管翳,可减轻疼痛、肿胀、防止软骨破坏,晚期病例关节成形术或人工关节置换术,以减少疼痛,矫正畸形,改善关节功能。但术后仍需内科正规治疗。

（7）注意药物的不良反应:胃肠道反应、肝肾功能的异常、白细胞及血小板的减少、药物过敏反应。非甾体抗炎药可缓解关节症状,要控制病情发展应尽早应用改变病情药。中医中药也有效,如服用雷公藤苷片。必要时可联合应用。

（8）可用外用药控制局部症状,涂扶他林乳剂和优迈霜。

（9）个体化方案治疗:糖皮质激素及免疫抑制剂,对于长时间使用激素的患者注意补钙。

（10）应用生物制剂可改善关节症状,注意有无过敏反应发生,如皮肤瘙痒、皮疹、寒战、发冷甚至呼吸困难等严重过敏反应。

3. 心理护理　关节疼痛、害怕残废或已经面对残废、生活不能自理、经济损失、家庭、朋友等关系改变、社交娱乐活动的停止等诸多因素不可避免地给类风湿关节炎患者带来精神压力,他们渴望治疗,却又担心药物不良反应或对药物实际作用效果信心不足,这又加重了患者的心理负担。抑郁是类风湿关节炎患者中最常见的精神症状,严重的抑郁有碍疾病的恢复。因此,早诊断、早治疗对疗效及转归有重要影响。在积极合理的药物治疗患者的同时,还应注重类风湿关节炎的心理护理,使患者树立信心,积极配合治疗。对于急性期关节剧烈疼痛和伴有全身症状者应卧床休息,并注意休息时的体位,尽量避免关节受压,保持关节于功能位,防止关节畸形。在病情允许的情况下,进行被动和主动的关节活动度训练,防止肌萎缩。对缓解期患者,在不使患者感到疲劳的前提下,多进行肢体的运动锻炼,恢复体力,培养患者自理意识,并在物理康复科医师指导下进行治疗。通过护理活动与患者建立良好的护患关系,直到患者认同进行功能锻炼具有重要意义。总之,医患的相互配合,宣教、休息及物理治疗较重要。加强功能锻炼,预防减少畸形发生,提高患者的工作能力和生活质量。

4. 健康教育 类风湿关节炎是一种慢性、对称性,多发性的自身免疫性疾病。早期关节肿痛,晚期强直、畸形和功能障碍。目前此病病因不清,尚不能完全治愈,有缓解与发作的特点。现在已有一些有效的治疗方法,约50%患者可以自我照顾及从事工作。

(1)在护士指导下了解本疾病的内容,治疗,服药及注意事项,预防保健知识等。避免有奇迹疗法的想法,坚定信心,坚持治疗。

(2)此病病程长,反复发作,加之关节疼痛,畸形,功能障碍会给患者身心带来极大痛苦。此时患者更要有信心,与家人、医生护士、社会配合治疗,达到最佳疗效。

(3)鼓励自强,消除自卑依赖感,在允许的体能范围内,可以继续工作。

(4)对于各种感染要积极预防和治疗。

(5)避免各种诱因,如寒冷、潮湿、过度劳累及精神刺激。要适度做到"饮食有节,起居有常"选择衣服的标准应该是舒适、轻巧和容易穿脱,用拉链和尼龙带,冬季衣服要暖、要轻,鞋要轻便柔软硬底软帮,鞋带宜用松紧带代替。关节疼痛时除服药外,可行热敷,局部按摩。但在热敷时避免与皮肤直接接触而造成损伤。

(6)坚持服药,不可擅自停药、改药、加减药。同时了解药物副作用。

(7)定期复查。

(8)活动与休息:运动和锻炼目的在于掌握的姿势,减轻疼痛,减少畸形的发生。原则为活动后2小时体力恢复。要循序渐进,计划可行。在急性期,炎症比较明显的时候,卧床休息,轻度、适当的关节活动可以防止关节僵硬。炎症消退后,应进行积极的锻炼,以不产生疲劳为度,可以避免关节强直和肌肉的萎缩,对大多数患者而言,游泳、散步、拳操等是比较适合的运动方式。鼓励患者生活自理,适当做家务和锻炼身体,劳逸结合。睡硬板床。少数患者应鼓励拄棍行走,需要轮椅时鼓励患者自己推动轮椅。若患者工作和居住的地方潮湿,应积极创造条件加以改善,夏季用电扇和空调要适度适时。在工作中,应向患者领导和同事讲清疾病,以求理解,安排适当工作,鼓励患者自立自理。

(9)饮食与食疗:以富含优质蛋白质(牛奶、鸡蛋、瘦肉等)、维生素和矿物质的食物为主,对于常出现便秘的患者应多吃蔬菜、水果等富含纤维素的食物。避免食用辛、辣、酸、硬等刺激性强的食物,以避免诱发或加重消化道症状。饮用药酒可起到活血化瘀、祛风散寒、疏通经络的作用。

(二) 成人斯蒂尔病患者的护理

【概述】

斯蒂尔病本是指系统性起病的幼年型慢性关节炎,但相似的疾病也可发生于成年人,称为成人斯蒂尔病。男女患病率相近,好发年龄为 16~35 岁,高龄发病亦可见到。

【病因与发病机制】

本病病因尚不清楚。

【临床表现】

1. 发热 是本病最常见、最早出现的症状。80% 以上的患者呈典型的弛张热,通常于傍晚体温骤然升高,达 39℃ 以上,伴或不伴寒战,但未经退热处理次日清晨体温可自行降至正常。通常体温高峰每日 1 次,每日 2 次者少见。

2. 皮疹 是本病的另一主要表现,约见于 85% 以上患者,典型皮疹为橘红色斑疹或斑丘疹,有时皮疹形态多变,可呈荨麻疹样皮疹。皮疹主要分布于躯干、四肢,也可见于面部。本病皮疹的特征是常与发热伴行,常在傍晚开始发热时出现,次日晨热退后皮疹亦消失。另一皮肤异常是由于衣服、被褥皱褶、搓抓等机械刺激或热水浴,使得相应部位皮肤呈弥漫红斑并可伴有轻度瘙痒,这一现象即 Koebner 现象,约见于 1/3 的患者。

3. 关节及肌肉 几乎 100% 患者有关节疼痛,关节炎在 90% 以上。膝、腕关节最常累及,其次为踝、肩、肘关节,近端指间关节、掌指关节及远端指间关节亦可受累。发病早期受累关节少,以后可增多呈多关节炎。肌肉疼痛常见,约占 80% 以上。多数患者发热时出现不同程度肌肉酸痛,部分患者出现肌无力及肌酶轻度增高。

4. 咽痛 多数患者在疾病早期有咽痛,有时存在于整个病程中,发热时咽痛出现或加重,退热后缓解。可有咽部充血,咽后壁淋巴滤泡增生及扁桃体肿大,咽拭子培养阴性,抗菌药治疗无效。

5. 其他临床表现 可出现周围淋巴结肿大、肝脾大、腹痛(少数似急腹症)、胸膜炎、心包积液、心肌炎、肺炎。较少见的有肾、中枢神经异常、周围神经损害。少数患者可出现急性呼吸衰竭、充血性心衰、心包填塞、缩窄性心包炎、弥散性血管内凝血(DIC)、严重贫血及坏死性淋巴结病。

【辅助检查】

1. 一般检查

(1)血常规:在疾病活动期,90% 以上患者中性粒细胞增高,80% 左右的患者血白细胞计数≥15×10⁹/L。约50%患者血小板计数升高,嗜酸粒细胞无改变。可合并正细胞正色素性贫血。

（2）几乎100%患者血沉增快,部分患者肝酶轻度增高。

（3）血液细菌培养阴性。

2. 类风湿因子和抗核抗体阴性,仅少数人可呈低滴度阳性。血补体水平正常或偏高。

3. 血清铁蛋白（serum ferritin SF）　本病 SF 水平增高,且其水平与病情活动呈正相关。因此 SF 不仅有助于本病诊断,而且对判断病情是否活动及评价治疗效果有一定意义。

4. 滑液和浆膜腔积液白细胞增高,呈炎性改变,其中以中性粒细胞增高为主。

5. 放射学表现　在有关节炎的患者,可有关节周围软组织肿胀和关节骨端骨质疏松。随病情发展,可出现关节软骨破坏,关节间隙狭窄,这种改变最易在腕关节出现。软骨下骨也可破坏,最终可致关节僵直、畸形。

【治疗原则】

1. 非甾体抗炎药　控制发热及关节症状,大部分患者可达到长期缓解。

2. 糖皮质激素　适用于使用非甾体抗炎药效果不佳者。

3. 改善病情抗风湿药物（DMARDs）　激素仍不能控制发热或激素减量即复发者;或关节炎表现明显者应尽早加用 DMARDs。常用的 DMARDs 见表3-2-4。

4. 植物制剂　部分植物制剂,如雷公藤苷、青藤碱、白芍总甙已在多种风湿性疾病治疗中应用。本病慢性期,以关节炎为主要表现时亦可使用。

5. 生物制剂　难治性患者可考虑使用生物制剂,如抗 TNF-α 阻断剂,IL-1 拮抗剂。

表3-2-4　用于治疗成人斯蒂尔病的抗风湿药物

药物	起效时间	常用剂量	给药途径	毒性反应
甲氨蝶呤（MTX）	1～2个月	7.5～15mg,每周1次	口服肌注静注	胃肠道症状,口腔炎,皮疹,脱发,偶有骨髓抑制,肝脏毒性,肺间质变(罕见但严重,可能危及生命)。
柳氮磺吡啶（SASP）	1～2个月	1000mg,bid/tid	口服	皮疹,偶有骨髓抑制,胃肠道不耐受以及磺胺过敏不宜服用。
来氟米特（LEF）	1～2个月	10～20mg,Qd	口服	腹泻、瘙痒、可逆性转氨酶升高、脱发、皮疹。

药物	起效时间	常用剂量	给药途径	毒性反应
氯喹	2～4 个月	250mg，Qd	口服	头晕、头痛、皮疹、视网膜毒性、偶有心肌损害，禁用于窦房结功能不全、传导阻滞者。
羟基氯喹（HCQ）	2～4 个月	200mg，bid	口服	偶有皮疹、腹泻，罕有视网膜毒性，禁用于窦房结功能不全、传导阻滞者。
金诺芬	4～6 个月	3mg，bid	口服	可有口腔炎、皮疹、骨髓抑制、血小板减少、蛋白尿，但发生率低率，腹泻常见。
青霉胺	3～6 个月	250～750mg，Qd	口服	皮疹、口腔炎、味觉障碍、蛋白尿、骨髓抑制，偶有严重自身免疫病。
硫唑嘌呤（AZA）	2～3 个月	50～150mg，Qd	口服	骨髓抑制，偶有肝毒性，早期流感样症状（如发热、胃肠道症状，肝功能异常）。
环磷酰胺（CTX）		小剂量用法：200mg 隔日一次；或 400mg 每周一次	静滴	恶心呕吐常见，骨髓抑制。致癌作用（与总剂量和疗程有关，但近年有人认为如不出现严重的毒副作用不限总量），出血性膀胱炎及膀胱癌（我国较少见），肝损害、黄疸、脱发。感染、带状疱疹，致畸和不育。
		冲击疗法：500～1000mg/m²，每 3～4 周一次	静滴	
环孢素		3～5mg/（kg·d），2～3mg/（kg·d）（维持量）	口服	高血压、肝肾毒性、神经系统损害、继发感染、肿瘤及胃肠道反应、齿龈增生、多毛等。

【护理问题】

1. 体温过高　与原发病有关。

2. 疼痛　与疾病引起的炎性反应有关。

3. 皮肤完整性受损　与疾病导致的皮疹有关。

4. 部分自理能力受限　与肌肉关节疼痛有关。

【护理措施】

1. 一般护理

(1)保持病区空气流通,经常通风换气,室温保持在18～20℃,湿度在60%,室内床铺进行湿扫,防止尘土飞扬,室内每日用消毒剂擦拭地面、门窗、床旁桌、跨床桌、床架等设施,拖把、抹布固定专用,防止交叉感染。

(2)加强营养支持,给予高热量、高蛋白、高维生素、富有营养易消化吸收的饮食。

(3)安慰患者,使用分散注意力的各种方式来缓解其疼痛。

(4)巡视患者,及时满足其生活需要。

2. 专科护理

(1)发热

1)高热患者监测体温,遵医嘱给予退热处理。在给予物理降温、温水擦浴或使用药物降温者,应观察用药后的体温变化,注意有无大汗、虚脱发生。

2)宜大量饮水,以利散热、利尿,并给予易消化的流质、半流质饮食。出汗多需要输液者,应做好有关护理。

3)持续高热并伴有全身中毒症状者,应给予口腔护理,预防口腔感染。应给予患者清洁皮肤,保持皮肤清洁干燥。

(2)疼痛

1)评估疼痛的部位、性质、强度、诱因、加重及缓解的因素。

2)减少引起疼痛的原因。

3)分散患者注意力。

4)促进患者舒适。

5)物理或药物止痛。

6)对患者进行健康教育,教会患者自我放松法。

(3)做好皮肤护理:嘱患者切勿抓挠皮疹处,穿柔软棉制衣服,勤更换。

(4)用药过程中,应密切观察所用药物的不良反应,如定期观察血象、血沉、肝肾功能。

3. 心理护理 与患者多交流,向其介绍关于疾病的各种知识。此病为慢性病,可迁延多年,急性发作与缓解交替出现,此种疾病目前大部分结局良好,仅有少部分遗留关节畸形,在治疗护理下可控制病情发展,使其趋于稳定。通过交流消除焦虑情绪,使其积极配合治疗,树立战胜疾病的信心。

4. 健康教育

(1)保持心情舒畅及乐观情绪,对慢性疾病的治疗树立信心,积极配合,坚持各种治疗,避免情绪波动及各种精神刺激。

(2)保持规律的生活方式,患者要有充分休息和睡眠时间;同时注意劳逸结合,休息时维持正常关节功能位置,以防发生关节的变形;热水浴、热敷可减轻关节疼痛。活动要以患者能承受为限度。坚持日常生活尽可能自理,经常进行关节功能锻炼,以保持关节原有的活动度及恢复体力,防止肌肉萎缩。

(3)应注意非甾体抗炎药物、激素类、免疫抑制剂类的副作用。

(4)须强调指出的是成人斯蒂尔病是一种排除性疾病,至今仍无特定的统一诊断标准,即使在确诊后,仍要在治疗、随访过程中随时调整药物,以改善预后。向患者讲解规律服药的重要性,遵医嘱服药,不要擅自减量、停药、加药,提高其依从性。要注意观察药物的副作用,定期监测血常规、肝肾功。

(5)预防感冒及各种感染。

(6)饮食上应注意,本病为慢性疾病,故应补充高蛋白、高维生素及营养丰富的食物。

(7)须强调指出的是成人斯蒂尔病是一种排除性疾病,至今仍无特定的统一诊断标准,即使在确诊后,仍要在治疗、随访过程中随时调整治疗方案,并经常注意排除感染、肿瘤和其他疾病,从而修订诊断,改变治疗方案。向患者讲解出院后定期门诊复查,随时了解病情变化情况。

(三)强直性脊柱炎患者的护理

【概述】

强直性脊柱炎(Ankylosing Spondylitis, AS)是一种慢性进行性疾病,主要侵犯骶髂关节、脊柱骨突、脊柱旁软组织及外周关节,并可伴发关节外表现。严重者可发生脊柱畸形和关节强直。发病年龄通常在 13～31 岁,30 岁以后及8 岁以前发病者少见。

【病因与发病机制】

AS 的病因未明。从流行病学调查发现,基因和环境因素在本病的发病中发挥作用。已证实,AS 的发病和 HLA-B_{27} 密切相关,并有明显家族发病倾向。

【临床表现】

本病的全身表现轻微,少数重症者有发热、疲倦、消瘦、贫血或其他器官受累。

1. 疼痛 本病发病隐袭。患者逐渐出现腰背部或骶髂部疼痛和(或)发僵,半夜痛醒,翻身困难,晨起或久坐后起立时腰部发僵明显,但活动后减轻。有的患者感臀部钝痛或骶髂部剧痛,偶尔向周边放射。咳嗽、打喷嚏、突然扭动腰部疼痛可加重。疾病早期疼痛多在一侧呈间断性,数月后疼痛多在双侧呈持续性。随病情进展由腰椎向胸颈部脊椎发展,则出现相应部位疼痛、活动受限或脊柱畸形(见图 3-1-16)。

2. 关节病变 24%～75% 的 AS 患者在病初或病程中出现外周关节病变,以膝、髋、踝和肩关节居多,肘及手和足小关节偶有受累。非对称性、少数关节或单关节,及下肢大关节的关节炎为本病外周关节炎的特征。

3. 关节受累 髋关节受累占 38% ~ 66% ,表现为局部疼痛,活动受限,屈曲挛缩及关节强直,其中大多数为双侧,而且 94% 的髋部症状起于发病后头 5 年内。发病年龄小,及以外周关节起病者易发生髋关节病变。

4. 跖底筋膜炎、跟腱炎和其他部位的肌腱末端病在本病常见。肌腱末端病为本病的特征之一。

5. 1/4 的患者在病程中发生眼色素膜炎,单侧或双侧交替,一般可自行缓解,反复发作可致视力障碍。

6. 神经系统症状来自压迫性脊神经炎或坐骨神经痛、椎骨骨折或不全脱位以及马尾综合征,后者可引起阳痿、夜间尿失禁、膀胱和直肠感觉迟钝、踝反射消失。

7. 呼吸系统 极少数患者出现肺上叶纤维化。有时伴有空洞形成而被认为结核,也可因并发真菌感染而使病情加剧。

8. 心血管系统 因主动脉根部局灶性中层坏死可引起主动脉环状扩张,以及主动脉瓣膜尖缩短变厚,从而导致主动脉瓣关闭不全。主动脉瓣闭锁不全及传导障碍见于 3.5% ~ 10% 的患者。

9. 其他 AS 可并发 IgA 肾病和淀粉样变性。

【辅助检查】

1. 体格检查 骶髂关节和椎旁肌肉压痛为本病早期的阳性体征。随病情进展可见腰椎前凸变平,脊柱各个方向活动受限,胸廓扩展范围缩小,及颈椎后突。以下几种方法可用于检查骶髂关节压痛或脊柱病变进展情况:

(1)枕壁试验:正常人在立正姿势双足跟紧贴墙根时,后枕部应贴近墙壁而无间隙。而颈僵直和(或)胸椎段畸形后凸者该间隙增大至几厘米以上,致使枕部不能贴壁。

(2)胸廓扩展:在第 4 肋间隙水平测量深吸气和深呼气时胸廓扩展范围,两者之差的正常值不小于 2.5cm,而有肋骨和脊椎广泛受累者则使胸廓扩张减少。

(3)Schober 试验:于双髂后上棘连线中点上方垂直距离 10cm 及下方 5cm 处分别作出标记,然后嘱患者弯腰(保持双膝直立位)测量脊柱最大前屈度,正常移动增加距离在 5cm 以上,脊柱受累者则增加距离少于 4cm。

(4)骨盆按压:患者侧卧,从另一侧按压骨盆可引起骶髂关节疼痛。

(5)Patrick 试验(下肢 4 字试验):患者仰卧,一侧膝屈曲并将足跟放置到对侧伸直的膝上。检查者用一只手下压屈曲的膝(此时髋关节在屈曲、外展和外旋位),并用另一只手压对侧骨盆,可引出对侧骶髂关节疼痛则视为阳性。有膝或髋关节病变者也不能完成 4 字试验。

2. 影像学检查

（1）X 线表现具有诊断意义。AS 最早的变化发生在骶髂关节。该处的 X 线片显示软骨下骨缘模糊，骨质糜烂，关节间隙模糊，骨密度增高及关节融合。脊柱的 X 线片表现有椎体骨质疏松和方形变，椎小关节模糊，椎旁韧带钙化以及骨桥形成。晚期广泛而严重的骨化性骨桥表现称为"竹节样脊柱"。

通常按 X 线片骶髂关节炎的病变程度分为 5 级（见表 3-2-5）。

表 3-2-5　骶髂关节炎的病变程度分级

分级	表现
0 级	为正常
Ⅰ 级	可疑
Ⅱ 级	有轻度骶髂关节炎
Ⅲ 级	有中度骶髂关节炎
Ⅳ 级	为关节融合强直

（2）对于临床可疑病例而 X 线片尚未显示明确的或 Ⅱ 级以上的双侧骶髂关节炎改变者，应该采用计算机断层（CT）检查。该技术的优点还在于假阳性少。但是，由于骶髂关节解剖学的上部为韧带，因其附着引起影像学上的关节间隙不规则和增宽，给判断带来困难。另外，类似于关节间隙狭窄和糜烂的骶髂关节髂骨部分的软骨下老化是一自然现象，不应该视为异常。

（3）磁共振成像技术（MRI）了解软骨病变优于 CT，但在判断骶髂关节炎时易出现假阳性结果，又因价格昂贵，目前不宜作为常规检查项目。

3. 实验室检查

（1）活动期患者可见血沉增快，C 反应蛋白增高及轻度贫血。类风湿因子阴性和免疫球蛋白轻度升高。

（2）虽然 AS 患者 HLA-B_{27} 阳性率达 90% 左右，但无诊断特异性，因为正常人也有 HLA-B_{27} 阳性。HLA-B_{27} 阴性患者只要临床表现和影像学检查符合诊断标准，也不能排除 AS 可能。

【治疗原则】

1. 非甾体抗炎药（简称抗炎药）　这一类药物可迅速改善患者腰背部疼痛和发僵，减轻关节肿胀和疼痛及增加活动范围，无论早期或晚期 AS 患者的症状治疗都是首选的。

2. 柳氮磺吡啶　本品可改善 AS 的关节疼痛、肿胀和发僵，并可降低血清 IgA 水平及其他实验室活动性指标，特别适用于改善 AS 患者的外周关节炎，并对本病并发的前色素膜炎有预防复发和减轻病变的作用。磺胺过敏者禁用。

3. 甲氨蝶呤　活动性 AS 患者经柳氮磺吡啶和非甾体抗炎药治疗无效时,可采用甲氨蝶呤。

4. 糖皮质激素　少数病例即使用大剂量抗炎药也不能控制症状时,甲泼尼龙 15mg/(kg·d)冲击治疗,连续 3 天,可暂时缓解疼痛。对其他治疗不能控制的下背痛,在 CT 指导下行皮质类固醇骶髂关节注射,部分患者可改善症状,疗效可持续 3 个月左右。

5. 其他药物及治疗

(1)一些男性难治性 AS 患者应用沙利度胺(thalidomide,反应停)后,临床症状和血沉及 C 反应蛋白均明显改善。

(2)外科治疗:髋关节受累引起的关节间隙狭窄、强直和畸形,是本病致残的主要原因。为了改善患者的关节功能和生活质量,人工全髋关节置换术是最佳选择。置换术后绝大多数患者的关节痛得到控制,部分患者的功能恢复正常或接近正常,置入关节的寿命90%达 10 年以上。

【护理问题】

1. 疼痛　与疾病引起关节活动受限及畸形有关。

2. 受伤的危险　与疾病导致关节疼痛及活动受限有关。

3. 活动受限　与疾病导致关节强直,影响关节正常活动有关。

4. 知识缺乏:不了解疾病相关知识。

5. 焦虑　与疾病影响生活和工作有关。

【护理措施】

1. 一般护理

(1)遵医嘱给予非药物、药物或手术等综合治疗,缓解疼痛和发僵,控制或减轻炎症。

(2)巡视患者,及时满足其生活需要。

(3)与患者多交流,多安慰患者,使其接受现实,勇敢面对,积极配合治疗。通过非药物、药物和手术等综合治疗,缓解疼痛和发僵,控制或减轻炎症,保持良好的姿势,防止脊柱或关节变形,以及必要时矫正畸形关节,以达到改善和提高患者生活质量目的。

2. 专科护理

(1)对患者及其家属进行疾病知识的教育是整个治疗计划中不可缺少的一部分,有助于患者主动参与治疗并与医师的合作。长期计划还应包括患者的社会心理和康复的需要。

(2)劝导患者要谨慎而不间断地进行体育锻炼,以取得和维持脊柱关节的最好位置,增强椎旁肌肉和增加肺活量,其重要性不亚于药物治疗。

(3)站立时应尽量保持挺胸、收腹和双眼平视前方的姿势。坐位也应保持胸部直立。应睡硬板床,多取仰卧位,避免促进屈曲畸形的体位。枕头要矮,一旦出现上胸或颈椎受累应停用枕头。

(4)减少或避免引起持续性疼痛的体力活动。定期测量身高。保持身高记录是防止不易发现的早期脊柱弯曲的一个好措施。

(5)对炎性关节疼痛或其他软组织疼痛选择必要的物理治疗。

(6)注意患者眼部卫生,及时清除异常分泌物,遵医嘱滴眼液滴眼并给予局部和全身性的积极抗炎治疗。观察患者视力及视野有无损害。安全护理措施到位,防止跌倒。

(7)对行关节置换的患者做好术前术后护理。

3. 心理护理 多与患者交流,告知患者 AS 尚无根治方法,但是如能及时诊断及合理治疗,可以达到控制症状并改善预后,提高生活质量,因此要遵医嘱规律治疗。通过交流消除其焦虑心理,配合治疗。

4. 健康教育

(1)正确认识疾病,消除恐惧心理,保持乐观态度,配合治疗。

(2)若卧床不起,只能使病情进展加快,导致关节肢体废用和肌肉萎缩。因此要采取积极主动的锻炼态度,减轻脊柱及关节的畸形程度。

(3)活动原则:按计划逐渐增加活动量。服药后行屈膝、屈髋、转头和转体运动。以运动后疲劳疼痛在 2 小时后恢复为标准。疼痛时要卧床休息,行热敷,热水浴后可以减轻。在锻炼前先行按摩缓解椎旁肌肉,避免肌肉拉伤。锻炼同时可配合理疗和水疗。

(4)卧硬板床,低枕。避免长期弯腰活动,减少对脊柱的负重和创伤。体重过重者要减肥。

(5)加强营养增加抵抗力。

(6)明白规律用药的意义,遵医嘱按时服药,不可擅自停药、减药、加药、改药。在医生和护士指导下了解药物副作用。定期监测血常规、肝肾功。

(7)学会自我认识疾病活动的征象,配合治疗。遵从医嘱,懂得长期随访的必要性。定期门诊复查。

(8)合并有色素膜炎患者,可局部使用肾上腺糖皮质激素。要经常冲洗眼中滞留的分泌物,保持结膜囊的清洁,避免遮盖,以免结膜囊内发生感染。

(9)预防肺部感染,由于胸廓扩展有限,故应每日行深呼吸及扩胸运动。卧床患者需加强翻身拍背,教会患者正确的咳嗽、咯痰方法。禁烟,保证室内通风,尽量少到公共场所。如发生感染积极治疗。

(四)银屑病关节炎患者的护理

【概述】

银屑病关节炎(psoriatic arthritis,PsA)是一种与银屑病相关的炎性关节病,病程迁延、易复发,晚期可关节强直,导致残废。我国患病率约为 1.23‰,可发生于任何年龄,高峰年龄为 30 ~ 50 岁,无性别差异。

【病因与发病机制】

本病病因尚不清楚。

【临床表现】

1. 不对称性少关节炎型　占 70%,以手、足远端或近端指(趾)间关节为主,膝、踝、髋、腕关节亦可受累,分布不对称,因伴发远端和近端指(趾)间关节滑膜炎和腱鞘炎,受损指(趾)可呈现典型的腊肠指(趾),常伴有指(趾)甲病变。

2. 对称性多关节炎型　占 15%,病变以近端指(趾)间关节为主,可累及远端指(趾)间关节及大关节,如腕、肘、膝和踝关节等。

3. 残毁性关节型　约占 5%,是银屑病关节炎的严重类型。受累指、掌、跖骨可有骨溶解,关节可强直、畸形,常伴发热和骶髂关节炎。此型的皮肤银屑病常广泛而严重,为脓疱型或红皮病型。

4. 远端指间关节型　占 5% ~ 10%,病变累及远端指间关节,为典型的银屑病关节炎,通常与银屑病指甲病变相关。

5. 脊柱关节病型　约 5% 为年龄大的男性,以脊柱和骶髂关节病变为主(常为单侧或节段性)。

6. 皮肤银屑病变　好发于头皮及四肢伸侧,尤其肘、膝部位,呈散在或泛发分布。表现为丘疹或斑块、圆形或不规则形。表面有丰富的银白色鳞屑,去除鳞屑后为发亮的薄膜,除去薄膜可见点状出血。该特征对银屑病具有诊断意义。存在银屑病是与其他炎性关节病的重要区别。

7. 指甲病变　是顶针样凹陷,或白甲。

8. 全身症状　少数有发热、体重减轻和贫血等。

9. 系统性损害

(1)眼部病变,如结膜炎、葡萄膜炎、虹膜炎和干燥性角膜炎等。

(2)主动脉瓣关闭不全,常见于疾病晚期。

(3)心脏肥大和传导阻滞等。

(4)肺部可见上肺纤维化。

(5)胃肠道可有炎性肠病。

【辅助检查】

1. 实验室检查　非特异性炎症性指标升高:ESR 增快、γ 和 α_2 球蛋白升高,血清 IgG、IgA 升高,IgM 降低,可伴有慢性贫血;血尿酸升高,常与皮损严重程度相关;RF 多为阴性,约半数患者 HLA-B_{27} 阳性,且与骶髂关节和脊柱受累显著相关。

2. 影像学检查　手和足的小关节呈骨性强直,指间关节破坏伴关节间隙增宽,末节指骨茎突的骨性增生及末节指骨吸收,近端指骨破坏变尖和远端指骨骨性增生的兼有改变,造成"带帽铅笔"样畸形。

【治疗原则】

1. 非甾体抗炎药　控制炎症,适用于轻、中度活动性关节炎者,具有抗炎、止痛、退热和消肿作用,但对皮损和关节破坏无效。

2. 改善病情抗风湿药物(DMARDs)　①甲氨蝶呤对皮损和关节炎均有效,可作为首选药。②柳氮磺吡啶对外周关节炎有效。③青霉胺口服适宜量,口服见效后可逐渐减至维持量。④硫唑嘌呤对皮损也有效,按每日常用剂量起服用,见效后给予维持量。⑤环孢素对皮肤和关节型银屑病有效,美国FDA已通过将其用于重症银屑病治疗。⑥来氟米特用于中、重度患者。

3. 抗TNF-α制剂　中重度PsA,对中轴关节炎、指或趾炎和附着点炎疗效确切。

4. 糖皮质激素　用于病情严重和一般药物治疗不能控制者。避免全身应用,少关节型PsA可关节局部注射。

5. 手术治疗　恢复关节功能。

6. 银屑病皮肤用药　参考皮肤科相关内容。

【护理问题】

1. 疼痛　与疾病引起的关节肌肉炎性反应有关。

2. 皮肤黏膜受损　与疾病导致的皮疹有关。

3. 有废用综合征的危险　与关节滑膜炎、腱鞘炎及骨溶解有关。

4. 有受伤的危险　与疾病导致眼部病变有关。

5. 焦虑　与疾病影响生活和工作有关。

【护理措施】

1. 一般护理

(1)去除各种可能的诱发因素,如避免外伤和精神创伤、刺激、过度紧张等精神因素,保持良好的饮食习惯,忌食刺激性食物。

(2)加强身体锻炼,提高机体免疫力。

(3)生活规律,保持舒畅的心情。

(4)注意皮肤清洁卫生,防止银屑病复发感染。

2. 专科护理

(1)关节肌肉疼痛的护理:详见类风湿关节炎患者的护理。

(2)皮肤及指甲护理:保证皮肤清洁,可涂抹凡士林,减少鳞屑脱落,防止皮肤破溃感染。保证甲剥离患者甲周局部清洁干燥,预防感染勿磕碰,注意保暖。

（3）眼葡萄膜炎护理：眼部保持清洁，遵医嘱予诺氟沙星等眼药水滴眼，睡前可在眼睑外涂红霉素眼膏。

（五）赖特综合征患者的护理

【概述】

赖特综合征（Reiter syndrome，RS）是以关节炎、尿道炎和结膜炎三联征为临床特征的一种特殊临床类型的反应性关节炎，常表现为突发性急性关节炎并且伴有独特的关节外皮肤黏膜症状。目前认为本病有两种形式：性传播和痢疾型。

【病因与发病机制】

性传播型患者主要见于 20～40 岁年轻男性，大多数情况下是生殖器被沙眼衣原体感染。痢疾型通常在肠道细菌感染后获得，其中主要是志贺菌属、沙门菌属、耶尔森菌属以及弯曲杆菌属。赖特综合征的发病与感染与遗传标记（HLA-B$_{27}$）和免疫失调有关。

【临床表现】

典型表现有关节炎、尿道炎、结膜炎三联征。患者大多急性发病，关节炎呈多发性、不对称性、轻重不等，以下肢居多，最常见的是膝、踝、跖趾关节，指、趾小关节也可累及，呈红、肿、热、痛。反复发作和严重的关节炎，可出现关节变形。

【辅助检查】

1. 实验室检查

（1）病原体培养：可行尿道拭子培养、大便培养，对确定诱发疾病的微生物感染有帮助，能为可疑的反应性关节炎提供诊断依据。

（2）炎症指标：急性期可有白细胞增高，血沉增快，CRP 升高。慢性患者可出现轻度正细胞性贫血。补体水平可以增高。

（3）滑液与滑膜检查：滑液有轻至重度炎性改变，滑液黏度降低，白细胞轻度至中度升高，滑膜活检显示为非特异性炎症改变。

（4）HLA-B$_{27}$检测：HLA-B$_{27}$阳性率 60%～80%。

（5）类风湿因子多为阴性，抗核抗体阴性。

2. 影像学检查　特征性 X 线表现有：肌腱端病、骶髂关节炎、脊柱形成韧带骨赘。

【治疗原则】

1. 非甾体抗炎药（NSAIDs）　缓解急性期关节症状。

2. 糖皮质激素　应用于全身炎症症状严重，NSAIDs 治疗控制不佳的患者，可关节腔内局部注射。虹膜炎应及时行局部治疗。

3. 改善病情抗风湿药（DMARDs）　可用于应用 NSAIDs 和关节内注射激素效果不佳的严重病例，首选柳氮磺吡啶。

4. 抗菌药　可用于生殖系统衣原体感染的患者及配偶。

【护理问题】

1. 疼痛　与疾病引起的关节炎性反应及尿道炎有关。

2. 有废用综合征的危险　与关节炎引起的关节变形有关。

3. 有受伤的危险　与疾病导致关节疼痛及变形有关。

4. 焦虑　与疾病影响生活和工作有关。

【护理措施】

1. 一般护理

(1)生活规律,注意营养,锻炼身体以增强自身免疫功能。

(2)注意环境和个人卫生,经常洗澡,更换衣服。

(3)预防尿道炎、子宫颈炎、前列腺炎等疾病的发生。

2. 专科护理

(1)观察患者尿道红斑、水肿、溃疡及异常分泌物等的情况及严重程度。

(2)保证患者外阴及尿道口清洁,协助女患者每日会阴冲洗,男患者每日消毒尿道口。每日早晚用浓度为1:5000的高锰酸钾温水坐浴。

(3)给患者穿柔软棉质的内衣,每日更换。应避免男患者早期尿道口出现的小水泡破裂感染。保持患者溃疡面的清洁干燥,大小便如若污染溃疡面,应及时清洁并消毒。

(4)眼葡萄膜炎的护理:参考强直性脊柱炎眼葡萄膜炎的护理。

三、多发性肌炎和皮肌炎患者的护理

【概述】

多发性肌炎(Polymyositis,PM)和皮肌炎(Dermatomyositis,DM)是横纹肌非化脓性炎性肌病。其临床特点是以肢带肌、颈肌及咽肌等肌组织出现炎症、变性改变,导致对称性肌无力和一定程度的肌萎缩,并可累及多个系统和器官,亦可伴发肿瘤。PM指无皮肤损害的肌炎,伴皮疹的肌炎称DM。

【病因与发病机制】

该病属自身免疫性疾病,发病与病毒感染、免疫异常、遗传及肿瘤等因素有关。女性多见,男女比为1:2。

【临床表现】

本病在成人发病隐匿,儿童发病较急。急性感染可为其前驱表现或发病的病因。早期症状为近端肌无力或皮疹,全身不适、发热、乏力、体重下降等。

1. 肌肉　本病累及横纹肌,以肢体近端肌群无力为其临床特点,常呈对称性损害,早期可有肌肉肿胀、压痛,晚期出现肌萎缩。多数患者无远端肌受累。

(1)肌无力:几乎所有患者均出现不同程度的肌无力。肌无力可突然发生,并持续进展数周到数月以上,受累肌肉的部位不同出现不同的临床表现,具体见表3-2-6、表3-2-7。

表3-2-6　受累肌肉及对应表现

部位	表现
肩带肌及上肢近端肌无力	上肢不能平举、上举,不能梳头、穿衣。
骨盆带肌及大腿肌无力	抬腿不能或困难;不能上车、上楼、坐下或下蹲后起立困难。
颈屈肌受累	平卧抬头困难,头常呈后仰。
喉部肌肉无力	造成发音困难、声哑等。
咽、食管上端横纹肌受累	吞咽困难,饮水发生呛咳,液体从鼻孔流出。
食管下段和小肠蠕动减弱与扩张	反酸、食管炎、咽下困难、上腹胀痛和吸收障碍。
胸肌和膈肌受累	呼吸表浅、呼吸困难,并引起急性呼吸功能不全。

表3-2-7　肌无力程度的判断

级别	表现
0 级	完全瘫痪
1 级	肌肉能轻微收缩,不能产生动作
2 级	肢体能做平面移动,但不能抬起
3 级	肢体能抬离床面(抗地心吸引力)
4 级	能抗阻力
5 级	正常肌力

(2)肌痛:在疾病早期可有肌肉肿胀,约25%的患者出现近端肌肉疼痛或压痛。

2. 皮肤　DM除有肌肉症状外还有皮肤损害,多为微暗的红斑,皮损稍高出皮面,表面光滑或有鳞屑。皮损常可完全消退,但亦可残留带褐色的色素沉着、萎缩、瘢痕或白斑。皮肤病变往往是皮肌炎患者首先注意到的症状。

(1)向阳性紫红斑:眶周水肿伴暗紫红皮疹,见于60%~80%的DM患者,它是DM的特异性体征(见图3-1-4)。

(2)Gottron 征:此征由 Gottron 首先描述。被认为是 DM 的特异性皮疹。皮疹位于关节伸面,多见于肘、掌指、近端指间关节处,也可出现在膝与内踝皮肤,表现为伴有鳞屑的红斑,皮肤萎缩、色素减退(见图3-1-5)。

(3)暴露部位皮疹:在颈前、上胸部(V 形区)、颈后背上部(披肩状)、前额、颊部、耳前、上臂伸面和背部等可出现弥漫性红疹(见图3-1-8),久后局部皮肤萎缩,毛细血管扩张,色素沉着或减退。

(4)技工手:部分患者双手外侧掌面皮肤出现角化、裂纹,皮肤粗糙脱屑,同技术工人的手相似,故称"技工"手(图3-2-9)。尤其在抗Jo-1抗体阳性的PM/DM患者中多见。

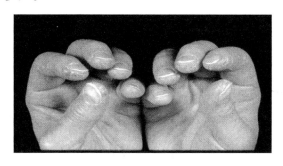

图3-2-9　技工手

(5)其他一些皮肤病变虽非特有,但亦时而出现,包括:指甲两侧呈暗紫色充血皮疹,指端溃疡、坏死,甲缘梗塞灶,雷诺现象,网状青斑,多形性红斑等。慢性患者有时出现多发角化性小丘疹,斑点状色素沉着、毛细血管扩张、轻度皮肤萎缩和色素脱失,称为血管萎缩性异色病性DM。

皮损程度与肌肉病变程度可不平行,少数患者皮疹出现在肌无力之前。约7%患者有典型皮疹,但始终没有肌无力、肌病,肌酶谱正常,称为"无肌病的皮肌炎"。

3. 关节　关节痛和关节炎见于约15%的患者,为非对称性,常波及手指关节,由于手的肌肉萎缩可引起手指屈曲畸形,但X线相无骨关节破坏。

4. 消化道　10%~30%患者出现吞咽困难、食物反流,为食管上部及咽部肌肉受累所致,造成胃反流性食管炎。X线检查吞钡造影可见食管梨状窝钡剂潴留,甚至胃的蠕动减慢,胃排空时间延长。

5. 肺　约30%患者有肺间质改变。急性间质性肺炎、急性肺间质纤维化临床表现有发热、干咳、呼吸困难、发绀、可闻及肺部细湿啰音,X线检查在急性期可见毛玻璃状、颗粒状、结节状及网状阴影。在晚期X线检查可见蜂窝状或轮状阴影,表现为弥漫性肺纤维化。肺纤维化发展迅速是本病死亡的重要原因之一。

6. 心脏　仅1/3患者病程中有心肌受累,心肌内有炎性细胞浸润,间质水肿和变性,局灶性坏死,心室肥厚,出现心律紊乱、充血性心力衰竭,亦可出现心包炎。

7. 肾脏　肾脏病变很少见,极少数暴发性起病者,因横纹肌溶解,可出现肌红蛋白尿、急性肾衰竭。少数 PM/DM 患者可有局灶性增殖性肾小球肾炎，但大多数患者肾功能正常。

8. 钙质沉着　多见于慢性皮肌炎患者，尤其是儿童。沿深筋膜钙化多见，钙化使局部软组织出现发木或发硬的浸润感，严重者影响该肢体的活动。钙质在软组织内沉积，X 线示钙化点或钙化块。若钙质沉积在皮下，则在沉着处溃烂可有石灰样物流出，并可继发感染。

【辅助检查】

1. 血清肌酶　绝大多数患者在病程某一阶段可出现肌酶活性增高，是诊断本病的重要血清指标之一，具体见表 3-2-8、表 3-2-9。

表 3-2-8　血清肌酶分类

分类	作用
肌酸激酶（CK）	帮助对 PM 和 DM 的诊断
醛缩酶（ALD）	来源于其他组织器官，不如 CK
乳酸脱氢酶（LDH）	同上
门冬氨酸氨基转移酶（AST）	同上
碳酸酐酶Ⅲ	唯一存在于横纹肌的同工酶，横纹肌病变时升高。但未作为常规检测

表 3-2-9　CK 的 3 种同工酶

种类	来源	活性	动态	意义
CK-MM	大部分来源于横纹肌、小部分来自心肌。	占 CK 总活性的 95%～98%。	PM/DM 主要以 CK-MM 的改变为主。	肌酶活性的增高表明肌肉有新近损伤，肌细胞膜通透性增加，因此肌酶的高低与肌炎的病情变化呈平行关系。可作为诊断、疗效监测及预后的评价指标。
CK-MB	主要来源心肌，极少来源横纹肌。			
CK-BB	主要来源脑和平滑肌。			

其中以 CK 最敏感。肌酶的升高常早于临床表现数周，晚期肌萎缩肌酶不再释放，肌酶可正常。在一些慢性肌炎和广泛肌肉萎缩的患者，即使处于活动期，其肌酶水平也可正常。

2. 肌红蛋白测定　肌红蛋白仅存在于心肌与横纹肌，当肌肉出现损伤、炎症、剧烈运动时肌红蛋白均可升高。多数肌炎患者的血清中肌红蛋白水平增高，且与病情呈平行关系，有时先于 CK 升高。

3. 自身抗体

（1）抗核抗体（ANA）：PM/DM 中 ANA 阳性率为 20% ~ 30%，对肌炎诊断不具特异性。

（2）抗 Jo-1 抗体：是诊断 PM/DM 的标记性抗体。抗 Jo-1 阳性的 PM/DM 患者，临床上常表现为抗合成酶抗体综合征：肌无力、发热、间质性肺炎、关节炎、雷诺征和"技工手"。

4. 肌电图　几乎所有患者出现肌电图异常，表现为肌源性损害，即在肌肉松弛时出现纤颤波、正锐波、插入激惹及高频放电；在肌肉轻微收缩时出现短时限低电压多相运动电位；最大收缩时出现干扰相。

5. 肌活检　取受损肢体近端肌肉如三角肌、股四头肌及有压痛和中等无力的肌肉送检为好，应避免在肌电图插入处取材。因肌炎常呈灶性分布，必要时需多部位取材，提高阳性率。

肌肉病理改变：①肌纤维间质、血管周围有炎性细胞（以淋巴细胞为主，其他有组织细胞、浆细胞、嗜酸性细胞、多形核白细胞）浸润。②肌纤维破坏变性、坏死、萎缩，肌横纹不清。③肌束间有纤维化，肌细胞可有再生，再生肌纤维嗜碱性，核大呈空泡，核仁明显。④血管内膜增生。皮肤病理改变无特异性。

【治疗原则】

1. 糖皮质激素　是本病的首选药物。待肌力明显恢复，肌酶趋于正常则开始减量，减量应缓慢（一般 1 年左右），在减量过程中如病情反复应及时加用免疫抑制剂，对病情发展迅速或有呼吸肌无力、呼吸困难、吞咽困难者，可用甲泼尼龙 0.5 ~ 1g Qd 静脉冲击治疗，连用 3 天，之后再根据症状及肌酶水平逐渐减量。

2. 免疫抑制剂　对病情反复及重症患者应及时加用免疫抑制剂。激素与免疫抑制剂联合应用可提高疗效、减少激素用量，及时避免不良反应。常用免疫抑制剂：甲氨蝶呤（MTX），硫唑嘌呤（AZA），环磷酰胺（CYC）。

3. 合并恶性肿瘤的患者，在切除肿瘤后，肌炎症状可自然缓解。

【护理问题】

1. 肌痛肌无力　与原发病有关。

2. 自理能力缺陷　与肌无力有关。

3. 皮肤完整性受损　与皮疹有关。

4. 营养失调　与消化道受累有关。

5. 有感染的危险　与吸入性肺炎及激素等用药有关。

6. 废用综合征　与肌无力有关。

7. 限制性通气功能障碍　与呼吸肌受累有关。

8. 低氧血症　与呼吸肌受累有关。

【护理措施】

1. 一般护理 急性期卧床休息,并适当进行肢体被动运动,以防肌肉萎缩,症状控制后适当锻炼。给以高热量、高蛋白饮食,保持大便通畅,避免感染。

2. 专科护理

(1)患者肌痛明显时安慰患者,认真听取患者主诉,使用分散注意力的各种方法,必要时遵医嘱给予止痛药物,缓解疼痛。

(2)加强巡视,及时满足患者生活需要。

(3)肌炎患者会出现皮疹,伴有发红瘙痒疼痛等症状。对于合并皮损的患者,后期会有脱屑,应保持皮肤清洁,局部用粉剂处理好,保持干燥,表面不要包裹尽量暴露,可以涂中性护肤品,如果出现皮损切勿抓挠以免造成感染。用清水清洁皮肤,不涂化妆品,必要时外涂凡士林油防止破损加重。勤换内衣,注意保暖,避免日光晒。

(4)肌活检术后护理:观察伤口渗血感染情况,保持敷料清洁,协助医生定时予消毒换药,两周后拆线,可根据伤口情况延长拆线时间,拆线后观察伤口愈合状况。

(5)对于进食咳呛的患者,嘱其进餐时尽量采取坐位或半卧位,进餐后30~60分钟内尽量避免卧位,细嚼慢咽,进食咳呛严重或吞咽困难的患者必要时遵医嘱给予肠内或肠外营养以满足机体需要量,防止吸入性肺炎。

(6)保持病室清洁,温湿度适宜,并嘱患者做好个人卫生。对生活不能自理的患者,加强基础护理,给予口腔护理和会阴冲洗,监测体温变化,监测血常规变化,预防交叉感染。

(7)对于肺部受累患者,保持病室温湿度适宜,遵医嘱给予吸氧和雾化稀释痰液,同时加强雾化后的拍背咳痰,预防及治疗肺部感染。

(8)严密观察生命体征变化,特别是监测血氧及心律变化,及时发现病情变化,准备好抢救物品。

3. 心理护理 多与患者交流,使患者了解本病的治疗原则,告知患者此病为慢性病,可迁延多年,若早期诊断,合理治疗,在治疗护理下可控制病情发展,使其趋于稳定。本病可获得满意的长时间缓解,可同正常人一样从事正常的工作、学习。因此要向患者宣教正确认识疾病,消除恐惧心理,了解规律用药的意义,嘱患者遵医嘱规律治疗。同时学会自我认识疾病活动的征象,配合治疗、遵从医嘱,定期随诊。懂得长期随访的必要性。通过与患者交流消除其焦虑心理。

4. 健康教育

(1)要树立信心:以一种乐观的情绪、良好的精神状态去面对此疾病,配合长期治疗。

（2）要劳逸结合：在疾病的缓解期注意休息并且做适当的活动，避免过度劳累，活动两小时后体力恢复为最佳。在生活上尽量自理，消除依赖感。锻炼肌力防止肌肉萎缩。功能锻炼应在服药 30 分钟开始，运动之前应做充分的准备活动，如：肌肉的按摩、热敷等。

（3）要合理膳食：此病可累及消化道肌肉，会出现吞咽困难，食管蠕动减慢，易引起反流性食管炎。肠蠕动减弱，肛门膀胱括约肌松弛导致大小便失禁，所以应选用高蛋白（优质蛋白）高维生素易消化的饮食（软食），少食干硬油炸食品。餐前可用一些增加胃动力的药物，进餐时尽量采取坐位或半卧位，进餐后 30~60 分钟内尽量避免卧位。

（4）要按时服药，不可随意增减药物，不可擅自停药或改药。用药期间应定期复查血常规和肝肾功能。

（5）了解激素、免疫抑制剂等药物副作用。

（6）要自我监测心、肺的病变，如出现呼吸困难、紫绀、心慌或心前区疼痛等要立即就诊。注意定期复查。

（7）肌炎患者会出现皮疹，伴有发红瘙痒疼痛等症状，后期会有脱屑，应保持皮肤清洁，局部用粉剂处理好，保持干燥，表面不要包裹尽量暴露，可以涂中性护肤品，如果出现皮损切勿抓挠以免造成感染。勤换内衣，注意保暖，避免日光晒。

四、系统性硬化症患者的护理

【概述】

系统性硬化（systemic sclerosis）是一种原因不明的临床上以局限性或弥漫性皮肤增厚和纤维化为特征的结缔组织病。除皮肤受累外，它也可影响内脏（心、肺和消化道等器官）。本病的严重程度和发展情况变化较大，有多种亚型，它们的临床表现和预后各不相同。一般以皮肤受累范围为主要指标将系统性硬化分为多种亚型。本文主要讨论弥漫性硬皮病。系统性硬化的分类见表 3-2-10。

表 3-2-10　系统性硬化症临床分类

分类	表现
弥漫性硬皮病	除面部、肢体远端和近端外，皮肤增厚还累及躯干。
局限性硬化症 （CREST 综合征）	皮肤增厚局限于肘（膝）远端，可累及面颈部。
	C：钙质沉积　R：雷诺现象　E：食管功能障碍　S：指（趾）硬化　T：毛细血管扩张
无皮肤硬化的硬皮病	无皮肤增厚表现，但有特征性内脏表现和血管、血清学异常。

续表

分类	表现
重叠综合征	上述三种情况任一种与诊断明确的类风湿关节炎、系统性红斑狼疮等同时出现。
未分化结缔组织病	雷诺现象伴系统性硬化的临床和血清学特点,但无系统性硬化的皮肤增厚和内脏异常。

【病因与发病机制】

本病病因不明,女性多见,发病率大约为男性的 4 倍,儿童相对少见。

【临床表现】

1. 早期症状　系统性硬化最多见的初期表现是雷诺现象和隐袭性肢端和面部肿胀,并有手指皮肤逐渐增厚。多关节病同样也是突出的早期症状。胃肠道功能紊乱(胃烧灼感和吞咽困难)或呼吸系统症状等,偶尔也是本病的首发表现。患者起病前可有不规则发热、胃纳减退、体重下降等。

2. 皮肤　皮肤病变可局限在手指(趾)和面部(见文末彩图 3-2-10,图 3-2-11),或向心性扩展,累及上臂、肩、前胸、背、腹和腿。有的可在几个月内累及全身皮肤,有的在数年内逐渐进展,有些呈间歇性进展,通常皮肤受累范围和严重程度在三年内达高峰。临床上皮肤病变分期及表现(见表 3-2-12)。

3. 骨和关节　多关节痛和肌肉疼痛常为早期症状,也可出现明显的关节炎。约 29% 可有侵蚀性关节病。

(1)于皮肤增厚且与其下关节紧贴,致使关节挛缩和功能受限。

(2)由于腱鞘纤维化,当受累关节主动或被动运动时,特别在腕、踝、膝处,可觉察到皮革样摩擦感。

(3)长期慢性指(趾)缺血,可发生指端骨溶解。

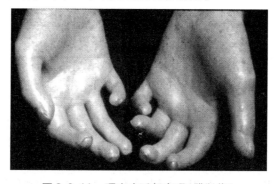

图 3-2-11　硬皮病手部表现(腊肠指)

表 3-2-11　系统性硬化症临床表现

部位	表现
皮肤硬化都从手指、手开始	手背发亮、紧绷,手指褶皱消失,汗毛稀疏。
面部	面具样面容。口周出现放射性沟纹,口唇变薄,鼻端变尖。
颈部	颈前可出现横向厚条纹,仰头时,患者会感到颈部皮肤紧绷。
胸上部和肩部	紧绷的感觉,皮肤可有色素沉着或色素脱失。

表 3-2-12　临床上皮肤病变分期及表现

分期	表现
水肿期	非可凹性肿胀,触之有坚韧的感觉。
硬化期	呈蜡样光泽,紧贴于皮下组织,不易捏起。
萎缩期	萎缩期浅表真皮变薄变脆,表皮松弛。

（4）X 线表现关节间隙狭窄和关节面骨硬化。

（5）由于肠道吸收不良、废用及血流灌注减少,常有骨质疏松。

4. 消化系统　消化道受累为硬皮病的常见表现,仅次于皮肤受累和雷诺现象。消化道的任何部位均可受累,其中食管受累最为常见,肛门、直肠次之,小肠和结肠较少。

（1）口腔:张口受限,舌系带变短,牙周间隙增宽,齿龈退缩,牙齿脱落,牙槽突骨萎缩。

（2）食管:食管下部括约肌功能受损可导致胸骨后灼热感,反酸。长期可引起糜烂性食管炎、出血、下食管狭窄等并发症。

（3）小肠:常可引起轻度腹痛、腹泻、体重下降和营养不良。

（4）大肠:钡灌肠可发现 10% ~ 50% 的患者有大肠受累,但临床症状往往较轻。累及后可发生便秘,下腹胀满,偶有腹泻。

（5）CREST 综合征:患者可发生胆汁性肝硬化。

5. 肺部　在硬皮病中肺脏受累普遍存在。病初最常见的症状为运动时气短,活动耐受量减低;后期出现干咳。随病程增长,肺部受累机会增多,且一旦累及,呈进行性发展,对治疗反应不佳。

肺间质纤维化和肺动脉血管病变常同时存在。在弥漫性硬皮病伴抗 Scl-70 阳性的患者中,肺间质纤维化常常较重;在 CREST 综合征中,肺动脉高压常较为明显。

肺动脉高压常为棘手问题,它是由于肺间质与支气管周围长期纤维化或肺间小动脉内膜增生的结果。

6. 心脏　病理检查80%患者有片状心肌纤维化。临床表现为气短、胸闷、心悸、水肿。

7. 肾脏　硬皮病肾病变临床表现不一,部分患者有多年皮肤及其他内脏受累而无肾损害的临床现象;有些在病程中出现肾危象,即突然发生严重高血压、急进性肾衰竭,如不及时处理,常于数周内死于心力衰竭及尿毒症。虽然肾危象初期可无症状,但大部分患者感疲乏加重,出现气促、严重头痛、视力模糊、抽搐、神志不清等症状。

【辅助检查】

1. 一般化验无特殊异常。血沉可正常或轻度增快。

2. 免疫学检测示

(1)血清 ANA 阳性率达90%以上。

(2)抗着丝点抗体(ACA):80%的 CREST 综合征患者阳性。

(3)约20%~40%系统性硬化症患者,血清抗 Scl-70 抗体阳性。

(4)约30%病例 RF 阳性。

(5)约50%病例有低滴度的冷球蛋白血症。

3. 病理及甲皱检查　硬变皮肤活检见表皮变薄,表皮突消失,皮肤附属器萎缩。甲褶毛细血管显微镜检查显示毛细血管袢扩张与正常血管消失。

4. 食管组织病理　示平滑肌萎缩,黏膜下层和固有层纤维化,黏膜呈不同程度变薄和糜烂。

5. 食管功能可用食管测压、卧位稀钡钡餐造影、食管镜等方法检查。

6. 高分辨 CT　可显示肺部呈毛玻璃样改变,肺间质纤维化常以嗜酸性肺泡炎为先导。

7. 支气管肺泡灌洗　可发现灌洗液中细胞增多。

8. X 线胸片　示肺间质纹理增粗,严重时呈网状结节样改变,在基底部最为显著。

9. 肺功能检查　示限制性通气障碍,肺活量减低,肺顺应性降低,气体弥散量减低。

10. 心导管检查　可发现肺动脉高压。

11. 超声心动检查　可发现肺动脉高压或心包肥厚或积液。

12. 肾活检　硬皮病的肾病变以叶间动脉、弓形动脉及小动脉为最著,其中最主要的是小叶间动脉。血管平滑肌细胞发生透明变性。血管外膜及周围间质均有纤维化。

【治疗原则】

本病尚无特效药物。皮肤受累范围和病变程度为诊断和评估预后的重要依据,而重要脏器累及的广泛性和严重程度决定它的预后。早期治疗的目的在于阻止新的皮肤和脏器受累,而晚期的目的在于改善已有的症状。

1. 糖皮质激素和免疫抑制剂　总的说来糖皮质激素对本症效果不显著,通常对炎性肌病、间质性肺部疾患的炎症期有一定疗效;在早期水肿期,对关节痛、肌痛亦有疗效。免疫抑制剂疗效不肯定。常用的有环孢素、环磷酰胺、硫唑嘌呤、甲氨蝶呤等,有报道对皮肤关节和肾脏病变有一定疗效,与糖皮质激素合并应用,常可提高疗效和减少糖皮质激素用量。

2. 青霉胺(D-penicillamine)　青霉胺能抑制新胶原成熟,并激活胶原酶,使已形成的胶原纤维降解。

3. 钙通道拮抗剂、丹参注射液、双嘧达莫(潘生丁)和小剂量阿司匹林、血管紧张素受体拮抗剂　可缓解雷诺现象,治疗指端溃疡,阻止红细胞及血小板的聚集,降低血液黏滞性,改善微循环。

4. 组胺受体阻断剂(西咪替丁或雷尼替丁等)或质子泵抑制剂(洛赛克)等　减少胃酸,缓解反流性食管炎的症状。

5. 血管紧张素转换酶抑制剂　如巯甲丙脯酸、依那普利、贝那普利等药物,控制血压增高,预防肾危象出现。

6. 其他　近年来国外采用口服内皮素受体拮抗剂和抗转移生长因子 β_1($TGF\beta_1$)治疗硬皮病所致的肺动脉高压已取得一定疗效。

【护理问题】

1. 皮肤黏膜完整性受损　与皮肤黏膜失去弹性有关。

2. 潜在并发症:感染,与长期服用激素有关。

3. 焦虑　与患慢性疾病有关。

4. 知识缺乏:不了解疾病相关知识。

【护理措施】

1. 一般护理

(1)密切监测患者生命体征,听取患者主诉,嘱其保持情绪稳定;尽量减少活动;进食高纤维易消化事物,保持大便通畅,必要时给予通便处理。

(2)巡视患者,及时满足其生活需要。

(3)与患者多交流,多安慰患者,使其接受现实,勇敢面对,积极配合治疗。

(4)监测体温,监测血常规。对已发生的感染,遵医嘱给予口服或静脉抗菌药治疗。

2. 专科护理

(1)皮肤自我护理

1)皮肤硬化失去弹性,应在患处涂油预防干裂。避免接触刺激性较强的洗涤剂。口唇、鼻腔干裂可涂油。注意保暖,冷天外出多加衣服,戴棉手套,穿厚袜,衣着宽松。

2)患者皮肤调节体温的功能减退,夏季应多饮水,多吃一些利尿解暑的蔬菜水果,如:西瓜、冬瓜、黄瓜、丝瓜、苦瓜等,通过尿液带走体内热量而起到降温的作用。此外应避免高温时外出,避免阳光曝晒,外出应戴遮阳帽或打伞,避免中暑。室内温度过高可装空调或电扇。

3)经常摩擦肢端、关节或骨骼隆起处,避免磕碰、外伤而导致营养性溃疡。

(2)饮食上注意多吃蛋白质含量丰富的食物:如蛋类、肉等。多吃新鲜的蔬菜水果以保证维生素和食物纤维的供给。并可减少便秘的发生。注意少吃多餐、细嚼慢咽。避免辛辣过冷的食物,以细软易消化为好并食用含钙多的食物如牛奶等。若进食后有胸骨后不适等症状应注意不能一次大量进食,少吃多餐,进食后稍走动后再躺下,再取头高足低位以减少食物反流。戒烟戒酒。

(3)避免感冒而引起继发肺部感染,加重肺脏负担。保持居室内一定的温度和湿度,定时通风换气,保持空气新鲜。不去人多拥挤的公共场所,在感冒流行季节减少外出。

(4)经常监测血压,发现血压升高应及时处理。当患者出现气短、胸闷、心悸、水肿等时,积极协助医生处理,密切观察病情变化,准备好抢救物品。

3. 心理护理　多与患者交流,告知患者此病为慢性病,主要是采取措施改善症状,控制病情使其稳定,减缓病情进展,因此要遵医嘱规律治疗。通过交流消除其焦虑心理,配合治疗。

4. 健康教育

(1)正确认识疾病,消除恐惧心理。保持乐观的精神、稳定的情绪,避免过度激动、紧张、焦虑等不良情绪。

(2)适当锻炼身体,增加机体抗病能力。劳逸结合,但要避免过度劳累加重病情。

(3)了解皮肤保护的方法,特别是手足避冷保暖。

(4)有心脏受累应长期服药,并备有硝酸甘油等药物随身携带。

(5)了解药物的作用和副作用。明白规律用药的意义,配合治疗、遵从医嘱。定期监测血常规、肝肾功。

(6)严格遵医嘱服药,不可随意加量、减量、停药和改药。禁用血管收缩剂:新麻液、麻黄素、肾上腺素等。

(7)学会自我认识疾病活动的征象,定期复查。懂得长期随访的必要性。

(8)告知患者要少食多餐,餐后取立位或半卧位。戒烟、酒、咖啡等刺激性食物。

五、干燥综合征患者的护理

【概述】

干燥综合征(Sjogren's syndrome,SS)是一个主要累及外分泌腺体的慢性炎症性自身免疫病。临床除有唾液腺和泪腺受损功能下降而出现口干、眼干外,尚有其他外分泌腺及腺体外其他器官的受累而出现多系统损害的症状。本病分为原发性和继发性两类,前者指不具另一诊断明确的结缔组织病(CTD)的干燥综合征。后者是指发生于另一诊断明确的 CTD 如系统性红斑狼疮(SLE)、类风湿关节炎等的干燥综合征。本节主要叙述原发性干燥综合征。

【病因与发病机制】

确切病因和发病机制尚不明确,一般认为与遗传、免疫、病毒感染有关。原发性干燥综合征属全球性疾病,在我国人群的患病率为 0.3%~0.7%,在老年人群中患病率为 3%~4%。本病女性多见,男女比为 1 : 9~20。发病年龄多在 40~50 岁。也见于儿童。

【临床表现】

1. 局部表现

(1)口干燥症:因唾液腺病变,使唾液黏蛋白缺少而引起下述常见症状:

1)有 70%~80% 患者诉有口干,但不一定都是首症或主诉,严重者因口腔黏膜、牙齿和舌发黏以致在讲话时需频频饮水,进固体食物时必须伴水或流食送下,有时夜间需起床饮水等。

2)猖獗性龋齿是本病的特征之一,表现为牙齿逐渐变黑,继而小片脱落,最终只留残根。

3)成人腮腺炎,50% 患者表现有间歇性交替性腮腺肿痛,累及单侧或双侧。大部分在 10 天左右可以自行消退。

4)舌部表现为舌痛、舌面干裂、舌乳头萎缩而光滑。

5)口腔黏膜出现溃疡或继发感染。

(2)干燥性角结膜炎:此因泪腺分泌的黏蛋白减少而出现眼干涩、异物感、泪少等症状,严重者痛哭无泪。部分患者有眼睑缘反复化脓性感染、结膜炎、角膜炎等。

(3)其他浅表部位如鼻、硬腭、气管及其分支、消化道黏膜、阴道黏膜的外分泌腺体均可受累,使其分泌较少而出现相应症状。

2. 系统表现　除口眼干燥表现外,患者还可出现全身症状如乏力、低热等。约有 2/3 患者出现系统损害。

(1)皮肤:皮肤病变的病理基础为局部血管炎。有下列表现:

1)过敏性紫癜样皮疹:多见于下肢,为米粒大小边界清楚的红丘疹,压之不褪色,分批出现。每批持续时间约为 10 天,可自行消退而遗有褐色色素沉着。

2)结节红斑较为少见。

3)雷诺现象:多不严重,不引起指端溃疡或相应组织萎缩。

(2)骨骼肌肉:关节痛较为常见。仅小部分表现有关节肿胀但多不严重且呈一过性。关节结构的破坏非本病的特点。肌炎见于约 5% 的患者。

(3)肾:主要累及远端肾小管,表现为因 I 型肾小管酸中毒而引起的低血钾性肌肉麻痹,严重者出现肾钙化、肾结石及软骨病。

(4)肺:大部分患者无呼吸道症状。轻度受累者出现干咳,重者出现气短。肺部的主要病理为间质性病变,部分出现弥漫性肺间质纤维化,少数人可因此而呼吸功能衰竭而死亡。

(5)消化系统:胃肠道可以因其黏膜层的外分泌腺体病变而出现萎缩性胃炎、胃酸减少、消化不良等非特异性症状。约 20% 患者有肝脏损害,临床谱从黄疸至无临床症状而有肝功能损害不等。

(6)神经:以周围神经受累为多见,不论是中枢或周围神经损害均与血管炎有关。

(7)血液系统:本病可出现白细胞减少或(和)血小板减少,血小板低下严重者可出现出血现象。

【辅助检查】

1. 眼部　①Schirmer(滤纸)试验(+);②角膜染色(+);③泪膜破碎时间(+)。

2. 口腔　①唾液流率(+);②腮腺造影(+);③唾液腺核素检查(+);④唇腺活检组织学检查(+)。

3. 多次尿 pH > 6 则有必要进一步检查肾小管酸中毒相关指标。

4. 周围血检测　可以发现血小板低下,或偶有的溶血性贫血。

5. 血清免疫学检查　①抗 SSA 抗体:是本病中最常见的自身抗体,见于 70% 的患者。②抗 SSB 抗体:有称是本病的标记抗体,见于 45% 的患者。③高免疫球蛋白血症,均为多克隆性,见于 90% 患者。

6. 肺影像学检查　可以发现有相应系统损害的患者。

【治疗原则】

本病目前尚无根治方法,主要是采取措施改善症状,控制和延缓因免疫反应而引起的组织器官损害的进展以及继发性感染。

1. 口干可适当饮水,或用人工唾液,减少对口腔的物理刺激。嘱患者保持口腔清洁,勤漱口,减少龋齿和口腔继发感染的可能。防止口腔细菌增殖,应早晚刷牙,选用软毛牙刷,继发口腔感染者可用朵贝尔液漱口,真菌感染者可用制霉菌素涂口腔,口干严重者可用麦冬、枸杞子、甘草等泡水喝。

2. 保护眼睛 干燥性角结膜炎可给以人工泪液滴眼以减轻眼干症状并预防角膜损伤。

3. 肌肉、关节痛者可用非甾体抗炎药以及羟氯喹。

4. 系统损害者应以受损器官及严重度而进行相应治疗。给予肾上腺糖皮质激素,剂量与其他结缔组织病治疗用法相同。对于病情进展迅速者可合用免疫抑制剂如环磷酰胺、硫唑嘌呤等。出现有恶性淋巴瘤者宜积极、及时地进行联合化疗。

5. 合并肾小球肾炎,纠正低钾血症的麻痹发作可采用静脉补钾(氯化钾),待病情平稳后改口服钾盐液或片,有的患者需终身服用,以防低血钾再次发生。

6. 合并肺间质性病变、呼吸道黏膜干燥明显者,可给予雾化吸入。鼻黏膜干燥者可给予复薄油滴鼻。

【护理问题】

1. 皮肤黏膜改变 与唾液减少有关。

2. 潜在的感染 与服用激素及免疫抑制剂有关。

3. 电解质紊乱 与肾小管酸中毒有关。

4. 舒适的改变 与口干、眼干有关。

5. 部分自理能力受限 与电解质紊乱有关。

6. 有出血的危险 与血小板降低有关。

【护理措施】

1. 一般护理

(1)改善症状:减轻口干较为困难,嘱患者应停止吸烟、饮酒及避免服用引起口干的药物如阿托品等。保持口腔清洁,勤漱口,减少龋齿和口腔继发感染的可能,对生活不能自理的患者给予口腔护理。干燥性角结膜炎可给以人工泪液滴眼以减轻眼干症状并预防角膜损伤。有些眼膏也可用于保护角膜。

(2)巡视患者,及时满足其生活需要。

(3)嘱患者床旁活动,必要时需绝对卧床,避免磕碰,用软毛牙刷刷牙,定期监测血常规。

2. 专科护理

(1)减少对口腔的物理刺激,防止口腔细菌增殖,应早晚刷牙,选用软毛牙刷,饭后漱口,戒烟酒。

(2)保护眼睛:睡前涂眼膏保护角膜,避光避风,外出时戴眼防护镜。

(3)对于皮肤油性水分减少的患者应预防皮肤干裂,给予润肤剂外涂。冬季嘱患者减少洗澡次数。

（4）注意观察激素及免疫抑制剂的副作用,定期监测血常规、肝肾功,并告知患者用药注意事项。

（5）合并有神经系统受累者大部分为周围神经病变,肢体麻木,感觉减退,护士应注意安全防护。

（6）低钾血症的患者在补钾过程中,注意观察患者尿量的变化、尿 pH 值,准确记录出入量及分记日夜尿量。

（7）合并肺间质性病变、呼吸道黏膜干燥明显者,注意补充水分,预防感冒及肺部感染,加强拍背咳痰。

（8）合并肝脏损害、胰腺外分泌功能受影响引起消化液减少,导致营养不良,故应为患者提供清淡易消化的食物。

（9）合并血细胞低下的患者注意安全防护,避免磕碰,观察患者出血倾向。

3. 心理护理　多与患者交流,使患者了解本病的治疗原则、告知患者此病为慢性病,主要是采取措施改善症状,控制和延缓因免疫反应而引起的组织器官损害的进展以及继发性感染。本病预后良好,经恰当治疗后大多数可以控制病情达到缓解,因此要遵医嘱规律治疗。通过交流消除其焦虑心理,配合治疗。

4. 健康教育

（1）正确认识疾病,消除恐惧心理,保持心情舒畅及乐观情绪,对疾病治疗树立信心。

（2）注意口腔卫生,每天早晚至少刷牙两次,选用软毛牙刷,饭后漱口并用牙签将食物的碎屑从牙缝中清除。忌烟酒,忌刺激性食物,这可预防继发口腔感染和减少龋齿,可用朵贝尔漱口液、2% $NaHCO_3$ 漱口液。有龋齿要及时修补。

（3）保护眼睛,眼泪的减少可引起角膜干涩、损伤,易细菌感染。日间可用人工泪液 4～5 次/日,睡前可抹眼膏。多风天气外出时可戴防风眼镜。

（4）保护皮肤、减少沐浴次数,使用中性沐浴品。沐浴后可适当用中性护肤液涂抹全身皮肤,以防止瘙痒。

（5）干燥综合征可引起肾小管损害,出现低血钾（腹胀、乏力、肠蠕动减慢、诱发肠麻痹、心动过速等症状）。故需定期监测血钾,并服用含钾高的食物,如橘子、香蕉、肉、蛋、谷类。有时药物补钾需终身服用,以防低血钾发生。饮食中注意多食含水量多、易消化、高蛋白、高维生素的食物。

（6）观察日夜尿量并记录,观察排尿时有无尿频、尿急、尿痛。每日应清洗会阴部,以防止泌尿系感染。

（7）病变累及鼻、气管、肺等可引起咽干、慢性咳嗽、肺纤维化,可用雾化吸入,加强扩胸运动,学会正确咳痰方法,预防肺部感染。

（8）预防感冒，流行期应尽量少到公共场所，避免感冒。室内应定时开窗通风，时间 15～30 分钟，保证房间的湿度适宜。

（9）了解激素及免疫抑制剂的副作用。遵医嘱服药，不可擅自停药、减量、加量。明白规律用药的意义。

（10）应定期复查，随时了解自己疾病的情况，学会自我认识疾病活动的征象，配合治疗，遵从医嘱，定期随诊。懂得长期随访的必要性。

六、系统性血管炎患者的护理

血管炎病，是一大类不明原因、以血管炎性破坏为基本病变并引起相应的组织器官缺血、炎症、坏死的全身性结缔组织病。是指一组异质性由于血管壁发生炎症（炎性细胞浸润和或血管壁坏死）而引起的疾病，可以累及一个或多个器官，累及一种或多种类型血管。血管炎暂无统一分类方法，按累及的血管大小分类（见表 3-2-13）目前较为接受。

表 3-2-13　血管炎的分类

分类	名称	病变好发部位
大血管	大动脉炎	主动脉、颈动脉、椎动脉、锁骨下动脉、肾动脉、肺动脉
	巨细胞（颞）动脉炎（GCA）	头颈部的颅外动脉
中血管	结节性多动脉炎（PAN） 川崎病	损害呈节段性，易发生于动脉分叉处
小血管	变应性（嗜酸性）肉芽肿性血管炎（CSS）	中、小动脉的系统性坏死血管炎
	显微镜下多血管炎（MPA）	侵犯肾脏、皮肤和肺等脏器的小动脉、微动脉、毛细血管和小静脉
	肉芽肿性血管炎（GPA）	上下呼吸道和肾脏的小动脉、静脉及毛细血管
大中小血管	白塞病（BD）	全身血管均可累及

（目前将 WG、MPA 和 CSS 统称为 ANCA 相关性小血管炎）

【共同的临床表现】

1. 广泛的炎症所致的全身表现均会出现发热、体重下降、乏力等表现。

2. 损伤的血管所供应的组织缺血。

累及器官和血管不同，临床表现各异，区分不同血管炎至关重要是鉴别表现。不能解释的系统性疾病及器官系统缺血的症状，应考虑为血管炎。通过病史、查体、化验、活检、造影结合下述临床表现（见表3-2-14）尽可能明确累及血管的大小进行综合诊断。

表3-2-14　血管炎临床表现

部位	表现
皮肤黏膜	结节红斑,皮温改变,瘀血和肿胀。皮疹,溃疡,坏疽,结节,网状青斑
肌肉骨骼和四肢	四肢跛行,无力肌痛关节肌肉痛
前列腺	前列腺炎,睾丸炎
眼	色素膜炎、结膜炎、视网膜炎、球后视神经炎、"红眼病"、畏光流泪、视力下降和眼球突出
耳	渗出性中耳炎:耳鸣,听力下降,鼓膜穿孔,外耳道溢液(脓),耳痛
鼻	鼻炎,副鼻窦炎,鼻息肉,鼻甲肥大,脓性或血性分泌物,鼻出血,鼻痂,鞍鼻
咽喉	咽鼓管炎,声门下狭窄,呼吸困难,声音嘶哑
周围神经	单多发性单神经炎感觉过敏、迟钝
呼吸道	咳嗽、咳痰、咯血、憋气呼吸困难。胸片:阴影、结节和空洞、弥漫性肺泡毛细血管炎、肺纤维化。久治不愈的肺部炎症、肺动脉高压、动脉瘤
肾脏	高血压、尿沉渣异常、蛋白尿、坏死性肾小球肾炎
胃肠道	腹泻、恶心或呕吐、腹痛、出血、肝酶升高-食管炎、溃疡、出血
中枢神经系统	头痛、视力改变、中风、癫痫、意识改变或思维障碍
血管	杂音、无脉
血液	与出血、肾功能下降不平行的贫血

（一）大动脉炎患者的护理

【概述】

大动脉炎（TA）是指主动脉及其主要分支的慢性进行性、非特异性闭塞性动脉炎。病变多见于主动脉弓及其分支,其次为降主动脉、腹主动脉和肾动脉。主动脉的二级分支,如肺动脉、冠状动脉也可受累。受累的血管可为全层动脉炎。由于血管内膜增厚,导致管腔狭窄或闭塞,少数患者因炎症破坏动脉壁中层,弹力纤维及平滑肌纤维坏死,而致动脉扩张、假性动脉瘤或夹层动脉瘤。导致临床表现各异。

【病因与发病机制】

病因迄今尚不明确,一般认为可能由感染引起的免疫损伤所致。本病多发于年轻女性,30岁以前发病约占90%,40岁以后较少发病。可急性发作,也可隐匿起病。

【临床表现】

1. 全身症状　在局部症状或体征出现前数周,少数患者可有全身不适、易疲劳、发热、食欲不振、恶心、出汗、体重下降、肌痛、关节炎和结节红斑等症状,当局部症状或体征出现后,全身症状可逐渐减轻或消失,部分患者则无上述症状。

2. 局部症状体征　按受累血管不同,有不同器官缺血的症状与体征,如头痛、头晕、晕厥、卒中、视力减退、四肢间歇性活动疲劳,肱动脉或股动脉搏动减弱或消失,颈部、锁骨上下区、上腹部、肾区出现血管杂音,两上肢收缩压差大于 10mmHg。

3. 临床分型　根据病变部位可分为头臂动脉型(主动脉弓综合征)、胸腹主动脉型、广泛型和肺动脉型四种类型。详见表 3-2-15。

表 3-2-15　大动脉炎的分型及临床表现

头臂动脉型(主动脉弓综合征)	
颈动脉和椎动脉狭窄、闭塞	头昏、眩晕、头痛、记忆力减退、视力减退,视野缩小甚至失明,咀嚼肌无力和咀嚼疼痛。鼻中隔穿孔,上腭及耳郭溃疡,牙齿脱落和面肌萎缩。脑缺血严重者可有反复晕厥、抽搐、失语、偏瘫或昏迷。
上肢缺血	单侧或双侧上肢无力、发凉、酸痛、麻木甚至肌肉萎缩。
颈动脉、桡动脉和肱动脉	搏动减弱或消失(无脉征),血压降低或测不出。约 50% 患者于颈部或锁骨上部可听到二级以上收缩期血管杂音。
胸腹主动脉型	
肾动脉	高血压为本型的一项重要临床表现,尤以舒张压升高明显。可有头痛、头晕、心悸。
髂动脉(下肢缺血)	出现无力、酸痛、皮肤发凉和间歇性跛行等症状。
胸降主动脉	节段性高血压;主动脉瓣关闭不全所致的收缩期高血压。
胸主动脉	部分患者胸骨旁或背部脊柱两侧可闻及收缩期血管杂音,胸壁可见表浅动脉搏动,血压上肢高于下肢。如合并主动脉瓣关闭不全,于主动脉瓣区可闻及舒张期吹风样杂音。
肺动脉型	
本病合并肺动脉受累约占 50%,单纯肺动脉受累者罕见。肺动脉高压大多为一种晚期并发症,约占 1/4,多为轻度或中度,重度则少见。临床上出现心悸、气短较多。	
广泛型	
具有头臂动脉型(主动脉弓综合征)和胸腹主动脉型的特征,属多发性病变,多数患者病情较重。	

【辅助检查】

1. 实验室检查　无特异性血化验项目。

(1)红细胞沉降率:是反映本病病变活动的一项重要指标。疾病活动时血沉增快,病情稳定血沉恢复正常。

(2)C反应蛋白:其临床意义与血沉相同,为本病病变活动的指标之一。

(3)抗链球菌溶血素"O"抗体的增加仅说明患者近期曾有溶血性链球菌感染,本病仅少数患者出现阳性反应。

(4)抗结核菌素试验:我国的资料提示,约40%的患者有活动性结核,如发现活动性结核灶应抗结核治疗。

(5)其他:少数患者在疾病活动期白细胞增高或血小板增高,慢性轻度贫血。

2. 影像学检查

(1)彩色多普勒超声检查:可探查主动脉及其主要分支狭窄或闭塞(颈动脉、锁骨下动脉、肾动脉等),但对其远端分支探查较困难。

(2)血管造影检查

①数字减影血管造影(DSA):对头颅部动脉、颈动脉、胸腹主动脉、肾动脉、四肢动脉、肺动脉及心腔等均可进行此项检查。

②动脉造影:可直接显示受累血管管腔变化、管径的大小、管壁是否光滑、受累血管的范围和长度。

(3)电子计算机断层扫描(CT)与磁共振成像(MRI):增强CT可显示部分受累血管的病变,特别是磁共振成像能显示出受累血管壁的水肿情况,以助判断疾病是否活动。

【治疗原则】

1. 糖皮质激素　激素对本病活动仍是主要的治疗药物,及时用药可有效改善症状,缓解病情。

2. 免疫抑制剂　免疫抑制剂与糖皮质激素合用,能增强疗效。最常用的免疫抑制剂为环磷酰胺、硫唑嘌呤和甲氨蝶呤等。

3. 扩血管抗凝改善血循环　使用扩血管、抗凝药物治疗,能部分改善因血管狭窄较明显所致的一些临床症状,如地巴唑、妥拉唑林、阿司匹林、双嘧达莫(潘生丁)。

4. 经皮腔内血管成形术　为大动脉炎的治疗开辟了一条新的途径,目前已应用治疗肾动脉狭窄及腹主动脉、锁骨下动脉狭窄等,获得较好的疗效。

5. 外科手术治疗　手术目的主要是解决肾血管性高血压及脑缺血。

【护理问题】

1. 发热　与原发病有关。

2. 受伤的危险　与脑缺血有关。

3. 高血压　与血管狭窄和闭塞有关。

4. 意识障碍　与脑缺血有关。

5. 自理能力缺陷　与脑缺血有关。

6. 猝死　与动脉瘤破裂有关。

【护理措施】

1. 一般护理　病室内温湿度适宜,环境舒适安静,提供合理饮食,保证患者休息与睡眠,减少活动,避免直立性低血压。保持大便通畅。监测各项生命体征,特别是血压变化,倾听患者主诉,及时给予对症处理。注意患者的安全防护。

2. 专科护理

(1)密切监测血压:做到四定,即定时、定部位、定体位、定血压计。对高血压患者应积极控制血压。

(2)视力明显障碍者注意安全防护,嘱家属陪伴,远离危险物品。满足基本生活需要。

(3)嘱患者注意体位突然变化,预防直立性低血压。

(4)间歇性跛行患者注意安全防护,嘱家属陪伴,远离危险物品,满足基本生活需要。

(5)密切观察生命体征变化,特别是神志变化,如晕厥、抽搐或昏迷。及时采取抢救措施。

(6)做好造影术前后护理。

3. 心理护理　本病约20%是自限性的,在发现时疾病已稳定,对这类患者如无合并症可随访观察。对发病早期有上呼吸道、肺部或其他脏器感染因素存在,应有效地控制感染,告知患者对防止病情的发展可能有一定的意义。高度怀疑有结核菌感染者,应同时抗结核治疗。在积极合理的药物治疗患者的同时,还应注重患者的心理护理,使患者树立信心,积极配合治疗。

4. 健康教育

(1)本病为慢性进行性血管病变,受累后的动脉由于侧支循环形成丰富,故大多数患者预后好,可参加轻工作。预后主要取决于高血压的程度及脑供血情况,糖皮质激素联合免疫抑制剂积极治疗可改善预后。

(2)其并发症有脑出血、脑血栓、心力衰竭、肾衰竭、心肌梗死、主动脉瓣关闭不全、失明等。死因主要为脑出血、肾衰竭。使患者了解发生并发症的症状,及时就诊。嘱患者定期复查。

(3)了解药物的作用和副作用,长期服用激素注意补钙,在使用免疫抑制剂过程中注意复查血象及肝功能。

（二）巨细胞（颞）动脉炎患者的护理

【概述】

巨细胞动脉炎（giant cell arteritis，GCA）是一种原因不明的系统性坏死性血管炎。GCA 是以血管内层弹性蛋白为中心的坏死性全层动脉炎，伴肉芽肿形成，可有巨细胞，一般无纤维素样坏死。血管炎主要累及主动脉弓起始部的动脉分支（如椎动脉、颈内动脉、颈外动脉、锁骨下动脉），亦可累及主动脉的远端动脉（如腹主动脉），以及中小动脉（颞动脉、颅内动脉、眼动脉、后睫动脉、中央视网膜动脉等），故属大动脉炎范畴。因典型患者呈颞部头痛，头皮及颞动脉触痛，间歇性下颌运动障碍，因而 GCA 又称为颞动脉炎（temporal arteritis，TA）

【病因与发病机制】

目前病因不明，由于内膜增生血管壁增厚、管腔变窄和阻塞，造成组织缺血。血管病变常呈节段性、多灶性或广泛性损害。GCA 往往伴有风湿性多肌痛。该病几乎都发生于 50 岁以上老年人，发病年龄在 50～90 岁之间，小于 50 岁者极少。女性发病高于男性，有显著的地域分布。我国较少见。

【临床表现】

1. 全身症状　前驱症状包括乏力、纳差、体重减轻及低热等。发热无一定规律，多数为中等度（38℃左右）发热，偶可高达 40℃左右。

2. 器官受累症状　依据受累血管的不同而表现出复杂的临床症状和体征（图 3-2-12、图 3-2-13），病情可轻可重。

（1）头部：颞动脉、颅动脉受累而出现头部症状，以头痛最为常见，约半数患者为首发症状。头痛呈偏侧或双侧或枕后部剧烈疼痛，呈刀割样或烧灼样或持续性胀痛，并伴有头皮触压痛或可触及的痛性结节，头皮结节如沿颞动脉走向分布，具有诊断价值。

（2）眼部：常表现为黑蒙、视物不清、眼睑下垂、复视、部分失明或全盲等。

（3）间歇性运动障碍：下颌肌痉挛，出现间歇性咀嚼不适、咀嚼疼痛、咀嚼停顿和下颌偏斜等，吞咽困难、味觉迟钝、吐字不清等。

（4）神经系统表现：约 30% 患者出现多种神经系统症状，如由于颈动脉或椎动脉病变而出现发作性脑缺血、中风、偏瘫或脑血栓等，是 GCA 主要死因之一。

（5）心血管系统表现：GCA 躯体大血管受累约 10%～15%，可累及锁骨下动脉、腋动脉、肱动脉、冠状动脉、胸主动脉、腹主动脉、股动脉等。

（6）呼吸系统表现：GCA 较少累及呼吸系统（10%），可表现为持续性干咳、咽痛、声嘶等。可能是受累组织缺血或应激所致。

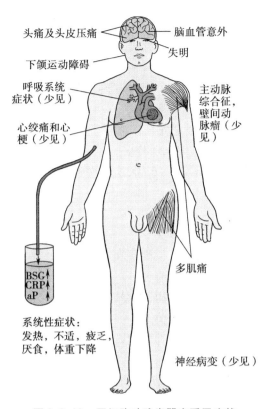

头痛及头皮压痛
脑血管意外
失明
下颌运动障碍
呼吸系统症状（少见）
主动脉综合征，壁间动脉瘤（少见）
心绞痛和心梗（少见）

BSG↑
CRP↑
aP↑

系统性症状：发热，不适，疲乏，厌食，体重下降

多肌痛

神经病变（少见）

图 3-2-12　巨细胞动脉炎器官受累症状

【辅助检查】

1. 实验室检查

（1）轻到中度正细胞正色素性贫血，有时贫血较重。白细胞计数增高或正常，血小板计数可增多。

（2）活动期血沉增快（常高达100mm/h）和（或）CRP增高。

（3）白蛋白减少，碱性磷酸酶可升高。

（4）肌酶、肌电图、肌肉活检均正常。

2. 颞动脉活检　是诊断 GCA 的可靠手段，特异性100%。

3. 影像学检查　为探查不同部位血管病变，可采用彩色多普勒超声、核素扫描、CT 或动脉造影等检查。

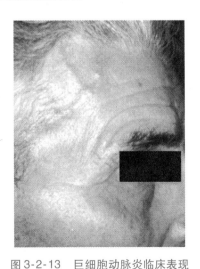

图 3-2-13　巨细胞动脉炎临床表现

【治疗原则】

为防止失明,一旦疑有巨细胞动脉炎,即应给予足量糖皮质激素并联合免疫抑制剂(如环磷酰胺)治疗,并尽可能弄清受累血管的部位、范围及程度等,依据病情轻重和治疗反应的个体差异,个体化调整药物种类、剂型、剂量和疗程。

1. 起始治疗 首选泼尼松。眼部病变反应较慢,可请眼科会诊,进行眼部局部治疗。必要时可使用甲泼尼龙冲击治疗。免疫抑制剂一般首选环磷酰胺(CYC)。也可使用硫唑嘌呤、甲氨蝶呤。

2. 维持治疗 经上述治疗4~6周,病情得到基本控制,血沉接近正常时,可考虑激素减量维持治疗。

【护理问题】

1. 疼痛 与原发病头皮痛有关。

2. 发热 与原发病有关。

3. 受伤的危险 与视力下降有关。

4. 营养失调 与下颌运动障碍,咀嚼、吞咽困难有关。

5. 意识障碍 与脑缺血等有关。

6. 感染的危险 与激素免疫抑制剂有关。

【护理措施】

1. 一般护理 病室内温湿度适宜,环境舒适安静,因下颌运动障碍,提供合理饮食,饮食以清淡易消化半流为主。保证患者休息与睡眠,减少活动,保持大便通畅。倾听患者主诉,及时给予对症处理。注意患者的安全防护。

2. 专科护理

(1)观察评估疼痛的部位、性质、程度及有无规律性,认真听取患者主诉,遵医嘱给予止痛等对症处理,并观察效果。

(2)视物不清等症状可为一过性症状,也可为永久性。失明可以是初发症状,但一般出现在其他症状之后数周或数月。护士要密切观察病情变化,认真听取主诉,及时抓住治疗时机。视力明显障碍者注意安全防护,嘱家属陪伴,远离危险物品,满足基本生活需要。

(3)嘱患有间歇性跛行的患者注意安全防护,嘱家属陪伴,远离危险物品,满足基本生活需要。

(4)密切观察生命体征变化,特别是神志变化,及时发现脑血管意外(晕厥抽搐或昏迷等),抢救物品处于应备状态。

(5)活检术配合:加强伤口换药,预防感染。饮食以清淡易消化半流为主,减少咀嚼,避免增加伤口的张力,影响愈合。

3. 心理护理 该病极易误诊和漏诊,做好心理护理。配合医护进行各项检查诊治,早期诊断与治疗,病死率与正常人群相近。在积极合理的药物治疗患者的同时,还应注重患者的心理护理,使患者树立信心,积极配合治疗。

4. 健康教育

(1)GCA 的预后随受累血管不同而异。影响大血管者,有脑症状者预后不良,失明者难以恢复。早期诊断与治疗,病死率与正常人群相近。此病是一种慢性病,需长期治疗。定期复查。

(2)依据病情轻重和治疗反应的个体差异,个体化调整药物种类、剂型、剂量和疗程。病情得到基本控制,血沉接近正常时,可考虑激素减量维持治疗。减量维持是一个重要的治疗步骤,遵医嘱服药,减少复发。

(3)了解药物的作用和副作用,长期服用激素注意补钙,在使用免疫抑制剂过程中注意定期复查血常规、尿常规和肝肾功能,避免不良反应。

(4)GCA 的并发症有脑出血、脑血栓、失明等,死因主要为脑出血,要让患者了解并发症的症状,及时就诊。

(三) 结节性多动脉炎患者的护理

【概述】

结节性多动脉炎(Polyarteritis nodosa,PAN)主要侵犯中小肌性动脉,损害呈节段性分布,易发生于动脉分叉处,向远端扩散。有的病变向血管周围浸润,浅表动脉可沿血管行经分布而扪及结节。

【病因与发病机制】

病因不明,可能与感染(病毒、细菌)药物及注射血清等有一定关系,免疫病理机制在疾病中起重要作用。组织学改变见血管中层改变最明显,急性期为多形核白细胞渗出到血管壁各层和血管周围区域,组织水肿,病变蔓延而全层坏死。亚急性和慢性过程为血管内膜增生,血管壁退行性改变伴管腔内血栓形成,重者可使血管腔闭塞。该病在美国的发病率为 1.8/10 万人,我国尚无详细记载。男性发病为女性的 2.5~4.0 倍,年龄几乎均在 40 岁以上。

【临床表现】

1. 全身症状　结节性多动脉炎多有不规则发热、头痛、乏力、周身不适、多汗、体重减轻、肌肉疼痛、肢端疼痛、腹痛、关节痛等。

2. 系统症状　可累及多个器官系统,如肾脏、骨骼、肌肉、神经系统、胃肠道、皮肤、心脏、生殖系统等,肺部受累少见(图 3-2-14)。

(1)肾脏:肾脏受累最多见。以肾脏血管损害为主,急性肾衰竭多为肾脏多发梗塞的结果,可致肾性恶性高血压。

(2)骨骼、肌肉:约半数患者有关节痛,少数有明显的关节炎改变。肌痛以腓肠肌痛多见。

(3)神经系统:表现为弥散性或局限性单侧脑或多部位脑及脑干的功能紊乱,出现抽搐、意识障碍、脑血管意外等。

（4）消化系统：胃肠道的炎症、溃疡、出血、肠梗阻、肠套叠、肠壁血肿，严重者致肠穿孔或全腹膜炎、休克。

（5）皮肤：表现为痛性红斑性皮下结节，沿血管成群分布，大小约数毫米至数厘米。也可为网状青斑、紫癜、溃疡、远端指（趾）缺血性改变。

（6）心脏：心脏损害是引起死亡的主要原因之一，充血性心力衰竭也是心脏受累的主要表现。

（7）生殖系统：睾丸和附睾受累发生率约30%，卵巢也可受累，以疼痛为主要特征。

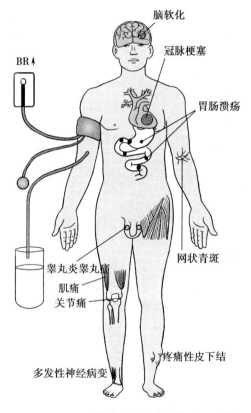

图 3-2-14　结节性多动脉炎器官受累症状

【辅助检查】

1. 实验室检查　无特异性血清反应。

（1）反映急性炎症的指标：轻度贫血、白细胞增多，血沉（ESR）和 C 反应蛋白（CRP）升高，可见轻度嗜酸性粒细胞增多，血小板增多。

（2）肾脏损害者常有显微镜下血尿、蛋白尿和肾功能异常。

（3）类风湿因子（RF）可呈阳性，但滴度较低，部分患者循环免疫复合物阳性,补体水平下降,血清白蛋白降低,冷球蛋白阳性,约1/3患者乙肝表面抗原(HBsAg)阳性,可有肝功能异常。

(4)抗中性粒细胞胞浆抗体(ANCA):ANCA分为P-ANCA(细胞核周围染色的ANCA)及C-ANCA(细胞浆染色的ANCA)两种。本病中约20%患者ANCA阳性,主要是P-ANCA阳性。

2. 影像学检查

(1)彩色多普勒:中等血管受累,可探及受累血管的狭窄、闭塞或动脉瘤形成,小血管受累者探测困难。

(2)计算机体层扫描(CT)和磁共振成像(MRI):较大血管受累者可查及血管呈灶性、节段性分布,受累血管壁水肿等。

(3)静脉肾盂造影:可见肾梗死区有斑点状充盈不良影像。

(4)选择性内脏血管造影:可见到受累血管呈节段性狭窄、闭塞,动脉瘤和出血征象。

(5)肾血管造影常显示多发性小动脉瘤及梗塞,由于输尿管周围血管炎和继发性纤维化可出现单侧或双侧输尿管狭窄。

3. 活检检查　结节性多动脉炎有两个重要的病理特点:①个体血管病变程多样化。在相距不到$20\mu m$的连续切片上,病变已有明显差别。②急性坏死性病损和增殖修复性改变常共存。

【治疗原则】

应根据病情轻重、疾病的阶段性、个体差异及有无合并症而决定治疗方案。目前该病治疗的主要用药是糖皮质激素联合免疫抑制剂(可参考其他血管炎治疗原则和用药)。对急性或重病例,再结合甲泼尼松冲击。治疗前应寻找包括某些药物在内的致病原因,并避免与之接触。

1. 糖皮质激素　是治疗本病的首选药物,及时用药可以有效地改善症状,缓解病情。

2. 免疫抑制剂　通常首选环磷酰胺(CTX)与糖皮质激素联合治疗。也可应用硫唑嘌呤、甲氨蝶呤、苯丁酸氮芥、环孢素、霉酚酸脂、来氟米特等。

3. 乙肝病毒感染患者用药　与乙型肝炎病毒复制有关联患者,可以应用小剂量糖皮质激素,尽量不用环磷酰胺。应强调加用抗病毒药物,如干扰素α-2b、拉米夫丁等。

4. 血管扩张剂、抗凝剂　如出现血管闭塞性病变,加用阿司匹林、双嘧达莫(潘生丁)、低分子肝素、丹参等。对高血压患者应积极控制血压。

5. 免疫球蛋白和血浆置换　重症结节性多动脉炎患者可用大剂量免疫球蛋白冲击治疗。血浆置换能于短期内清除血液中大量免疫复合物,对重症患者有一定疗效,需注意并发症如感染、凝血障碍和水及电解质紊乱。

【护理问题】

1. 疼痛　与原发病有关。

2. 潜在并发症感染　与使用免疫抑制剂、激素有关。

3. 高血压　与肾脏血管损害有关。

4. 意识改变　与脑组织血管炎有关。

5. 肌无力　与周围神经炎有关。

6. 发热　与原发病有关。

7. 皮肤黏膜受损　与痛性红斑性皮下结节、指(趾)端坏疽有关。

8. 血栓　与血管受损有关。

9. 心力衰竭　与心脏损害有关。

10. 出血、肠梗阻、肠穿孔　与动脉血管受损有关。

【护理措施】

1. 一般护理　急性期卧床休息，满足基本生活护理，注意保暖，遵医嘱予止痛药。评估患者发热情况，疼痛的时间、程度、性质、部位及有无规律性，认真记录出入量。

2. 专科护理

(1)严密观察意识、消化道出血、心衰等病情变化征象，及时发现病情变化，做好抢救准备。

(2)心脏损害是引起死亡的主要原因之一，故护士加强巡视，及时发现病情变化。严密观察心律和心率变化，严格记录出入量，控制补液速度。

(3)神经系统受累患者应注意安全防护，留家属陪伴，远离危险物品，在住院期间不出现意外受伤。

(4)肾性恶性高血压，严密监测血压变化，做到四定，即定时、定部位、定体位、定血压计，遵医嘱给予药物有效控制血压。嘱患者保持情绪稳定，戒烟戒酒，避免体位突然变化。

(5)协助做好造影术前和术后护理。

(6)预防感染，注意患者个人卫生，加强口腔、会阴、皮肤的护理，监测血象变化。

(7)约50%患者根据血管炎发生的部位和严重程度不同而出现不同的症状。护士要严密观察患者腹部绞痛、恶心、呕吐、脂肪泻、肠道出血、肠梗阻、腹膜炎、休克等情况，认真听取患者主诉，正确及时留取各种标本，及时发现出血等严重并发症，协助医生做好诊断和治疗工作。

3. 心理护理　与患者家属进行有效的沟通交流，进行医学知识的宣教。告知患者此病是一种慢性病，需长期治疗。及时诊断，及早用药，尤其是糖皮质激素及免疫抑制剂的使用已使存活率大大提高。护士与患者多交流，了解患者的心理状态,及时予安慰和鼓励患者配合治疗和护理。

4. 健康教育

(1)告知患者不论是急性或慢性,本病如不治疗通常是致死的,常因心、肾或其他重要器官的衰竭、胃肠道并发症或动脉瘤破裂而死亡。如不治疗或不合理治疗,仅有1/3左右的患者能存活1年,88%的患者在5年内死亡。此病是一种慢性病,需长期治疗,及时诊断、尽早用药,定期复查。

(2)糖皮质激素及免疫抑制剂的使用已使存活率大大提高,故应坚持用药。

(3)肾小球肾炎合并肾衰竭者偶尔治疗有效,但无尿与高血压是不祥之兆,肾衰是死亡的主要原因。定期复查肾功能指标,有效控制血压。

(4)治疗中潜在致命的机会性感染常可发生,应予注意。尤其是年龄大于50岁者更要注意病情变化。

(5)了解药物的作用和副作用,定期检查血、尿常规和肝肾功能,注意各类药物的不良反应。

(6)了解疾病的各种可能出现的并发症,学会自我监测方法,如出现时及时就医。

(四)变应性嗜酸性肉芽肿血管炎患者的护理

【概述】

Churg-Strauss综合征(Churg-Strauss yndrome,CSS)是一类病因不明、主要累及中、小动脉的系统性坏死血管炎。病理特征为受累组织有大量嗜酸性粒细胞浸润和血管外肉芽肿形成。称之为变应性嗜酸性肉芽肿血管炎。

【病因与发病机制】

病因不明,但与过敏及变态反应性疾病相关性很强,包括:过敏性鼻炎、鼻息肉以及支气管哮喘。累及小动脉、小静脉,病理改变为组织及血管壁大量的嗜酸性粒细胞浸润,小血管周围多发的肉芽肿形成,节段性纤维素样坏死性血管炎。多数患者20~40岁起病,男女患病大致相等。

【临床表现】

主要受累器官为肺脏、心脏、肾脏、皮肤和外周神经,多数患者伴有哮喘或变应性鼻炎。全身症状:发热、全身不适外,常出现全身不适、消瘦、发热、腿部肌肉痉挛性疼痛(尤其是腓肠肌)

1. 呼吸系统 变应性鼻炎常为初始症,反复发作鼻窦炎及鼻息肉,表现为鼻塞、排脓血性分泌物及哮喘进行性加重。可出现慢性嗜酸性肺炎,常有咳嗽、咯血,严重时出现胸腔积液。

2. 皮肤 最常见的是皮下小结、瘀斑、紫癜、溃疡或皮肤血管阻塞。

3. 心脏 是主要靶器官之一,可出现急性缩窄性心包炎、心力衰竭和心肌梗死。

4. 神经系统　以外周神经受累多见,对称性感觉、运动末梢神经病。

5. 消化系统　嗜酸性粒细胞性胃肠炎,以腹痛、腹泻和消化道出血常见,也可出现腹水、肠梗阻和肠穿孔。

6. 肾脏　镜下血尿、蛋白尿,可自行缓解,极少进展为肾衰竭。

【辅助检查】

1. 实验室检查　血嗜酸性粒细胞增多,为该病的重要特点之一。血清 IgE 显著升高,IgG 增高,贫血,血沉增快,血清抗 MPO 抗体 P-ANCA 和(或) C-ANCA 可阳性。尿中可有蛋白和红细胞,可伴有脓尿或管型。

2. 影像学检查　肺 X 线检查可见短暂性片状或结节状肺浸润,或弥漫性间质性病变,胸腔积液,肺门淋巴结肿大。超声心动图检查可见二尖瓣脱垂。

【治疗原则】

1. 糖皮质激素。

2. 免疫抑制剂　适用于糖皮质激素疗效不佳时使用,如环磷酰胺、硫唑嘌呤或环孢素。

3. 对于急重症患者,可血浆置换。

4. 利妥昔单抗对 ANCA 相关性血管炎有一定疗效。

5. 治疗哮喘可用 β 肾上腺受体激动药,但血管炎期禁用。

【护理问题】

1. 疼痛　与肌肉痉挛有关。

2. 发热　与原发病有关。

3. 呼吸形态紊乱　与变异性鼻炎有关。

4. 皮肤黏膜完整性受损　与原发病有关。

5. 出血、肠梗阻、肠穿孔　与动脉血管受损有关。

【护理措施】

1. 一般护理

对于高敏体质人群,更应注意避免各种致敏因素。

2. 专科护理

(1)肺部的护理:定时巡视患者,如有哮喘发作立即吸氧,准备雾化吸入装置,遵医嘱予平喘治疗及清理鼻腔分泌物。

(2)皮肤的护理:观察皮下结节和皮肤情况,避免抓挠皮肤,穿宽松棉质衣服,保护皮肤,防止破溃感染。

(3)消化道的护理:严密观察患者的腹痛、腹泻、黑便等情况,认真听取患者主诉,正确及时留取各种标本,及时发现消化道出血、穿孔等严重并发症,协助医生做好诊断和治疗工作。合并肠梗阻的患者,遵医嘱予胃肠减压。

(4)神经病变患者的护理:关注患者安全,听取患者的主诉,及时观察病情变化。注意安全防护,采取相应措施,满足生活基本需要。

3. 心理护理　与患者家属进行有效的沟通交流,进行医学知识的宣教。告知患者此病是一种慢性病,需长期治疗,及时诊断,及时、尽早用药,尤其是糖皮质激素及免疫抑制剂的使用已使存活率大大提高。护士与患者多交流,了解患者的心理状态,及时予安慰和鼓励患者配合治疗和护理。

4. 健康教育

(1)教会患者清理鼻腔分泌物的方法和重要性、哮喘时的紧急处理方法,家中应备有相关药物。

(2)出现皮疹时,了解皮肤保护方法,防止破溃感染。

(3)了解药物的作用和副作用,按时服药,不私自停药、减量。使用免疫抑制剂过程中注意复查血象及肝功能,定期复查。

(4)腹泻腹痛加重、有便中带血、哮喘加重时应及时就医。

(5)对高敏体质人群,更应注意避免各种致敏因素。

(6)变应性肉芽肿性血管炎在病情控制后部分患者会复发,因此对门诊患者的密切随访,对复发病例治疗的及时和力度是提高预后的必要条件。

(五)显微镜下多血管炎患者的护理

【概述】

显微镜下多血管炎(microscopic polyangiitis,MPA)又称显微镜下多动脉炎,是一种系统性、坏死性血管炎,属自身免疫性疾病。该病主要侵犯小血管,包括毛细血管、小静脉或微动脉,但也可累及小和(或)中型动脉,故需与结节性多动脉炎相鉴别,详见表3-2-16。

表3-2-16　结节性多动脉炎与显微镜下多血管炎鉴别

	结节性多动脉炎	显微镜下多血管炎
侵犯血管	中小动脉	小血管(毛细血管、微小静脉或动脉)也可累及小及中等动脉
急进性肾小球肾炎	无	有
肾血管炎及肾性高血压,肾梗死	有	无
肺血管炎	无	有
ANCA	少见,<20%	多见,50%~80%(P型多见)
血管造影异常(肾、腹腔脏器微血管瘤,血管狭窄)	是	否
死亡原因	肾衰、心血管病变、胃肠道	肾衰、肺出血

【病因与发病机制】

免疫病理检查特征是血管壁无或只有少量免疫复合物沉积。可侵犯全身多个器官,如肾、肺、眼、皮肤、关节、肌肉、消化道和中枢神经系统等,在临床上以坏死性肾小球肾炎为突出表现,但肺毛细血管炎也很常见。本病男性多见,男女比约2:1,多在50~60岁发病,我国的确切发病率尚不清楚。

【临床表现】

本病好发于冬季,多数有上呼吸道感染或药物过敏样前驱症状。非特异性症状有不规则发热、疲乏、皮疹、关节痛、肌痛、腹痛、神经炎和体重下降等。

1. 肾　约70%~80%的患者肾脏受累,几乎全有血尿,肉眼血尿者约占30%,伴有不同程度的蛋白尿,高血压不多见或较轻。约半数患者呈急进性肾炎综合征,早期出现急性肾衰竭。

2. 肺　为仅次于肾脏的最易受累的器官(约占50%),临床上表现为哮喘、咳嗽、咯血痰/咯血。严重者可表现为肺肾综合征,表现为蛋白尿、血尿、急性肾衰竭、肺出血等。

3. 消化道　可出现肠系膜血管缺血和消化道出血的表现,如腹痛、腹泻、黑便等。

4. 心脏　可有心衰、心包炎、心律失常、心肌梗死等。

5. 耳与眼　耳部受累可出现耳鸣、中耳炎、神经性听力下降,眼受累可出现虹膜睫状体炎、巩膜炎、色素膜炎等。

6. 关节　常表现为关节肿痛,关节渗出、滑膜增厚和红斑。

7. 神经　可有多发性神经炎、末梢神经炎、中枢神经血管炎等,表现为局部周围感觉或运动障碍、缺血性脑病等。

8. 皮肤　约30%左右的患者有肾-皮肤血管炎综合征,典型的皮肤表现为红斑、斑丘疹、红色痛性结节、湿疹和荨麻疹等。

【辅助检查】

1. 实验室检查

(1)一般实验室检查:白细胞增多、血小板增高等及与出血不相称的贫血,血沉升高、C反应蛋白增高、类风湿因子阳性、γ球蛋白升高、蛋白尿、血尿、血尿素氮、肌酐升高等。

(2)抗中性粒细胞胞浆抗体(anti-neutrophil cytoplasmic antibody,ANCA),是本病诊断、监测病情活动和预测复发的重要血清学指标。ANCA针对的两个主要抗原是丝氨酸蛋白酶3(PR3)和髓过氧化物酶(MPO)。MPO-ANCA又称为P-ANCA(核周型),70%的MPA该抗体阳性;PR3-ANCA又称为C-ANCA(胞浆型),多见于肉芽肿性血管炎。

2. 肾活检　病理特征为肾小球毛细血管丛节段性纤维素样坏死、血栓形成和新月体形成。免疫学检查无或仅有稀疏的免疫球蛋白沉积,极少有免疫复合物沉积,这具有重要的诊断意义。

3. 肺活检　肺组织活检示肺毛细血管炎、纤维化,无或极少免疫复合物沉积。

【治疗原则】

治疗可分三个阶段:诱导期、维持缓解期和治疗复发。

1. 诱导期和维持缓解期的治疗

(1)糖皮质激素。

(2)免疫抑制剂:环磷酰胺(CTX)、硫唑嘌呤、霉酚酸酯用于维持缓解期和治疗复发的MPA,有一定疗效;甲氨蝶呤(MTX)。

(3)丙种球蛋白:在合并感染、体弱、病重等原因导致无法使用糖皮质激素和细胞毒药物时可单用或合用。大剂量丙种球蛋白疗法(IVIG)具有免疫抑制作用,提高机体免疫力。用于感染、体弱等暂时无法应用免疫抑制剂者。

2. 暴发性MPA的治疗　此时可出现呼吸衰竭、肾衰竭,常有肺泡大量出血和肾功能急骤恶化,可予以糖皮质激素和免疫抑制剂联合冲击治疗,以及支持对症治疗的同时采用血浆置换疗法。

3. 复发的治疗　大多数患者在停用免疫抑制剂后可能复发。如果患者还在初次治疗期间出现较温和的复发,可暂时增加泼尼松剂量控制病情,如果治疗无效则可进行血浆置换。

4. 透析和肾移植　少数进入终末期肾衰竭者,需要依赖维持性透析或进行肾移植。

5. 其他　对有肾损害的患者应严格控制血压在正常范围内,推荐使用血管紧张素转换酶抑制剂或血管紧张素Ⅱ受体拮抗剂。

【护理问题】

1. 疼痛　与疾病导致肌肉关节受累及肠系膜缺血有关。

2. 呼吸形态紊乱　与肺受累导致哮喘、咳痰、咯血有关。

3. 有受伤的危险　与神经系统受累导致周围感觉障碍有关。

4. 生活能力缺陷　与疾病有关。

5. 自我形态紊乱　与肾-皮肤血管炎综合征有关。

6. 焦虑　与不了解疾病及预后有关。

【护理措施】

1. 一般护理、专科护理、心理护理　参考结节性多动脉炎。

2. 健康教育

(1)经糖皮质激素联合免疫抑制剂治疗后其一年生存率达80%~100%,五年生存率已从未治疗患者的10%提高到约70%~80%。预后与患者年龄、就诊时的肌酐水平和有无肺出血密切相关。由于肾炎急剧进展,及早积极治疗至为重要。

(2)糖皮质激素及免疫抑制剂的使用已使存活率大大提高,故应坚持用药。

(3)肾小球肾炎合并肾衰竭者偶尔治疗有效,但无尿与高血压需警惕肾衰的发生,肾衰是死亡的主要原因。定期复查肾功能指标,有效控制血压。

(4)治疗中应注意机会性感染的发生。尤其是年龄大于 50 岁者更要注意病情变化。

(5)了解药物的作用和副作用,定期检查血、尿常规和肝肾功能。注意各类药物的不良反应。

(6)了解疾病的各种可能出现的并发症,学会自我监测方法,如出现时及时就医。

(六)肉芽肿性血管炎患者的护理

【概述】

肉芽肿性血管炎(Granulomatosis with Polyangiitis,GPA)是一种坏死性肉芽肿性血管炎,属自身免疫病。主要侵犯小动脉、静脉及毛细血管。病变发生于小动脉、小静脉,至血管炎及周围组织、血管壁有炎性细胞浸润,包括多量多核巨细胞和少量嗜酸细胞。

【病因与发病机制】

其病因不明,与遗传和环境因素有关。有研究认为此病和病毒及细菌感染有关,如 EB 病毒及巨细胞病毒。死因通常是呼吸衰竭或(和)肾衰竭。病理以血管壁的炎症为特征。常不形成结核样结节,血管腔常易闭塞,在周围病变进程中形成组织细胞排列的坏死肉芽肿。该病男性多于女性,以中年人多发,40~50 岁是本病的高发年龄,各人种均可发病,其中 97% 的患者是高加索人,2% 为黑人,1% 为其他种族。

【临床表现】

典型的 GPA 三联症包括上呼吸道症状及肝肾病变(图 3-2-15)。

1. 一般症状　可以起病缓慢,持续一段时间,也可表现为快速进展性发病。初症状包括发热、痛性或无痛性口腔溃疡、疲劳、抑郁、纳差、体重下降、关节痛、盗汗、尿色改变和虚弱,其中发热最常见。发热有时是由鼻窦的细菌感染引起。

2. 呼吸系统

(1)上呼吸道症状:大部分患者以上呼吸道病变为首发症状。通常表现是持续性流涕,鼻黏膜溃疡和结痂,鼻出血,唾液中带血丝。严重者鼻中隔穿孔,鼻骨破坏,出现鞍鼻(见文末彩图 3-2-16)。咽鼓管的阻塞能引发中耳炎,导

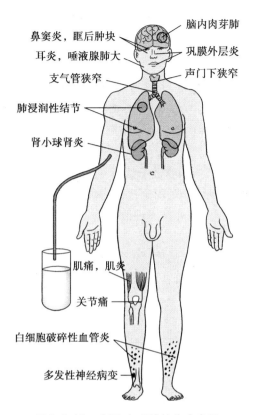

脑内肉芽肺

鼻窦炎，眶后肿块

巩膜外层炎

耳炎，唾液腺肺大

声门下狭窄

支气管狭窄

肺浸润性结节

肾小球肾炎

肌痛，肌炎

关节痛

白细胞破碎性血管炎

多发性神经病变

图 3-2-15　GPA 各系统的临床表现

致听力丧失,部分患者可因声门下狭窄出现声音嘶哑及呼吸喘鸣。

（2）下呼吸道症状:肺部受累是 GPA 基本特征之一,胸闷、气短、咳嗽、咯血以及胸膜炎,大量肺泡性出血,呼吸困难和呼吸衰竭,限制性通气功能障碍。

3. 肾脏损害　大部分病例有肾脏病变,出现蛋白尿,红、白细胞及管型尿,严重者伴有高血压和肾病综合征,终可导致肾衰竭,是 GPA 的重要死因之一。

4. 心脏　心包炎、心肌炎及心律紊乱,冠状动脉炎症。

5. 皮肤黏膜　下肢可触及的紫癜、多形红斑、斑疹、瘀点(斑)、丘疹、皮下结节、坏死性溃疡形成以及浅表皮肤糜烂等。

6. 眼　眼部受累的最高比例可至50%以上,其中约15%的患者为首发症状。表现为眼球突出、视神经及眼肌损伤、结膜炎、角膜溃疡、表层巩膜炎、虹膜炎、视网膜血管炎、视力障碍等。

7. 关节病变　多数表现为关节疼痛以及肌痛,对称性、非对称性以及游走性关节炎(可为单关节、寡关节或多关节的肿胀和疼痛)。

8. 神经系统　以外周神经病变最常见,临床表现为对称性的末梢神经病变。

9. 胃肠道系统　GPA 受累时可出现腹痛、腹泻及出血。

【辅助检查】

1. 一般检查

(1)尿沉渣异常:镜下血尿(RBC > 5/高倍视野)或出现红细胞管型。

(2)血清学检查:ESR 增快,WBC 升高,贫血,高免疫球蛋白,RF 低滴度阳性,抗中性粒细胞胞浆抗体(ANCA)90% 阳性,为标记性抗体。ANCA(尤其是 C-ANCA)为标记性抗体。

2. 鼻窦和肺脏的 CT 扫描有助于诊断。

3. 胸片　异常胸片示结节、固定浸润病灶或空洞。

4. 耳鼻喉科检查　肉芽肿性炎性改变。

5. 超声心动图　心包炎。

6. 活检　①呼吸道;②肺活检;③肾活检;④皮肤活检是诊断的重要依据。

7. 心脏　心脏肉芽肿或血管炎,心包、心肌和冠状动脉均可受累。

【治疗原则】

可分为 3 期,即诱导缓解、维持缓解以及控制复发。循证医学(EBM)显示糖皮质激素加环磷酰胺(CYC)联合治疗有显著疗效,特别是肾脏受累以及具有严重呼吸系统疾病的患者,应作为首选治疗方案。

1. 糖皮质激素。

2. 免疫抑制剂　环磷酰胺、硫唑嘌呤、甲氨蝶呤(MTX)、环孢素。

3. 人免疫球蛋白　一般与激素及其他免疫抑制剂合用。

4. 其他治疗

(1)复方新诺明片:对于病变局限于上呼吸道患者,认为有良好疗效,能预防复发,延长生存时间。

(2)生物制剂:对激素和免疫抑制剂治疗无效的患者也可试用 TNF-α 受体阻断药。

(3)血浆置换:对活动期或危重病例,血浆置换治疗可作为临时性治疗。但仍需与激素及其他免疫抑制剂合用。

(4)急性期患者如出现肾衰则需要透析,55% ~90% 的患者能恢复足够的功能。

(5)对于声门下狭窄、支气管狭窄等患者可以考虑外科治疗。

【护理问题】

1. 疼痛　与疾病有关。

2. 出血　与鼻黏膜糜烂有关。

3. 有受伤的危险　与眼部受累有关。

4. 皮肤黏膜受损　与原发病有关。

5. 呼吸形态紊乱　与肺部受累有关。

6. 潜在并发症:感染。

7. 焦虑　与不了解疾病及预后有关。

8. 生活自理能力缺陷　与疾病有关。

9. 体温过高　与原发病有关。

10. 自我形态紊乱　与眼球突出、鼻骨破坏有关

【护理措施】

1. 一般护理　保持病区空气流通,经常通风换气,室温保持在18~20℃,湿度在60%,防止交叉感染;发热最常见,有时是由鼻窦的细菌感染引起,遵医嘱给予药物或物理降温。密切观察体温变化,注意有无大汗、虚脱发生。宜大量饮水,以利散热、利尿,出汗多需要输液者,应做好有关护理。应给予患者清洁皮肤,保持皮肤清洁干燥。高热量、高蛋白、高维生素、富有营养易消化吸收的流质、半流质饮食。保证患者休息与睡眠,减少活动。监测各项生命体征,倾听患者主诉,及时给予对症处理。

2. 专科护理

(1)鼻腔冲洗:进行鼻腔冲洗护理每日早晚各1次,清除脓涕、血涕及坏死组织,预防感加重,加快创面愈合。

(2)口腔护理:皮肤黏膜出现感染或溃疡应定期换药,口腔溃疡者应行高压冲洗,选择适宜口腔护理液,清除坏死组织,加快创面愈合。

(3)眼部护理:评估疼痛的部位、性质、强度、诱因、加重及缓解的因素。减少引起疼痛的原因。如剧烈运动,情绪激动等,分散患者注意力。促进患者舒适。认真听取患者主诉,遵医嘱冰块物理或药物止痛。对患者进行健康教育,教会患者自我放松法。

(4)患者取肉芽组织活检后应警惕有无出血的发生,尤其是呼吸道大出血。及时帮助患者进行分泌物清理,协助患者鼻腔冲洗,必要时给予雾化吸入治疗。

3. 心理护理　初次发病或病情进展迅速的患者对疾病有恐惧感,一旦出现严重并发症,则会引起患者和家属的极度不安,告知患者及家属未经有效治疗的患者预后很差,两年病死率高达90%以上。死因通常是呼吸衰竭或(和)肾衰竭。经激素和免疫抑制剂治疗后,GPA的预后明显改善。做好患者的心理护理和疾病宣教。应耐心、细致地关心、安慰、护理患者,与他们进行语言交流,从中满足他们的心理需要,消除患者的紧张与不安,多给予安慰和鼓励,耐心倾听患者提出的问题,满足其合理要求,并告诉其疾病的发展与转归及注意事项,帮助其树立战胜疾病的信心。逐渐适应自我形象的改变。同时动员家属及亲友多给予关心、爱心,让其真正感受到温暖,主动配合医护坚持治疗。

265

4. 健康教育

(1)GPA 在临床上常被误诊,为了能早期诊断和及时治疗,提高治疗效果,在某些情况下应反复进行活组织检查,故注意做好患者的心理护理和疾病宣教,定期复查。

(2)嘱 GPA 患者在用药治疗时,遵从医嘱,坚持正确服药,严密随诊,达到诱导和维持长期的缓解。

(3)影响 GPA 患者预后的主要因素是难以控制的感染和不可逆的肾脏损害,故嘱患者预防感染很重要。

(4)患者需了解药物的作用和副作用,长期服用激素注意补钙,在使用免疫抑制剂过程中注意定期复查血常规、尿常规和肝肾功能,避免不良反应。

(七) 白塞病患者的护理

【概述】

白塞病(Behcet's disease,BD)是一种全身性、慢性、血管炎症性自身免疫性疾病,特点为复发性口腔及生殖器溃疡、眼炎及皮肤损害,也可累及血管、神经系统、消化道、关节、肺、肾、附睾等器官,大部分患者预后良好,眼、中枢神经及大血管受累者预后不佳。

【病因与发病机制】

本病病因未明,有一定遗传易感性,且与微生物感染、遗传因素、自身免疫有关,与生活习惯、饮食、环境等也相关联,寒冷是促使 BD 的环境因素。病理改变是血管炎。日本和我国北方是高发区。任何年龄均可患病,好发年龄为 16~40 岁。

【临床表现】

本病全身各系统均可受累,但较少同时出现多种临床表现。有时患者需经历数年甚至更长时间才相继出现各种临床症状和体征。白塞病受累系统的发生率及致残致死率不同(见表 3-2-17)。

表 3-2-17　白塞病受累系统的发生率与致残致死率

受累系统	口腔	生殖器	眼	皮肤	关节	神经
发生率	100%	75%	50%	80%~98%	25%~60%	5%~50%
致残	无	无	25%	无	无	有
致死	无	无	无	无	无	有

1. 口腔溃疡　采集病史时注意几乎所有患者均有复发性、疼痛性口腔溃疡(Aphthous ulceration,阿弗他溃疡),此是诊断本病的最基本必备症状。且多数患者以此症为首发症状。溃疡可以发生在口腔的任何部位,多位于舌缘、颊、唇、软腭、咽、扁桃体等处。可为单发,也可成批出现,呈米粒或黄豆大小,

圆形或椭圆形,边缘清楚,深浅不一,底部有黄色覆盖物,周围为一边缘清晰的红晕,约1~2周后自行消退而不留瘢痕(文末彩图3-2-17)。重症者溃疡深大愈合慢,偶可遗有瘢痕。

2. 生殖器溃疡　生殖器溃疡,病变与口腔溃疡基本相似。但出现次数少。溃疡深大,疼痛剧、愈合慢。受累部位为外阴、阴道、肛周、宫颈、阴囊和阴茎等处(文末彩图3-2-18)。阴道溃疡可无疼痛仅有分泌物增多。

3. 眼炎　双眼均可累及。眼部病变可以在起病后数月甚至几年后出现,其表现为视物模糊、视力减退、眼球充血、眼球痛、畏光流泪、异物感、飞蚊症和头痛等(文末彩图3-2-19)。眼受累致盲率可达25%,是本病致残的主要原因。眼球其余各组织均可受累,出现色素膜炎、前葡萄膜炎(即虹膜睫状体炎)、角膜炎、疱疹性结膜炎、巩膜炎、脉络膜炎、视网膜炎、视神经乳头炎、坏死性视网膜血管炎、眼底出血等。此外可有晶状体出血或萎缩、青光眼、视网膜脱落、视野缺损。

4. 皮肤病变　表现多种多样,有结节性红斑、疱疹、丘疹、痤疮样皮疹、多形红斑、环形红斑、坏死性结核疹样损害、大疱性坏死性血管炎、Sweet 病样皮损、脓皮病等。一个患者可有一种或一种以上的皮损。而特别有诊断价值的皮肤体征是结节红斑样皮损和对微小创伤(针刺)后的炎症反应。

5. 关节损害　表现为相对轻微的局限性、非对称性关节炎。主要累及膝关节和其他大关节。HLA-B$_{27}$阳性患者可有骶髂关节受累,出现与强直性脊柱炎相似表现。

6. 神经系统损害　又称神经白塞病,发病率约为5%~50%。中枢神经系统受累较多见,可有头痛、头晕、Horner 综合征、假性球麻痹、呼吸障碍、癫痫、共济失调、无菌性脑膜炎、视乳头水肿、偏瘫、失语、不同程度截瘫、尿失禁、双下肢无力、感觉障碍、意识障碍、精神异常等。周围神经受累较少见,表现为四肢麻木无力,周围型感觉障碍等。多数患者预后不佳,尤其脑干和脊髓病损是本病致残及死亡的主要原因之一。

7. 消化道损害　又称肠白塞病。从口腔到肛门的全消化道均可受累,临床可表现为上腹饱胀、嗳气、吞咽困难、中下腹胀满、隐痛、阵发性绞痛、腹泻、黑便、便秘等。严重者可有溃疡穿孔,甚至可因大出血等并发症而死亡。

8. 血管损害　本病的基本病变为血管炎,全身大小血管均可累及,约10%~20%患者合并大中血管炎,是致死致残的主要原因。动脉系统被累及时,临床出现相应表现,可有头晕、头痛、晕厥、无脉。主动脉弓及其分支上的动脉瘤有破裂的危险性。

9. 肺部损害　肺受累时患者有咳嗽、咯血、胸痛、呼吸困难等。大量咯血可致死亡。

10. 心脏受累　较少,可有心肌梗死、瓣膜病变、传导系统受累、心包炎等。

11. 其他　肾脏损害较少见,可有间歇性或持续性蛋白尿或血尿,及肾性高血压。附睾炎发生率约为4%~10%,较具特异性。妊娠期可使多数患者病情加重,可有胎儿宫内发育迟缓,产后病情大多加重。近10%的患者出现纤维肌痛综合征样表现,女性多见。

【辅助检查】

1. 白塞病无特异性实验室诊断指标,免疫学指标:ANA 谱、RF 均阴性,少数人抗心磷脂抗体、抗中性粒细胞胞浆抗体阳性。疾病活动期外周白细胞轻度增高,血沉增快,C 反应蛋白增高;部分患者冷球蛋白阳性,血小板凝集功能增强。α_2 和 γ 球蛋白增高;IgA、IgG 增高;约半数患者 HLA- B_5(尤其 HLA- B_{51})阳性率57%~88%,与眼、消化道病变相关。

2. 针刺反应试验(Pathergy test)　此试验特异性较高且与疾病活动性相关,阳性率约60%~78%。静脉穿刺或皮肤创伤后出现的类似皮损具有同等价值。

3. 特殊检查

(1)腰穿检查神经白塞病常有脑脊液压力增高,白细胞数轻度升高。脑 CT 及磁共振(MRI)检查对脑、脑干及脊髓病变有一定帮助。MRI 可用于神经白塞病诊断及治疗效果随访观察。

(2)胃肠钡剂造影及内镜检查、血管造影、彩色多普勒有助诊断病变部位及范围。

(3)肺 X 线片、高分辨的 CT 或肺血管造影、放射性核素肺通气/灌注扫描等均有助于肺部病变诊断。

【治疗原则】

1. 非甾体抗炎药　具消炎镇痛作用。对缓解发热、皮肤结节红斑、生殖器溃疡疼痛及关节炎症状有一定疗效。

2. 秋水仙碱　可抑制中性粒细胞趋化,对关节病变、结节红斑、口腔和生殖器溃疡、眼色素膜炎均有一定的治疗作用。

3. 沙利度胺　用于治疗严重的口腔、生殖器溃疡。宜从小剂量开始,逐渐增加量,妊娠妇女禁用,以免引起胎儿畸形。

4. 糖皮质激素　对控制急性症状有效。对重症患者如严重眼炎、有导致失明者中枢神经系统病变、颅内高压、器质性精神病,严重血管炎患者出现大中动脉、静脉炎,高热、疼痛、面积较大的口腔溃疡或阴部溃疡,均可考虑静脉应用大剂量甲泼尼龙冲击,与免疫抑制剂联合效果更好。

5. 免疫抑制剂　有内脏损害及严重眼病,主张与糖皮质激素联用。

(1)苯丁酸氮芥:用于治疗视网膜、中枢神经系统及血管病变。

(2)硫唑嘌呤:可抑制口腔、眼部病变和关节炎,但停药后容易复发。

（3）甲氨蝶呤用于治疗神经系统、皮肤黏膜等病变,可长期小剂量服用。

（4）环磷酰胺:在急性中枢神经系统损害或肺血管炎、眼炎时,与激素联合使用。

（5）环孢素:对秋水仙碱或其他免疫抑制剂疗效不佳的眼白塞病效果较好。

（6）柳氮磺吡啶:可用于肠道白塞病或关节炎者。

6. 抗凝剂

7. 抗癫痫药

8. 其他

（1）α 干扰素:治疗口腔损害、皮肤病及关节症状有一定疗效,也可用于眼部病变的急性期治疗。

（2）TNF:单克隆抗体用于治疗复发性色素膜炎已有报道,仍需临床进一步观察。

（3）雷公藤制剂对口腔溃疡、皮下结节、关节病、眼炎有肯定疗效。对肠道症状疗效较差。

9. 手术治疗　重症肠白塞病并发肠穿孔时可行手术治疗,但肠白塞病术后复发率可高达50%。复发与手术方式及原发部位无关,故选择手术时应慎重。血管病变手术后也可于术后吻合处再次形成动脉瘤,故一般不主张手术治疗。眼失明伴持续疼痛者可手术摘除。手术后应继续应用免疫抑制剂治疗可减少复发。

【护理问题】

1. 皮肤黏膜受损　与疾病引起口腔、会阴、生殖器消化道黏膜溃疡有关。

2. 受伤的危险　与眼部受累导致视力减退有关。

3. 猝死　与神经系统受累有关。

4. 出血　与白塞导致消化道溃疡有关。

5. 知识缺乏:不了解疾病相关知识。

6. 焦虑　与疾病影响生活和工作有关。

【护理措施】

1. 一般护理　饮食上适宜清淡饮食,避免食用辛辣,刺激性大的食物。加强皮肤的护理,保持口腔清洁,饭前、饭后应漱口,减少感染的机会。患者眼部病变,注意安全,做好基础生活护理。注意患者神志意识的变化,防止发生意外。观察生命体征变化,听取主诉。及时发现并发症。

2. 专科护理

（1）仅有皮肤、口腔黏膜受累,但危害不重,以缓解症状、减轻痛苦为主,可局部用药及对症治疗。

（2）眼部病变,积极治疗眼部病变,防止失明,故除局部用药外,多主张用激素及免疫抑制剂。

（3）除局部用药外，加用全身糖皮质激素和免疫抑制剂。

（4）严重血管炎、内脏、中枢神经系统等重要脏器受累，应用激素及免疫抑制剂治疗。

（5）皮肤黏膜的护理：保持皮肤黏膜的清洁干净。

1）口腔：①刷牙时用软毛刷，动作轻柔。②少吃辛辣、刺激性大的食物。③进行高压冲洗。方法：3% 双氧水 + 生理盐水配制成 1.5% 的溶液含漱。患者疼痛明显者可加入 2% 普鲁卡因减轻疼痛。输液器插入生理盐水 500 ~ 1000ml 瓶中，倒挂起产生压力冲洗口腔。患者端坐，手托弯盘放置颌下，患者张口充分暴露创面，护士操纵冲洗速度，可行可止。冲洗后在溃疡面上涂成纤维细胞生长因子等。

2）外阴：用 1∶5000 高锰酸钾粉坐浴，防止感染。

3）皮肤：①假性毛囊炎可局部外涂抗菌药软膏。②避免用手抓挠皮肤及挤压毛囊。③减少穿刺次数，注意无菌操作。④避免外伤。

4）眼部：①眼炎可用 0.25% ~ 1% 可的松滴眼或眼药膏外用。②加强对视力的观察。③眼部疾病患者注意安全，协助做好基础护理。

（6）中枢神经系统护理：注意患者神志意识的变化。关于癫痫发作时的护理：注意安全，采取保护措施。提供良好的环境，减少不良刺激。遵医嘱予肾上腺糖皮质激素和免疫抑制剂治疗。听取患者主诉（头疼、头晕、恶心、视物不清等），观察生命体征。

（7）血栓护理：加强观察：①心血管：室壁瘤时可出现心悸、心律失常等症状，应注意观察。②肺部：观察憋气、气短等症状。③肢体血栓形成，观察肢体感觉、反应、局部红肿热痛的程度，量肢围。抬高患肢，减少活动，防止血栓脱落，引起猝死。应用抗凝剂时，注意观察有无出血倾向，监测凝血功能。

（8）消化道系统的护理：观察胃肠道症状，观察生命体征，进半流食，减少对胃肠道的刺激。保持大便通畅，预防消化道出血。如出现腹痛、腹泻、便血等症状，及时通知医生，警惕肠穿孔的发生。

3. 心理护理　保持心情舒畅，情绪稳定，避免精神刺激，积极配合治疗，树立战胜疾病的信心。本病一般呈慢性，易治疗。缓解与复发可持续数周或数年，甚至长达数十年。在病程中可发生失明、腔静脉阻塞及瘫痪等。本病由于中枢神经系统、心血管系统、胃肠道受累偶有致死。避免精神刺激，多给予关心及支持，增加患者配合治疗的信心。指导患者养成良好的生活习惯，劳逸结合，戒烟戒酒。指导患者正确服药，宣教药物的注意事项，并观察药物的不良反应。本病目前尚无公认的有效根治办法。多种药物均有效，但停药后大多易复发。治疗的目的在于控制现有症状，防治重要脏器损害，减缓疾病进展。

4. 健康教育

（1）保持心情舒畅,情绪稳定。避免精神刺激,积极配合治疗,树立战胜疾病的信心。注意休息,劳逸结合,养成良好的生活习惯。注意饮食的调节。按时服药,定期复查,不得擅自加药、减药、停药。注意观察药物副作用。

（2）饮食护理:应食高蛋白、高维生素、易消化食物,少吃辛辣;不能进食者及时治疗护理,要加强口腔清洁。治疗上可用成纤维细胞生长因子等涂患处,以达到保持溃疡面清洁促进愈合。注意保持口腔黏膜清洁,饭后刷牙漱口。

（3）定期沐浴更衣,讲究个人卫生。

（4）减少和减轻毛囊炎、痤疮的发生,注意安全,防止外伤,减少过敏。毛囊炎发生时用碘酊消毒。

（5）清洁会阴部 2 次/日,可用 1:5000 高锰酸钾粉坐浴,保持创面清洁,防止感染,促进愈合。局部可用药物涂抹,如红霉素眼膏、成纤维细胞生长因子等。

（6）注意保护眼睛,注意清洁,涂抹抗菌药眼药膏。

（7）按时服药,剂量要准确,不能私自停药、减量。在医生指导下减量。

（8）长期服药患者,要了解药物作用与副作用。

（9）定时复查各项化验指标。

（10）学会自我监测,如出现不适症状及时就诊。

（11）病情变化时及时就医,如出现下列症状时须就诊。

1）若出现腹痛、腹泻、便血,可能是穿孔。

2）若出现恶心、呕吐、头痛、颈项强直、肢体瘫痪、精神症状、共济失调等。

3）指端变色、肢体发麻、水肿明显,考虑为血栓形成、无脉症等。

七、原发性痛风患者的护理

【概述】

痛风是由于嘌呤代谢紊乱及/或尿酸排泄减少致血尿酸增高引起的一组疾病。临床特点为高尿酸血症(hyperuricemia)、尿酸盐结晶沉积所致特征性急性关节炎、反复发作发展至慢性痛风性关节炎及痛风石,常累及肾脏;严重者可出现关节致残、肾功能不全。痛风患者常与肥胖、高血脂症、糖尿病、高血压以及心脑血管病伴发。

【病因与发病机制】

1. 原发性痛风　多有遗传性,其原因主要是嘌呤代谢酶缺陷。原发性肾脏尿酸排泄减少约占原发性高尿酸血症的 90%,具体发病机制不清,可能为多基因遗传性疾病。

2. 继发性痛风　指继发于其他疾病过程中的一种临床表现,也可因某些药物所致。骨髓增生性疾病、肾脏疾病、药物作用等均可引起高尿酸血症。另外,肾移植患者长期服用免疫抑制剂也可发生高尿酸血症,可能与免疫抑制剂抑制肾小管排泄尿酸有关。

【临床表现】

1. 急性痛风性关节炎 典型发作常于深夜因关节痛而惊醒,疼痛进行性加剧,受累关节及周围组织红、肿、热、痛和功能受限,在 12 小时左右达高峰。多于数天或 2 周内自行缓解。常侵犯第一跖趾关节,部分患者可有发热、寒战、头痛、心悸和恶心等全身症状。

2. 间歇发作期 痛风发作持续数天至数周后可自行缓解,一般无明显后遗症状,或遗留局部皮肤色素沉着、脱屑及刺痒等,以后进入无症状的间歇期,多数患者 1 年内复发,受累关节逐渐增多,症状持续时间逐渐延长。受累关节一般从下肢向上肢、从远端小关节向大关节发展,出现指、腕和肘等关节受累,少数患者可影响到肩、髋、骶髂、胸锁或脊柱关节,也可累及关节周围滑囊、肌腱和腱鞘等部位。

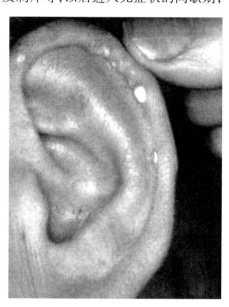

3. 慢性痛风石病变期 皮下痛风石发生的典型部位是耳郭(图3-2-20)。外观为皮下隆起的大小不一的黄白色赘生物,皮肤表面薄,破溃后排出白色粉状或糊状物。关节内大量沉积的痛风石可造成关节骨质破坏、关节周围组织纤维化和继发退行性改变等。临床表现为持续关节肿痛、压痛、畸形及功能障碍(图3-2-21)。

图 3-2-20 皮下痛风石

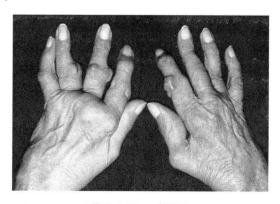

图 3-2-21 痛风石

4. 肾脏病变 临床表现为蛋白尿、血尿、泌尿系结石、肾衰竭等。

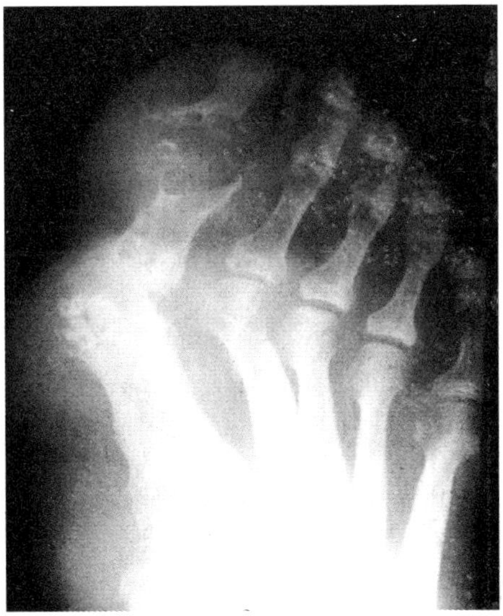

【辅助检查】

1. 血尿酸测定 血尿酸≥416μmol/L 为高尿酸血症。

2. 尿尿酸测定 低嘌呤饮食5天后,24 小时尿尿酸排泄量>3.6mmol 为尿酸生成过多型(约占10%);<3.6mmol 提示尿酸排泄减少型(约占90%)。

3. 关节腔穿刺尿酸盐检查 显微镜下表现为负性双折光的针状或杆状的单钠尿酸盐晶体。

4. 影像学检查 急性发作期

图 3-2-22 关节骨质破坏

仅见受累关节周围非对称性软组织肿胀;慢性痛风石病变期可见单钠尿酸盐晶体沉积造成关节软骨下骨质破坏(图 3-2-22),出现虫噬样、穿凿样缺损。

5. 超声检查 受累关节的超声检查可发现关节积液、滑膜增生、关节软骨及骨质破坏、关节内或周围软组织的痛风石及钙质沉积等。超声下出现肾髓质特别是锥体乳头部散在强回声光点,则提示尿酸盐肾病,也可发现 X 线下不显影的尿酸性尿路结石。

【治疗原则】

治疗痛风目的:①迅速控制急性发作;②预防复发;③纠正高尿酸血症,预防尿酸盐沉积造成的关节破坏及肾脏损害;④手术剔除痛风石,对毁损关节进行矫形手术,提高生活质量。

1. 低嘌呤低热量饮食,保持合理体重,戒酒,多饮水,每日饮水 2000ml 以上。避免暴食、酗酒、受凉受潮、过度疲劳和精神紧张,穿舒适鞋,防止关节损伤。

2. 药物治疗

(1)非甾体抗炎药(NSAIDs):可有效缓解急性痛风症状,为一线用药。

(2)秋水仙碱:治疗急性发作的传统药物。

(3)糖皮质激素:治疗急性痛风有明显疗效,通常用于不能耐受非甾体抗炎药和秋水仙碱或肾功能不全者。

(4)抑制尿酸生成药:别嘌醇。广泛用于原发性及继发性高尿酸血症,尤其是尿酸产生过多型或不宜使用促尿酸排泄药者。

（5）促尿酸排泄药：苯溴马隆，主要通过抑制肾小管对尿酸的重吸收，降低血尿酸。

（6）新型降尿酸药：非布司他。

3. 泌尿系结石　对于尿酸性尿路结石，体积大且固定者可行体外冲击碎石、内镜取石或开放手术取石。

4. 手术治疗　手术剔除痛风石，对毁损关节进行矫形手术，以提高生活质量。

【护理问题】

1. 疼痛　与痛风性关节炎有关。

2. 自理能力受限　与疾病导致关节疼痛有关。

3. 知识缺乏：不了解疾病相关知识。

4. 焦虑　与疾病影响生活和工作有关。

【护理措施】

1. 一般护理　低嘌呤低热量饮食，保持合理体重，戒酒，多饮水，每日饮水2000ml 以上。避免暴食、酗酒、受凉受潮、过度疲劳和精神紧张，穿舒适鞋，防止关节损伤。保证患者休息与睡眠，关节炎急性期减少活动。监测各项生命体征，倾听患者主诉，及时给予对症处理。

2. 专科护理

（1）疼痛的护理：发作时卧床休息，避免关节负重，抬高患肢，可局部冷敷。遵医嘱服用药物，减轻关节炎症状。疼痛缓解后开始恢复活动。护士应认真听取患者的主诉，评估疼痛的性质、程度，配合医生完善各项相关检查。

（2）饮食护理

1）在急性发作时应选用无嘌呤或低嘌呤食物，食物应精细如脱脂奶、鸡蛋、植物油、面包、饼干、米饭、蔬菜、水果等；限制脂肪及动物蛋白的摄入，以食用植物蛋白为主。

2）慢性期或缓解期应选用低嘌呤饮食，每周应有 2 日无嘌呤饮食，注意补充维生素及铁质，多食水果、绿叶蔬菜及偏碱性食物；禁食高嘌呤食物，如动物内脏、酒类、海鲜类。忌暴饮、暴食及酗酒；每日饮水量 >2000ml，并服用碱性药物，以利于尿酸溶解排泄。

3）根据病情为患者进行饮食宣教，共同制订饮食计划，与患者达成共识，并且严格遵守，因饮食控制对于疾病的缓解是非常必要的。

4）控制体重，避免过胖。

（3）患者需了解药物的作用和副作用。密切观察有无胃肠道反应，定期复查肝肾功能，避免不良反应。

（4）关节腔穿刺护理：穿刺前向患者做好宣教，备齐用物，协助医生做好穿刺术中配合,严格无菌操作,以防感染。术后定时观察穿刺处情况,警惕局部出血。

3. 心理护理　痛风的预防和治疗有效,因此预后相对良好。如果及早诊断并进行规范治疗,大多数痛风患者可正常工作生活。慢性期病变经过治疗有一定的可逆性,皮下痛风石可缩小或消失,关节症状和功能可改善,相关的肾脏病变也可减轻、好转。多给予关心及支持,增加患者配合治疗的信心。指导患者养成良好的生活习惯,劳逸结合,饮食控制。指导患者正确服药,宣教药物的注意事项,并观察药物的副作用。

4. 健康教育

(1)急性发作期应卧床休息,抬高患肢,避免关节负重,可局部冷敷。疼痛缓解后方可恢复活动,可行理疗、注意保暖。

(2)慢性期患者经过治疗,痛风石可能缩小或溶解,关节功能可以改善,肾功能障碍也可以改善。

(3)低嘌呤饮食,多食偏碱性的食物;禁食高嘌呤食物,如动物内脏、酒类及海鲜类;忌暴饮暴食;控制体重避免过胖。

(4)发生尿酸性或混合性尿路结石者易并发尿路梗阻和感染,会出现下腹部绞痛、排尿不畅、尿频、尿急、尿疼等症状,应及时就诊。

(5)保持情绪的稳定,避免寒冷、饥饿、感染、创伤、情绪紧张等因素诱导疾病复发。

(6)向患者介绍讲解药物的作用和副作用。密切观察有无胃肠道反应,定期复查血尿酸、肝肾功能,避免不良反应。

八、复发性多软骨炎患者的护理

【概述】

复发性多软骨炎(relapsing polychondritis,RP)是一种较少见的炎性破坏性疾病,其特点是软骨组织复发性退化性炎症,表现为耳、鼻、喉、气管、眼、关节、心脏瓣膜等器官及血管等结缔组织受累。

【病因与发病机制】

复发性多软骨炎的病因及发病机制目前仍不清楚。各年龄阶段均可发病,好发年龄为 30~60 岁,性别:男女发病率 1:1。易患人种:高加索人种。可能与 HLA-DR$_4$ 遗传有关,激发疾病因素还未被确定。可能与体液免疫反应有关。

【临床表现】

活动期可有发热、局部疼痛、疲乏无力、体重减轻和食欲不振等。常见临床表现如下:病初常为急性炎症,经数周至数月好转,以后呈慢性反复发作。

1. 耳部病变　耳郭软骨炎是最常见的临床表现。耳郭红、肿、热、痛、有红斑结节,晚期因起支撑作用的软骨组织遭破坏,耳郭塌陷畸形(图3-2-23),色素沉着。出现松软耳、听觉障碍、传导性耳聋、听觉或前庭功能损伤、旋转性头晕、眼球震颤、共济失调、恶心及呕吐等。

2. 鼻部病变　鼻软骨炎。局部红肿,压痛,反复发作可引起鼻软骨局限性塌陷,鞍鼻畸形,甚至鼻梁可下陷和嗅觉障碍。患者常有鼻塞、流涕、鼻衄、鼻黏膜糜烂及鼻硬结等。

3. 眼部病变　眼部受累可单侧或者双侧,表现为突眼、巩膜外层炎、角

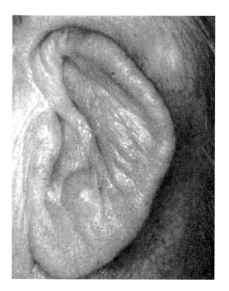

图3-2-23　耳郭软骨塌陷

膜炎或葡萄膜炎。巩膜炎反复发作可导致角膜外周变薄,甚至造成眼球穿孔。视网膜血管炎或视神经炎可导致失明等视觉障碍。

4. 关节病变　大小关节均可受累,肋软骨和胸锁关节以及骶髂关节也可受累,多为间歇性发作。此外可发生腱鞘炎、肌腱炎,表现为疼痛和触痛甚至红肿。关节液多为非炎症性改变。

5. 呼吸系统病变　累及喉、气管及支气管软骨,表现为声音嘶哑、刺激性咳嗽、呼吸困难和吸气性喘鸣。喉和气管炎症早期可有甲状软骨、环状软骨及气管软骨压痛。喉和会厌软骨炎症可导致上呼吸道塌陷,造成窒息,需急症行气管切开术。由于呼吸道分泌物不能咳出,继发肺部感染,可导致患者死亡。

6. 心血管病变　累及心血管系统,表现为心肌炎、心内膜炎或心脏传导阻滞,主动脉瓣关闭不全,大、中、小血管炎。其他的表现包括动脉瘤、血栓及动脉瘤破裂引起猝死。

7. 其他

(1)累及血液系统:贫血、血小板减少。

(2)累及皮肤:结节性红斑,紫癜,网状青斑,结节,皮肤角化、溢脓、色素沉着,脱发,脂膜炎,口腔及生殖器黏膜溃疡。

(3)累及神经系统:头痛,展神经,面神经麻痹,癫痫,器质性脑病和痴呆,也可发生多发性单神经炎。

(4)累及肾脏:显微镜下血尿、蛋白尿或管型尿,肾炎和肾功能不全。肾动脉受累可发生高血压。

【辅助检查】

1. 一般检查 白细胞升高、血小板增多、慢性贫血、血沉增快（评价疾病活动的精确指标）、RF（+）、ANA（+）、冷球蛋白和免疫复合物常阳性。

2. X线 可见肺不张、肺炎、主动脉进行性扩大，发现气道阻塞。

3. 镓核素显影 判断肺血管炎程度及范围的可靠指标。

4. 纤维支气管镜的检查 发现气道病变。

5. 超声心动图 瓣膜疾病的诊断和随访。

6. 软骨活检 确诊复发性多软骨炎。

【治疗原则】

1. 轻者可用非甾体炕炎药。

2. 糖皮质激素 可抑制病变的急性发作，减少复发的频率及严重程度。

3. 免疫抑制剂 可选用环磷酰胺、氨甲蝶呤、硫唑嘌呤等。

4. 氨苯砜 氨苯砜在人体内可抑制补体的激活和淋巴细胞转化，也能抑制溶菌酶参与的软骨退行性变。

5. 对气管软骨塌陷引起重度呼吸困难的患者，应立即行气管切开术，必要时用人工呼吸机辅助通气，以取得进一步药物治疗的机会。对于软骨炎所至的局限性气管狭窄可行外科手术切除或气管支架术。积极预防和治疗肺部炎症，一旦发生肺部感染，应使用有效的抗菌药。

6. 复发性多软骨炎患者因心瓣膜病变引起难治性心功能不全时，应使用强心剂和减轻心脏负荷的药物。若有条件可行瓣膜修补术或瓣膜成形术，以及主动脉瘤切除术。

【护理问题】

1. 疼痛 与软骨炎症有关。

2. 潜在并发症：窒息；感染、各脏器的损伤等，与药物治疗的副作用有关。

3. 自我形象紊乱 与耳郭部分切除、畸形愈合、炎症引起的红肿有关。

【护理措施】

1. 一般护理 急性发作期应卧床休息，视病情给予流质或半流质饮食，多饮水，以免引起会厌和喉部疼痛。注意调节房间温湿度，注意保持呼吸道通畅，预防窒息。烦躁不安者可适当用镇静剂，以保持充足的睡眠。

2. 专科护理

（1）评估疼痛程度，观察患者有无意识变化，监测生命体征，床旁备气管插管、口咽通气道等抢救用品。

（2）观察患者有无咳嗽、咯痰，痰液的量及性质，鼓励并教会患者有效的咳嗽。若痰液黏稠不易咳出，可遵医嘱给予雾化吸入并予拍背协助排痰，必要时可予吸痰。注意清理鼻腔，必要时行耳鼻喉科冲洗。

（3）气管切开者予定期换药，注意无菌操作，观察切开伤口有无红肿热痛，有无脓液溢出，用含碘消毒剂消毒局部伤口，有脓液时做细菌培养，根据培养结果选择敏感抗菌药。清理气管内套管痰痂，防止痰堵或痰痂脱落引起窒息，清洗后用络合碘溶液浸泡 30 分钟，出现绿脓感染时用 3% 醋酸溶液换药和浸泡。更换下的内套管送高压蒸汽消毒，杀灭孢子。呼吸困难者必要时人工呼吸机辅助呼吸。

（4）有交流障碍如失语、失聪患者应注意观察患者的症状和体征，为患者准备纸和笔，鼓励患者用文字的方式表达自己的感受，或与患者共同约定某些常用的手势、动作，以便及时了解患者的不适主诉。

（5）眼部受累患者应局部用泼尼松眼膏，或用氢化可的松眼药点眼。导致失明的患者应注意其安全，留家属 24 小时陪伴，将锐器和危险物品收起，常用物品放置位置要固定，而且应放在方便患者、易于拿取的地方。暖瓶应放置在安全的位置，防止发生烫伤。

（6）警惕心脏受累患者因心脏炎、大血管动脉瘤破裂等发生猝死。

（7）经常开窗通风，保持空气清洁，预防气管切开伤口和肺部感染。

（8）适当增加室内湿度，补充因气管切开造成的体内水分丢失，湿化气道，避免痰液干燥形成痰痂。

3. 心理护理　建立一个相互信任的护患关系。鼓励患者表达自己的感情和对自己的想法、看法。鼓励患者对他的健康问题、治疗和预后提出问题，并澄清一些误解。提供隐私和安全的环境。对家属说明情况，鼓励家属正确对待患者的形象改变，亲人之间相互交流统一思想。告知患者疾病控制后，可设法弥补缺陷。允许患者发泄其感情与悲伤。

4. 健康教育　保持室内空气流通，定时开窗通风，温湿度适宜，并嘱患者根据气温变化及时增减衣物，预防感冒。提供高蛋白、高热量、高维生素的饮食保证营养的供给，并注意饮食卫生。加强补钙，防止骨质疏松的发生。

嘱患者适当锻炼身体，做一些较缓和的运动，注意劳逸结合。

九、混合性结缔组织病患者的护理

【概述】

混合性结缔组织病（Mixed connective tissue disease，MCTD）是一种血清中有极高滴度的斑点型抗核抗体（ANA）和抗 U1RNP（nRNP）抗体，临床上有系统性红斑狼疮（SLE）、系统性硬化（SSc）、多发性肌炎/皮肌炎（PM/DM）及类风湿关节炎（RA）等疾病特征的临床综合征。

【病因与发病机制】

该病病因及发病机理尚不明确。MCTD 是一种免疫功能紊乱的疾病。

【临床表现】

患者可表现出组成本疾病中的各个结缔组织病(SLE、SSc、PM/DM 或 RA)的任何临床症状。然而 MCTD 具有的多种临床表现并非同时出现,重叠的特征可以相继出现,不同的患者表现亦不尽相同。

1. 多关节炎　几乎所有患者都有关节疼痛和发僵。60%的患者有症状明显的关节炎,其临床特点与 RA 相似,但通常无屈指肌腱关节炎、天鹅颈样畸形和尺侧偏斜。常易受累的关节为掌指关节。

2. 皮肤黏膜　雷诺现象伴手指肿胀、变粗,全手水肿有时是 MCTD 患者最常见和最早的表现。手指皮肤胀紧变厚,但不发生挛缩。有些患者的皮肤病变表现为狼疮样皮疹。面部皮肤可有硬皮样改变。少数 MCTD 患者可有典型的皮肌炎皮肤改变。黏膜损害包括颊黏膜溃疡、干燥性复合性口生殖器溃疡和鼻中隔穿孔。

3. 肌肉病变　肌痛是 MCTD 常见的症状,但大多数患者没有明确的肌无力。

4. 心脏　胸闷、憋气、呼吸困难。10%~30%的患者出现心包炎,是心脏受累最常见的临床表现,心包填塞少见。

5. 肺脏　85%的 MCTD 患者有肺部受累的证据,症状有呼吸困难、胸痛及咳嗽。

6. 肾脏　25%患者有肾脏损害。通常为膜性肾小球肾炎,有时也可引起肾病综合征,有些患者出现肾血管性高血压危象,与硬皮病肾危象类似。长期肾脏病变可引起淀粉样变和肾功能不全。

7. 胃肠道　胃肠道受累是有 SSc 表现的 MCTD 患者的主要特征。多数患者有食管功能障碍和食管道压力改变,出现进食后发噎和吞咽困难。

8. 神经系统　头痛是常见症状,多数可能是血管性头痛。有些患者头痛伴发热,有时伴肌痛,有些表现像病毒感染后遗症。这些患者中有些出现脑膜刺激征,脑脊液检查显示无菌性脑膜炎。其他神经系统受累包括癫痫样发作、器质性精神综合征、多发性周围神经病变、脑栓塞和脑出血等。

9. 血管　大多数患者有甲皱毛细血管襻的改变如毛细血管扩张,与 SSc 所见相同。甲皱毛细血管襻的 SSc 样改变是 MCTD 与 SLE 的特征性区别。

10. 血液系统　75%的患者有贫血,60%的患者 Coombs 试验阳性,但溶血性贫血并不常见。如在 SLE 所见,75%的患者有白细胞减少,以淋巴细胞系为主,这与疾病活动有关。还可见血小板减少及血栓性血小板减少性紫癜。

11. 其他　患者可有干燥综合征、慢性淋巴细胞性甲状腺炎(桥本甲状腺炎)和持久的声音嘶哑。1/3 患者有发热、全身淋巴结肿大、肝脾肿大。

【辅助检查】

1. 实验室检查

(1)高滴度斑点型 ANA 和高滴度抗 U1RNP 抗体阳性,而抗 Sm 抗体阴性者,要考虑 MCTD 的可能,高滴度抗 U1RNP 抗体是诊断 MCTD 必不可少的条件。

(2)50%～70% 的患者类风湿因子(RF)阳性。

(3)肌酶升高。

(4)75% 的患者有贫血。60% 的患者 Coombs 试验阳性,但溶血性贫血并不常见。如在 SLE 所见,75% 的患者有白细胞减少,以淋巴细胞系为主。血小板减少,并出现血栓性血小板减少性紫癜。

(5)抗内皮细胞抗体和血清Ⅷ因子相关抗原水平的升高支持 MCTD 存在血管内皮细胞损伤。

2. 其他检查

(1)20% 的患者心电图不正常,最常见的改变是心律失常、右心室肥厚、右心房增大和室间传导损害。传导紊乱包括束支传导阻滞和全心阻滞。

(2)超声多普勒估测右室收缩压能检测到亚临床的肺动脉高压。

(3)胸片示肺动脉增宽,胸部放射线检查异常有间质性改变、胸膜渗出、肺浸润和胸膜增厚等。最具有鉴别意义的肺功能实验是一次呼吸 CO 的弥散功能。间质性肺部疾病通常呈进行性加重,有效容积和肺泡气体交换减少。

(4)肌活检有肌纤维退化性变。肌电图为典型炎性肌病改变。

(5)组织活检病理:中小血管内膜轻度增生和中层肥厚是本病特征性的血管病变。

(6)血管造影:发现 MCTD 患者中等大小血管闭塞发病率较高。

【治疗原则】

1. 在治疗过程中,无菌性脑膜炎、肌炎、浆膜炎、心包炎和心肌炎对糖皮质激素反应好,注意激素的副作用。

2. 肾病综合征、毁损型关节病变、指端硬化和外周神经病变对激素反应差。可加用免疫抑制剂,如抗疟药、甲氨蝶呤和环磷酰胺等。

3. 预防血栓　应用抗血小板聚集药物如阿司匹林、肝素。长期的华法林治疗还可抑制平滑肌细胞和内皮细胞增殖。

4. 血管扩张剂　①钙通道阻断药:如硝苯地平等;②血管紧张素转换酶抑制剂(ACEI):卡托普利治疗。

5. 前列环素和一氧化氮(NO)　对血管平滑肌具有强烈的舒张作用,并可抑制血小板聚集,通过抑制平滑肌增生,可逆转血管重塑。

6. 依洛前列素(iloprost)　前列环素类似物,雾化吸入依洛前列素用于治疗肺动脉高压患者,依洛前列素每天需要吸入 6～9 次。

7. 磷酸二酯酶抑制剂　对其他治疗无效或不适合使用者,推荐使用磷酸二酯酶抑制剂。

总之,本病的治疗以 SLE、PM/DM、RA 和 SSc 的治疗原则为基础。

【护理问题】

1. 疼痛:头痛、关节和肌肉痛　与原发病有关。

2. 皮肤黏膜受损　与雷诺现象、溃疡有关。

3. 体温过高　与疾病导致发热有关。

4. 气体交换受损　与肺部受累有关。

5. 猝死的危险　与心脏、神经系统受累有关。

6. 营养不良　与食道功能障碍有关。

7. 感染的危险　与皮肤黏膜破损有关。

8. 焦虑　与疾病反复迁延不愈有关。

【护理措施】

1. 一般护理

(1)避免过多的紫外线暴露,使用防紫外线用品,如遮阳帽、遮阳镜、防晒霜等,避免过度疲劳。

(2)急性期卧床休息,并适当进行肢体被动运动,以防肌肉萎缩,症状控制后适当锻炼,给以高热量、高蛋白饮食,避免感染。

(3)对于关节活动受限,生活不能完全自理者,护士应经常巡视,做好生活护理,增加舒适感,满足患者生理需要。急性期关节肿痛明显且全身症状较重的患者应卧床休息。不宜睡软床垫,枕头不宜过高。避免突然的移动和负重,勿肢体突然用力和过度用力,防止骨折发生。

(4)应注意关节的保暖,避免潮湿寒冷加重关节症状。多吃蔬菜、水果等富含纤维素的食物防止便秘,避免食用辛、辣、酸、硬、刺激性强的食物,以避免诱发或加重消化道症状。急性期注意卧床休息,缓解期坚持功能锻炼。

(5)轻度吞咽困难者应注意少食多餐,避免胃肠道不适,胃、食管病变注意坐位进食,进食后勿立即平卧,以免胃、食管反流,必要时留置胃管,以免造成吸入性肺炎。

2. 专科护理

(1)雷诺现象:首先注意保暖,避免手指外伤,避免使用振动性工具工作和戒烟等。局部可试用前列环素软膏外用。如出现指端溃疡或坏死,可使用静脉扩血管药物(如前列环素)。

(2)以关节炎为主要表现者,轻者可应用非甾体抗炎药,重者加用甲氨蝶呤或抗疟药。评估患者关节肿胀程度及关节活动度。

（3）以肌炎为主要表现者，评估患者肌痛及肌力情况。

（4）预防感染：与 SLE 相比，继发感染和院内感染在 MCTD 患者中相对少见。

（5）氧疗：合并 PAH 氧疗有较好疗效，评估患者胸闷、憋气、呼吸困难。

（6）食道功能障碍：轻度吞咽困难，胃、食道病变治疗方案参考 SSc。

（7）心衰：右心衰患者的常规治疗，但快速过分利尿会导致低血压、肾灌注不良和晕厥。

3. 心理护理　MCTD 的病程难以预测，大多数患者预后相对良好，也可发展为其他结缔组织病。如果已有主要脏器受累则预后差。合并进展性肺动脉高压和心脏并发症是 MCTD 患者死亡的主要原因。此病是一种慢性病，需长期治疗。给患者、家庭造成严重的心理及经济负担，患者对本病的治疗效果和预后表现为无助和恐惧。因此，早诊断、早治疗对疗效及转归有重要影响。在积极合理的药物治疗患者的同时，还应注重患者的心理护理，使患者树立信心，积极配合治疗。

4. 健康教育　肺动脉高压（PAH）是结缔组织病（MCTD）常见并发症及致死的主要原因，所以应早期积极治疗。主要见于 SSc、SLE、MCTD，预后较差，前列环素及其类似物、内皮素受体拮抗剂及其他新治疗的出现，可使肺动脉高压（PAH）的预后得到明显改善，故定期复查尤为重要。早期诊断，在其尚处于可逆阶段时及时予以药物干预。及早发现肺动脉高压，了解自我监测病情的方法，如出现心慌、憋气、呼吸困难、意识变化等情况时及时就诊。

第四章 疑难个案护理

第一节 SAPHO 综合征患者的护理

SAPHO 综合征即滑膜炎(synovitis,S)、痤疮(acne,A)、脓疱病(pustu-losis,P)、骨肥厚(hyperostosis,H)和骨炎综合征(osteitis,O),是一种骨关节和皮肤等多器官受累的慢性无菌性炎症性疾病。1987 年 Chamot 等首次提出 SAPHO 综合征的概念。该病确切的发病率尚不清楚,可能不超过 1/10000。且该病多为欧、美、日国家报道,国内至今仅报道 10 余例。SAPHO 综合征病程较长,包括骨关节病变和皮肤病变。骨关节病变表现为受累骨关节处肿痛,有压痛,间断发作。常累及关节为胸锁关节、胸肋关节、肩关节、髂骨、耻骨等。最多见的是对称性前上胸壁肿痛,有时会出现局部血管、神经压迫症状。如压迫锁骨下静脉导致闭塞可出现上肢充血水肿。皮肤病变包括脓疱疮和重度痤疮。特征性病变有手足脓疱疮、脓疱型牛皮癣,聚合性痤疮等。患者皮肤病变可与骨病变同时出现,也可先于骨病变出现。SAPHO 综合征的病因和发病机制尚不清楚,据文献报道在实际临床诊断中,根据有无合并皮肤病变,可将 SAPHO 综合征分为典型 SAPHO 综合征(骨关节受累同时伴有皮肤病变)和非典型 SAPHO 综合征(骨关节受累的同时未合并有皮肤病变)。

> **知识点**
>
> ### SAPHO 综合征的国内治疗与护理现状
>
> 由于 SAPHO 综合征的发病率和报道率很低,部分患者被误认为感染性骨髓炎、骨结核、骨肿瘤、强直性脊柱炎等疾病,护理经验更是少而又少。目前治疗除应用 NSAIDs 药、慢作用药、免疫抑制剂、阿仑膦酸钠、糖皮质激素外,生物制剂的应用可使大部分患者病情改善。

目前 SAPHO 综合征尚无根治方法,而且病程长,容易反复。皮肤损害的表现不同应用的药物与护理方法不同,同时脓疱疮具有一定的传染性,做好局部的皮损护理以及消毒隔离尤为重要。

生物制剂停用后病情容易反复。我们通过对患者的治疗和护理观察,在整体流程的控制方面在不断总结护理经验。对于生物制剂的保存、配置、注射以及用药后的观察及健康教育进行了很好的总结与实践,增加了患者应用生物制剂的安全性,使患者建立了战胜疾病的信念,出院后亦能重拾对生活的自信,为患者今后的生活奠定坚实的基础。

【临床表现】

1. 骨性关节炎　约 90% 患者都会出现骨性关节炎,常累及多个骨关节区。病变可为中轴性(脊柱和骶髂关节),也可为外周性。其中骶髂关节炎最为常见,为慢性起病,通常单侧受累。还可累及椎体,仅少数患者表现为快速进展破坏性脊椎炎。且骨关节受累不能完全自愈。

2. 痤疮　皮损呈多形性,如:丘疹、脓疱、结节、脓肿及囊肿等。以囊性皮损为主,通过深在的窦道相连可形成较大的脓肿。表现为暗红色、柔软的半球状隆起性肿块,破溃后流出浓稠的脓血混合物,可形成瘘管,愈合后留有凹陷性瘢痕或瘢痕疙瘩。

3. 脓疱病　SAPHO 患者中掌跖脓疱病,脓疱型银屑病常见。是一种通过接触传染的浅表的皮肤感染性疾病,以发生水疱、脓疱、易破溃结脓痂为特征。脓疱型银屑病分为泛发性脓疱病和掌脓疱型两种。泛发性脓疱病多为突然发病,皮损可在短期内发展至全身,患者表现有高热不退,关节肿痛,全身不适及白细胞增高等全身症状。皮损在银屑病的基本损害上出现密集的潜在性针头至粟粒大小的无菌性小水疱,脓疱反复发生,可成批或陆续出现,甚至融合成脓池。脓疱破溃后逐渐干燥结痂,鳞屑痂多为褐色或灰黄色。也有不典型皮损表现为大片或环形红斑,仅边缘有许多小脓疱。掌脓疱型牛皮癣仅发生于手足部,多发生于掌跖,有的也可发展至指趾背侧,此型损害多为对称性红斑上出现多数针尖至粟粒大小的脓疱,不易破裂,10 天左右可自行干涸,结褐色痂,痂脱落后可出现小片鳞屑,刮剥鳞屑后可见小出血点,继而在鳞屑下出现新的脓疱。

4. 胸锁关节骨肥厚　见于 32% ~ 52% 的患者,在 40 ~ 60 岁人中群最常见,表现为锁骨、上位肋骨前端胸骨骨肥大和软组织骨化。

5. 骨炎　以前胸壁骨炎最具特征性,也是临床最先出现的症状。好发于年轻人和中年人。

【治疗原则】

由于本病相对良性的病程以及病因不明,因此治疗以对症治疗为主,部分炎症反应重且非类固醇药物治疗不明显者可短期使用中小剂量皮质激素,外周关节炎明显或皮损明显者可加用甲氨蝶呤。

目前研究 SAPHO 综合征,比较前沿的治疗方法是使用生物制剂,且效果明显。但因其治疗费用昂贵,往往令普通大众难以承受。

【病例与分析】

（一）病历资料

患者男性,29 岁。因多发手足脓疱 10 个月,下腰痛 8 个月,双髋、胸骨疼痛 6 个月收入院。患者手足脓疱,主要位于手掌面指面、足掌面及外侧面,脓疱逐渐加重,增多,连成片,破溃后有少许渗液,轻微瘙痒,皮疹逐渐干涸为点状红疹,继而蜕皮,反复出现。脚趾、胸廓、腰骶部疼痛,全身骨扫描:胸骨见异常放射浓聚影。髋关节、骶髂关节 MR 示双侧骶髂关节炎,两侧骶髂关节腔内液体稍增多。胸部 CT 示胸骨局部骨质破坏,第一前肋骨质密度不均。入院后予免疫抑制剂、营养骨质、止痛、类克输注等治疗,并给予盐酸米诺环素(美满霉素)抗感染、他克莫司软膏、立思丁外用等有效护理措施,26 日后症状明显好转出院。

（二）护理问题

1. 疼痛　与骶髂关节炎,胸锁、胸肋关节炎有关。

2. 组织完整性受损　与手足脓疱破溃有关。

3. 感染的危险　与应用多种免疫抑制剂有关。

4. 跌倒的风险　与脚趾、胸廓、腰骶部疼痛有关。

（三）护理措施

1. 一般护理　保持病室温湿度,注意患者一般的病情观察,皮损变化与骨关节症状的变化呈平行关系,骨关节痛随皮疹的好转而缓解,反之亦然。护士根据本病的特点,及时观察患者皮肤的损害情况,如颜面、掌趾、足及胸背部等出现的皮肤红、肿、痛、破损及痤疮或脓疱疹的范围、大小和创面有无感染等情况。并密切注意观察受损关节的疼痛强度、部位、时间和伴随症状,以及关节的活动度等等。对于胸骨肥厚严重,伴有神经血管压迫症状者,如前胸压榨性疼痛,夜间加剧,翻身受限等,护士应及时观察,发现异常及时通知医生进行处理。

2. 专科护理

(1)皮肤的护理:痤疮是 SAPHO 综合征的常见临床症状,也是皮肤的一种慢性炎症。同时皮肤也会出现红皮疹、疱疹和脓疱痤疮。对皮肤进行有效并有针对性的护理不仅利于痤疮的恢复,还能减少瘢痕的形成。为保证患者的局部皮肤清洁,避免感染,我们每日均给予患者更换清洁床单及衣服,叮嘱患者加强营养,增加高蛋白和高热量食物摄取,促进组织修复;对于严重脓疱的患者密切观察患者的心理变化,加强沟通,及时给予必要的心理疏导,消除患者心理压力,加强患者配合治疗的信心。

1)红皮疹的皮肤护理

①告知患者清洁皮肤宜使用温水,避免使用过冷过热的水刺激皮肤。

②宜使用弱酸性乳液或洁面皂去除皮肤表面分泌的皮脂,有效清除利于细菌生长的环境。

③禁用碱性肥皂,不宜选用含乙醇、人参、蜂王、胎盘等激素类护肤品,以免刺激皮脂腺的分泌诱发痤疮。

④忌用手直接挤压痤疮,以免伤及周围未受感染的皮肤组织,使痤疮感染范围扩大或使原本并不严重的丘疹转变为小脓疱,破溃后加重皮肤的感染,从而影响创面愈合,或者形成暂时性色素沉着甚至形成瘢痕。面部危险三角区的丘疹挤压后可引起颅内感染从而危及患者的生命安全。

⑤禁止选用油性护肤品,以免加重皮肤的油腻感。

⑥女性患者不宜化妆,避免化妆品堵塞毛孔,使皮脂腺分泌受阻而引起毛囊炎。

⑦他克莫司软膏每日 2 次外涂。

2)疱疹的皮肤护理:保持疱疹局部皮肤的干燥,擦洗疱疹部位时动作应轻柔,避免疱疹处皮肤破损。小的疱疹,随着病情缓解可自行吸收,对于较大的疱疹,积液较多者可使用1ml 无菌注射器抽吸疱疹内的液体,抽吸前后予局部0.5%安尔碘消毒并外涂百多邦消炎,溃疡油促进愈合,无菌方纱外敷保护,避免感染。

3)脓疱疮的皮肤护理

①皮损护理:以生理盐水冲洗疮面周边皮肤,用 0.5% 安尔碘消毒疮面后以 1ml 无菌注射器针头刺破疱壁吸尽脓液,再用无菌棉签或无菌方纱吸净残余液体,外涂 0.5% 安尔碘或百多邦局部消炎。小的脓疱疮处理后无需包扎,对于病变面积较大或渗出较多者,吸尽脓液后,可予溃疡油纱外敷,并以无菌纱布包之,必要时可根据医嘱加用盐酸米诺环素(美满霉素)消炎治疗。

②严密隔离:患者置单间,避免传染他人。护理时穿隔离衣,戴手套。处理完毕及时更换,并用快速手消毒液消毒双手。加强患者及家属的卫生宣教,告知患者和家属脓疱疮是一种传染性很强的化脓性皮肤病,患者脱落的皮损可自身接种或通过疮面传染他人,应保持床铺的清洁卫生,避免与其他人接触和共用洁具,污染敷料装入黄色医用垃圾袋内,标明脓疱疮患者使用,并统一焚烧处理,防止交叉感染。做好居住环境的消毒,血压计、听诊器、体温计等公

共用具应专用。居室环境每日用含氯消毒剂擦拭消毒。脓疱疮患者的衣物、被服应用干净床单包裹后先高压灭菌再清洗。

（2）关节症状的护理：骨关节疼痛是本病最常见的主诉，也是评价治疗效果的重要指标之一。SAPHO 综合征累及骨和关节引起的疼痛，影响患者的生活质量，给患者带来极大的痛苦和精神压力，因此缓解疼痛提高生活质量是关节症状护理的重要环节。而关节疼痛分为急性期和缓解期。急性期的活动原则为适当减少活动以缓解关节疼痛，而缓解期的活动原则为功能锻炼，恢复患者的关节活动能力以提高患者的生活质量。

1）急性期活动的方法：卧床休息要求不宜睡软床，应卧硬板床，床垫薄厚适宜，枕头不宜过高。减少活动，卧床休息。指导患者保持关节功能位：

①肩两侧可放置软枕支撑，双臂间置枕头维持肩关节外展位。

②髋关节两侧放置软枕或靠垫，防止髋关节外旋。

③平卧的患者可于小腿处放置软枕，避免膝关节固定于屈曲位。

④指导患者自己或请他人按摩关节局部，或者给予关节局部热敷缓解疼痛。若疼痛程度剧烈，患者不能耐受，应遵循医嘱适当给以镇痛药物来减轻痛苦。

2）缓解期的功能锻炼

①指导患者加强关节周围肌肉的力量性锻炼，进行自主性锻炼的同时，还可以利用拐杖、步行器等协助活动，促进肌肉的协调运动和肌力的增强，从而减轻关节疼痛症状，并对关节康复的疗效进行积累性巩固。

②指导患者髋、膝关节活动，保持立位或坐位，下蹲运动与向前抬运动。每天早、晚各 1 次，10 分钟~15 分钟/次。

③脊柱运动的训练，关键是维持脊柱生理曲度，防止脊柱畸形。对患者进行脊柱的各方位旋转训练，以维持脊柱的正常曲度，对顽固性畸形者使用支架及器械逐步矫正。

④胸廓运动的训练，主要是维持胸廓正常活动和减轻晨僵的训练。每日晨起坚持做扩胸运动。指导患者做呼吸体操，做到胸式呼吸和腹式呼吸交替使用。

3）患者的日常活动原则

①我们鼓励患者自行完成日常活动如进食、取物、梳洗、穿脱衣物等。

②出现关节活动功能障碍时，要改进生活用具的结构，可设计自助用具，改善患者的生活自理能力。

③在日常生活中应做好对关节的保护，需做到以下几点：患者的关节活动姿势正确；关节用力适度；关节活动时需遵循以强助弱的原则；鼓励患者简化工作流程，以减少活动时间；鼓励患者使用适宜的工具，做到"以物代劳"，以减

轻关节活动的强度;指导患者劳逸结合,避免关节活动过度。

3. 用药护理 目前临床上传统的小剂量激素及 MTX 的联合治疗,应用范围较广也较为安全。生物制剂的使用总体上是安全有效的,但是护理上护士还是需要熟练掌握所用生物制剂的配置方法和不良反应,以及不良反应的应对措施。该患者使用英夫利西单抗(类克)治疗,在输注过程中应注意以下几点:

(1)输注前的注意事项

1)注意病室温湿度适宜,维持在 22~26℃,湿度 40%~60%。

2)类克输注前认真细致地核对,严格按照无菌操作原则配制。

3)配制类克时应避免过度震荡药物,影响生物制剂的效能。

(2)输注过程中的注意事项:

1)输液治疗过程中应减少探视,避免外源性的细菌感染或接触机会性感染。

2)类克输注过程中可能出现药物变态反应,如荨麻疹、皮肤瘙痒、寒战、发热和呼吸困难等,可通过调慢滴速或暂停输液,根据医嘱给予吸氧或者抗组胺类抗过敏药物等对症治疗措施来缓解症状。

3)加强用药观察,重视患者主诉,保障顺利完成整个治疗过程。

(3)输注完毕后疗程期间的注意事项

1)如已经发生呼吸道感染的患者,经过治疗好转后再进行后续治疗。

2)出现肝损及结核感染的患者,应停药,给予对症治疗后,再行后续治疗。

3)叮嘱患者在应用类克药物治疗期间不能接受任何疫苗的预防接种,因为所有的活疫苗都是用人工导向变异方法或从自然界筛选的细胞、病毒制成的,具有一定的毒性,如果同时与生物制剂使用会引起机体不适甚至发热或加重病情。

4. 饮食护理

(1)禁食辛辣、刺激性食物,如:花椒、辣椒、韭菜、胡椒、茴香、葱、姜等。

(2)禁食海鲜,如虾、蟹等。

(3)禁食有兴奋作用的食物,如:咖啡、浓茶、可可等。这类食物兴奋神经,可造成失眠,加重瘙痒。

(4)忌烟酒。

(5)宜食营养丰富,清淡、富含维生素的食物。

5. 心理护理 心理因素对于疾病的发展和转归都起着极其重要的作用。此患者病情进展较慢,不易诊断。初起的皮肤表现及关节炎表现,容易导致患者形象受损,关节疼痛不适,影响其社交。再者因为免疫病病程长,需长期治疗及经济原因易使患者焦虑、紧张,情绪波动明显,此时护士应加强与患者及家属的沟通,给患者予家庭、社会支持。与患者交流时语速缓慢,态度和蔼,注意倾听,对患者表示理解和同情,同时进行疾病及治疗宣教,取得患者及家属的配合,帮助患者认识自己的情绪反应与健康的关系,消除不良情绪,增强战胜疾病的信心。

6. 健康教育

（1）院期间的健康教育

1）指导住院患者正确用药,以及对生物制剂的不良反应能够正确认知,不抵触,积极配合医生治疗。

2）注重对有关感染的知识宣教,使患者有效掌握对抗感染的知识,消除隔离后的紧张焦虑心理,注意减少探视,开窗通风,避免造成有创伤口等生活知识。

3）加强有关个人卫生方面的生活知识宣传,了解病情加重的相关因素,有效减少感染,避免病情恶化。

4）做好患者病房的消毒,告知患者勿与他人共用毛巾等物品,以防传染。

5）加强患者情绪管理的相关宣教,发挥亲情的力量,鼓励患者,树立战胜疾病的信心。

6）指导患者做好皮肤护理,避免局部重症感染和瘢痕的发生。

7）对于关节疼痛的患者,应指导患者根据急性期的相关原则减少或者进行有效的关节和肌肉锻炼,促使患者重新建立生活的信心。

（2）出院患者的健康教育:

1）针对出院患者加强用药的正确性及规律性的相关宣教,指导患者有效治疗,减少用药不良反应的发生,避免病情反复。

2）询问患者家庭居住环境相关信息,给予患者居家环境相关指导,为患者回家休养提供良好舒适的环境。

3）指导患者缓解期功能锻炼的相关注意事项,促进关节功能康复,提高患者的生活质量。

4）针对患者的疑问给予有针对性的个体指导。

5）强调出院后复诊的重要性,指导患者合理复诊,减轻患者的顾虑。

（四）病例思考

患者应用皮肤科药物及生物制剂治疗,护士应如何更好地做好护理配合?

（五）病例分析

目前 SAPHO 综合征尚无根治方法,而且病程长,容易反复。皮肤损害的表现不同应用的药物与护理方法不同,同时脓疱疮具有一定的传染性,做好局部的皮损护理以及消毒隔离尤为重要。

新型生物制剂治疗 SAPHO 综合征的护理经验较少,生物制剂停用后病情容易反复。我们通过对患者的治疗和护理观察,在整体流程的控制方面在不断总结护理经验。对于生物制剂的保存、配置、注射以及用药后的观察及健康教育进行了很好的总结与实践,增加了患者应用生物制剂的安全性,使患者建立了战胜疾病的信念,出院后亦能重拾对生活的自信,为患者今后的生活奠定坚实的基础。

第二节　系统性硬化症合并慢性弥散性血管内凝血的观察及护理

系统性硬化症(systemic sclerosis)是一种原因不明的临床上以局限性或弥漫性皮肤增厚和纤维化为特征的结缔组织病,属于自身免疫病,目前不能根治,需长期服激素及免疫抑制剂控制病情。女性好发,结缔组织不仅在皮肤真皮层内异常增生,造成皮肤的肿胀,继之变厚、变硬,最终萎缩的特异临床表现,且还累及血管及心、肺、肾、消化道等多个脏器。本病血清中出现多种特异性自身抗体,特异性抗体为Scl-70,血液系统受累并不多见。弥散性血管内凝血(DIC)是在某些致病因素的作用下,主要引起血管内广泛的微血栓形成和凝血功能障碍性出血,继而形成循环功能障碍及组织坏死的综合征。DIC的发生主要由于异常免疫反应致血管内皮细胞损伤,激活补体,激活凝血因子等多方面的止血、凝血机制失调。临床存在易致慢性DIC的基础疾病,如肿瘤、免疫性疾病、慢性肾病及肺部疾病等。在免疫系统疾病中,抗磷脂综合征易出现广泛血栓形成、血小板减少,而SSc较为少见。

> **知识点**
>
> 保持DIC患者出、凝血之间的动态平衡
>
> 　　系统性硬化症患者合并慢性弥散性血管内凝血在临床中非常少见,在防治过程中预防和去除引起DIC的病因是防治DIC的根本措施,同时要通过扩充血容量、解除血管痉挛等措施及早疏通阻塞的微循环,再有就是要在高凝期应用抗凝药物阻止凝血过程的发动与进行,预防新的血栓形成。出血倾向严重的患者可通过输注血小板、人纤维蛋白原以建立新的凝血与纤溶间的动态平衡。
>
> 　　监测患者血小板计数及出凝血指标在护士了解患者病情进展中显得尤为重要。在血标本采集过程中要注意操作规范,运送及时,以保证检验结果的准确;在病情观察方面,护士应严密观察患者出、凝血情况,及时听取患者主诉,以了解患者病情进展;专科护理方面,护士应注重患者饮食及运动的指导,防止并发症的发生。

【临床表现】

临床表现与基础疾病有关。DIC时何种蛋白溶解过程(凝血或纤溶)处于优势,将在很大程度上决定临床表现的特征。以凝血为主者可只表现为血栓栓塞性DIC;以纤溶为主者可发展为急性消耗性出血。也可在上述之间呈现一种广谱的,涉及不同类型的DIC临床表现。

1. 出血　多部位出血常预示急性DIC。以皮肤紫癜、瘀斑及穿刺部位或注射部位渗血多见。在手术中或术后伤口部位不断渗血及血液不凝固。

2. 血栓栓塞　由于小动脉、毛细血管或小静脉内血栓引起各种器官微血栓形成,导致器官灌注不足、缺血或坏死。表现皮肤末端出血性死斑、手指或足趾坏疽。

3. 休克　DIC的基础疾病和DIC疾病本身都可诱发休克。

4. 各脏器功能受损

(1)肾脏受损率25%～67%,表现为血尿、少尿、甚至无尿。

(2)中枢神经功能障碍表现意识改变、抽搐或昏迷。

(3)呼吸功能受影响表现肺出血、不同程度的低氧血症。

(4)消化系统表现消化道出血等。

(5)肝功能障碍发生率22%～57%,表现黄疸、肝功能衰竭。

【治疗原则】

1. 去除病因、针对原发病进行治疗,是对DIC治疗成功与否的关键。因为只有去除或减轻继发因素,才可使DIC的病理过程减轻或延缓。

2. 原发病方面给予足量激素及环磷酰胺控制病情。

3. 皮肤黏膜出血时,局部冷敷止血,鼻衄时予鼻腔填塞凡士林油纱条止血。

4. 抗凝治疗　给予拜阿司匹林、华法林钠、诺保思泰、速碧林抗凝治疗。

5. 严密观察患者神志、症状体征、有无内脏出血;观察患者有无胃肠道反应、膀胱出血等免疫抑制剂副作用。

【病例与分析】

(一)病历资料

患者女性,46岁。因双手、双足雷诺现象20年,血小板减少1个月于2009年1月21日入院。该患者多系统受累:雷诺现象、双手指皮肤硬化;肺间质病变;反流性食管炎;神经源性损害;ANA、抗Scl-70(＋),诊为SSc明确。病程中患者有反复鼻衄、一过性黑蒙、双肾多发梗塞,病程超过14天。纤维蛋白(原)降解产物(FDP)延长和D-二聚体4倍以上升高,诊为SSc合并慢性DIC。入院查体:四肢皮肤散在瘀斑,脐周可见大片瘀斑,诉右腰背部阵发性隐痛。辅助检查:血常规:白细胞计数 13.6×10^9/L,血红蛋白118g/L,血小板计数

$46 \times 10^9/L$；DIC 全套：凝血酶原时间 12.3s，活化部分凝血活酶时间（APTT）19.4s，国际标准化比值（INR）0.97，纤维蛋白原 0.87g/L，FDP 66.3μg/ml。心脏彩超：主动脉瓣赘生物（4mm×3.5mm、4mm×4.2mm）。给予泼尼松 60mg Qd 口服、环磷酰胺 0.2g Qod 静脉推注控制原发病，拜阿司匹林 0.1g Qd 口服、诺保思泰 10mg + 0.9% 氯化钠 500ml 静滴 q12h 6 天，第 4 天重叠华法林钠 3mg Qd 口服抗凝治疗并逐渐减量，使 INR 维持在 2.5～3，隔日输血浆 200ml 支持治疗。患者住院期间曾出现鼻衄，予凡士林油纱条填塞及冷敷后可止血。入院第 18 天出现双下肢疼痛肿胀，B 超：双下肢静脉血栓形成。排除肿瘤等其他易栓症的基础疾病，将华法林钠调整为 3mg Qd 及拜阿司匹林 0.3g Qd 口服。一周后复查：左腘静脉上段血栓部分再通，但右腘静脉有新鲜血栓形成。第 33 天双下肢疼痛减轻，肿胀明显好转。华法林钠减为 3mg、1.5mg Qod 交替、拜阿司匹林 0.1g Qd。第 35 天出现左上臂下段肿胀，血管彩超示左肱静脉下段血栓形成。医嘱加用诺保思泰 10mg + 0.9% 氯化钠 500ml q12h ivgtt 10 天，同时继续口服抗凝治疗，加用雷公藤苷 10mg tid 及纷乐 0.2g bid 口服加强原发病治疗。第 48 天左前臂疼痛肿胀减轻。停用华法林钠改为低分子肝素钠速碧林 0.6ml q12h ih 抗凝治疗。第 51 天常规环磷酰胺静脉注射后出现肉眼血尿。停用环磷酰胺，泌尿系统 B 超未见异常。第 57 天血尿基本消失。化验查血小板正常，FDP 22.9μg/ml，APTT 27.9s、Fbg 2.02g/L，INR 2.57。于第 62 天病情平稳出院。

（二）护理问题

1. 出血　与反复鼻衄、四肢皮肤散在瘀斑，脐周可见大片瘀斑有关。

2. 血栓栓塞　与主动脉瓣赘生物、双肾多发梗塞、四肢肢静脉血栓有关。

3. 恐惧　与患者出血与血栓栓塞反复交替出现有关。

（三）护理措施

1. 病情观察　DIC 有广泛血栓形成累及重要脏器和凝血功能障碍导致重要脏器出血的风险，严重时可致命，通过严密的观察可以及早发现，及早诊治，为救治争取时间。该患者在应用抗凝药物治疗的同时，多次出现出血和血栓栓塞的临床表现，我们在理解掌握疾病发病机制的基础上，严密观察患者神志、症状体征、有无内脏出血；观察患者皮肤黏膜及消化系统有无出血倾向；监测患者尿量、血压变化、血肌酐水平，以便及时发现硬皮病肾危象的发生；观察患者有无胃肠道反应、膀胱出血等免疫抑制剂副作用。住院期间，我们发现患者曾有两次 INR 大于 3.0 均出现鼻衄，密切监测血象和易栓全套；患者于住院 51 天出现膀胱出血，我们及时通知医生，停用环磷酰胺；病程中未发生重要脏器栓塞及出血，未发生硬皮病肾危象。

2. 专科护理

(1)出血的护理

1)黏膜的护理:观察患者鼻腔出血情况、止血效果,必要时予局部冷敷止血;协助患者复方薄荷滴鼻剂滴鼻,使用空气加湿器保湿,增加病室的湿度,提高患者的舒适感。使用双鼻导管吸氧时,定时使用沾湿的棉棍湿润鼻腔;刷牙用软毛牙刷,避免牙龈出血;嘱患者进软食,多饮水,保持大便通畅。患者出现鼻衄,我们及时通知医生,配合耳鼻喉科会诊医生给予鼻腔填塞止血,并观察止血效果。

2)皮肤的护理:观察患者皮肤瘀斑面积有无扩大,准确测量和记录并每日对比。保持患者周身皮肤完整性,避免局部受压、破损及潮湿,穿柔软、宽松的衣物;协助患者生活护理及护理操作接触患者时动作轻柔、舒缓;嘱患者行穿刺或注射后,延长按压止血时间 5～10 分钟。患者皮肤未出现新鲜出血点及瘀斑。

(2)血栓栓塞的护理:患者存在无菌性主动脉瓣赘生物、双肾多发梗塞、双下肢深静脉血栓、左肱动脉下端血栓,均有可能脱落栓塞至重要脏器,致其功能障碍,严重时可危及生命。该患者存在四肢血栓,肢体表面皮肤红肿,皮温高,关节肿痛。我们加强巡视患者;嘱患者绝对卧床,禁止按摩疼痛部位;抬高双下肢 45°高于心脏水平,垫松软的垫子,让患者感到舒服,以减轻局部的疼痛;注意保暖,避免冷热刺激;观察四肢的肿胀程度,测量腿围、臂围,准确记录测量数值进行对比;观察四肢皮肤的颜色、温度及表浅动脉搏动情况,避免患侧肢体测量血压及静脉输液;满足患者日常生活需要。

3. 用药的护理　安全合理的用药,不仅保证用药的治疗效果,更重要的是预防和控制不良反应的发生。患者住院期间先后给予诺保思泰、速碧林抗凝治疗,足量激素及环磷酰胺控制原发病。我们在用药过程中密切观察药物疗效和不良反应。

(1)抗凝药物的护理

1)诺保思泰是日本生产的一种新型抗凝药,是直接抗凝血酶制剂。该药不良反应有出血性脑梗塞、脑出血、消化道出血、过敏性休克。因其不良反应多且重,对 APTT 及 D- 二聚体要求极为严格,因此对护理提出了更高更细的要求。我们严格控制输液速度,每次大于 3 小时,并合理保护血管。严密观察患者有无皮肤黏膜出血和过敏反应,监测凝血功能。患者未出现过敏反应。出现鼻衄时,我们及时通知医生并给予相应处理。

2)速碧林用于预防静脉内血栓形成,治疗已形成的深静脉血栓。该药有导致出血、部分注射部位瘀点或瘀斑、血小板减少症、增加血中转氨酶水平、长期应用可能出现骨质疏松倾向的副作用。我们合理选择注射部位,密切观察注射部位皮肤有无紫癜或红斑、渗出及疼痛。监测血小板计数、肝肾功能、血钙水平。患者注射部位皮肤未出现不良反应。

（2）免疫抑制剂的护理：环磷酰胺是临床常用的免疫抑制剂，该药有导致食欲减退、恶心、呕吐等胃肠道反应；用药后出现白细胞减少的骨髓抑制反应；膀胱刺激症状、出血性膀胱炎等泌尿道反应。患者入院第51天应用环磷酰胺后出现肉眼血尿。我们详细询问患者排尿情况，通知医生遵医嘱暂停应用，指导患者正确留取尿标本，注意结果回报。给予患者大量补液，并嘱患者多饮水，勤排尿，观察尿量、尿色，并监测有无电解质紊乱。患者于停药后第6天血尿消失。

4. 心理护理　患者病情反复，鼻衄与血栓交替出现，每次鼻腔出血都需使用凡士林纱条填塞5到7天；心瓣膜赘生物和四肢血栓制动共37天，生活需他人照顾；反复静脉穿刺抽血化验，增加患者痛苦；使用自费药物且费用高，经济负担较重，时有恐惧、哭泣和情绪的烦躁，对治疗缺乏信心。护士积极热情地与患者沟通，建立良好的护患关系；主动向患者讲解DIC的相关知识，为患者做好解释和安慰工作，缓解患者的压力；给予患者周到细致的生活护理，将控制的凝血指标反馈给患者，鼓励其乐观、积极地配合治疗。通过针对性的心理护理，患者对疾病有了一定的了解，消除悲观紧张情绪，提高自信心。

5. 健康宣教　鼓励患者保持心情舒畅及乐观情绪，坚定信心。坚持服药，不可擅自停药、改药、加减药，同时了解药物副作用。教育患者养成良好的生活习惯，增加病室的湿度，提高患者的舒适感。嘱患者进软食，多饮水，保持大便通畅。教会患者学会自我护理，观察各系统有无出血倾向，观察四肢皮肤的颜色、温度及表浅动脉搏动情况。门诊定期随诊。

（四）病例思考

患者的病情变化中先后经历了DIC发展过程的哪几个时期？出血与血栓栓塞交替出现，在抗凝与止血的观察与治疗上有哪些需要注意的问题？

（五）病例分析

患者最先出现肾栓塞说明患者处于高凝期，凝血系统被激活，凝血酶生成增多，微血栓大量形成，血液处于高凝状态。继而凝血酶和微血栓的形成使凝血因子和血小板因大量消耗而减少，同时因继发性纤溶系统功能增强，机体进入消耗性低凝期，血液处于低凝状态，表现为出血。最后，凝血酶及Ⅻa等激活了纤溶系统，使大量的纤溶酶原变成纤溶酶，加上纤维蛋白原降解产物形成，使纤溶和抗凝作用大大增强，故此期出血十分明显。监测患者血小板计数及凝血指标在护士了解患者病情进展中显得尤为重要，在血标本采集过程中要注意操作规范，运送及时，以保证检验结果的准确。护士在日常护理及病情观察中要每班观察患者皮肤有无出血点及瘀斑、肢体活动与肢围变化，及时听取患者主诉,为了解患者病情进展提供可靠依据。

第三节 POEMS 综合征患者的护理

POMES 综合征为浆细胞瘤或浆细胞增生导致的多系统损害的一种综合征。POEMS 综合征病因尚不清楚,该病是以多发性周围神经病为主要临床表现的一种多系统受累疾病。在整个病程中,几乎所有病例都合并骨髓瘤或髓外浆细胞瘤,或出现 M 蛋白或多克隆蛋白。POEMS 综合征的主要表现为多发性神经病变(polyneuropathy,P)、脏器肿大(organomegaly,O)、内分泌病(endocrinopathy,E)、单克隆 γ 球蛋白病(monoclonalgammopathy,M;亦称 M 蛋白)和皮肤改变(skin changes,S)。

该病平均发病年龄为 46 岁(27~80 岁),约 25% 为 40 岁以下发病。男女发病比例为 2:1。中国 1987—1993 年间文献报道 50 例,平均发病年龄 47.5 岁,男女比例为 2.3:1,与国外相近。

> **知识点**
>
> ### POEMS 综合征的多科协作护理趋势
>
> POEMS 综合征在临床中非常少见。由于该病病程长、早期症状不典型,受累系统多,非常容易误诊、漏诊。由于该病会造成内分泌障碍、慢性多发神经病变、M 蛋白或骨髓异常,治疗上需要内分泌、风湿科、血液科、心内科等多科协作,护士需要掌握多专科护理知识,尤其在内分泌障碍、周围神经病变的治疗及护理观察方面要更加重视。

【临床表现】

1. 慢性多发性神经病 见于所有患者,也是最常见的首发症状。常呈进行性、对称性感觉、运动障碍。常感觉受累在先,运动受累在后。从四肢远端向近端发展,出现麻木、疼痛、乏力、软弱、肌肉逐渐萎缩,可致瘫痪、腱反射消失,周围神经活检可见不同程度的轴索变性和(或)阶段性脱髓鞘病变。肌电图检查示运动神经和感觉神经的传导速度显著减慢。

2. 脏器肿大 肝脾肿大常见,其次为弥漫性淋巴结肿大。其他器官也可出现变化,如肺纤维化、肺动脉高压、心肌病变和肾功能不全等。

3. 内分泌障碍 常影响性腺、甲状腺等。由于性激素分泌不足,男性出现阳痿、乳房女性化,女性出现闭经、痛性乳房增大、溢乳、雌激素增高、泌乳素增高、睾丸酮下降。甲状腺多示功能低下,部分可出现甲亢,个别患者可出现糖耐量异常、血糖升高、肾上腺皮质功能改变。

4. M 蛋白和骨髓异常   75% ~87% 患者血中出现 M 蛋白,脑脊液内亦可见 M 蛋白。10% 患者尿内有本周蛋白。骨髓象显示浆细胞增生。

5. 皮肤改变   常见皮肤色素沉着,以四肢、头面部为主,可遍及全身,呈棕黑色,乳晕呈黑色;皮肤增厚、变硬、多毛,有皮肤瘙痒。部分患者躯干出现血管软疣、杵状指、雷诺征、指甲变白等。

6. 其他   水肿较多见,多数为凹陷性,且常为首发症状。部分患者可合并胸腔积液、腹水、低热、多汗、骨病。

【治疗原则】

目前尚无特效疗法,伴有浆细胞瘤或骨髓瘤的患者,可行手术切除、局部放疗或化疗可使症状得到缓解。对不伴有浆细胞瘤或骨髓瘤的患者可使用糖皮质激素、免疫抑制剂、化疗、人免疫球蛋白、血浆置换以及对症治疗。

【病例与分析】

（一）病历资料

患者女性,46 岁。2010 年 12 月无明显诱因出现右眼睑水肿。2011 年 5 月出现双臂可凹性水肿,发作不频繁,未予特殊治疗。2011 年 9 月出现足踝部可凹性水肿,至中山医院皮肤科就诊,考虑"结缔组织病",给予泼尼松（10mg Qd→20mg Qd→30mg Qd→逐渐减停）+ 羟氯喹治疗（用法及疗程不详）,效果不明显。逐渐出现四肢易发冷,双手易变紫,后逐渐出现双手、双足色素沉着。并出现全身多发大小不等皮疹,突出于皮肤表面,压之褪色,右胸部皮疹行激光治疗效果不佳,逐渐增大。2012 年 7 月至中山医院风湿免疫科就诊,行相关检查示"基本正常",考虑"结缔组织病",予泼尼松 10mg Qd + 秋水仙碱 0.5mg bid 口服。2012 年 11 月 21 日皮肤活检:表皮大致正常,真皮浅区血管周围少许淋巴细胞浸润,病变呈非特异性皮炎改变,免疫荧光:IgG 弱 +、IgA -、IgM -、C3 +、C1q -、Fg -/表皮基膜。2013 年 1 月"广东省中医院"风湿免疫科住院,行血清免疫固定电泳:IgA-λ（ + ）。皮肤活检:皮肤角化过度,角质栓形成,颗粒层、棘层变薄;真皮乳头及浅层血管周围少量淋巴细胞、组织细胞浸润;病变符合皮肤组织慢性炎。腓肠肌活检:肌纤维轻度萎缩,横纹保持,肌核排列成行形成核链及肌核内移,可见组织细胞侵入肌纤维,减至纤维组织增生,未见炎性细胞浸润,考虑皮肌炎可能性大。继续应用上述药物。2013 年 8 月患者全身浮肿明显,腹围增加、腹胀,尿量减少（ >400ml Qd,具体不详）,至中山大学附属第一医院就诊,尿潜血（ + ）、ALB 34.3g/L, Cr 140μmol/L, UA 669μmol/L;ESR ↑,60mm/h;血常规:WBC 9.33 × 10^9/L, N 6.64 × 10^9/L, Hb 100g/L, PLT 380 × 10^9/L; ASO ↑,228ku/L（0 ~ 160）, CRP ↑,25.7mg/L（0 ~

3)、血清淀粉样蛋白A（SAA）24.2mg/L↑（0～6.4）、ANA、dsDNA、RF（－）、ACL、β2GP1（－）、抗DNP 1:2；IgA 3.82g/L↑（1.45～3.45），IgM、IgG、IgG-4、C3、C4均正常。腹部超声：肝脏增大（左肝上下径102mm、前后径60mm）、少量腹水；腮腺超声：多发淋巴结肿大，大小0.4～1.1cm；双侧腋窝淋巴结肿大；颈部、腹膜后未见肿大淋巴结。心脏超声：LA 43mm、LV 49mm、LVEF 78%、肺动脉收缩压46mmHg，心包积液少量；胸部CT：心包少量积液、胸壁广泛水肿。甲功：TSH 11.52IU/ml，fT3 2.17pmol/L，TG-AB 11.52IU/ml，TPO-Ab 0.5IU/ml，给予泼尼松20mg、环磷酰胺0.2 Qod，患者症状无明显缓解，2013年8月24日予甲泼尼龙80mg Qd静脉滴注冲击治疗，后逐渐减量至泼尼松10mg Qd维持，继续服用秋水仙碱，加用优甲乐，并予利尿等对症治疗，CTX累计达2.0g后改为0.4g qw静滴。2013年10月当地医院复查，Cr 117μmol/L（53～115），肝功正常；血常规：WBC 14.8×10⁹/L，N 10.56×10⁹/L，Hb 122g/L，PLT 384×10⁹/L；血清免疫固定电泳（－）；行肌电图：左正中神经轻中度脱髓鞘损害，左尺神经、右胫神经、腓神经轻中度混合性损害，左小指展肌、右胫前肌肌电图神经性损害。疗效欠佳，将CTX加量至0.6g/w。2013年12月闭经，泼尼松加量至15mg/d。2014年2月患者再次觉腹胀、腹围增加，发现尿中泡沫多，伴恶心，否认反酸、呕吐、尿色及尿量改变，将CTX改为100mg Qd口服。尿常规：潜血（＋＋），RBC 3～5/HP，蛋白（－），WBC（－）。至我院门诊就诊，全血细胞分析：PLT 393×10⁹/L，WBC 12.80×10⁹/L，NEUT% 94.1%，Hb 112g/L。尿常规：BLD 200Cells/μl，PRO 0.3g/L。IgM 1.11g/L，IgA 3.01g/L，IgG 8.83g/L；血清IgG亚类测定IgG3 1290mg/L↑，余（－）。血清免疫固定电泳（IgA＋G＋M）：IgAλ阳性（＋）。血沉：ESR 57mm/h，hsCRP 50.50mg/L。Alb 36g/L，ALT 6U/L，Cr（E）139μmol/L。腹部超声：肝稍大（剑突下5.7cm、肋下2.3cm，右肝斜径14.5cm），腹腔少量积液（1.0cm）。心脏超声：心肌病变，左室肥厚，轻度肺高压（40mmHg），少量心包积液（左室后壁7mm、左室侧壁3mm）。为进一步诊治收入院。入院查体：患者双手、双足颜色逐渐加深，双下肢、双前臂皮肤干燥，双手、肘部皮肤粗糙，全身小皮疹逐渐增多，色鲜红，突出于皮肤表面，压之褪色，分布于躯干及四肢。BP 155/100mmHg，颌下及腹股沟淋巴结肿大，双侧颌下部位肿胀，眼睑及四肢水肿，肝大。

入院后继续口服泼尼松15mg Qd，停用环磷酰胺，给予利尿等对症治疗，完善检查，血常规：WBC 6.61×10⁹/L，PLT 363××10⁹/L，Hb 102g/L，PCT 0.35%，RET% 1.55%。凝血：Fbg 4.07g/L，D-Dimer 0.63mg/L FEU。生化：Alb 31g/L，ALT 4U/L，Cr（E）115μmol/L。炎性指标：ESR 44mm/h，hsCRP 19.90mg/L，ASO 149.4IU/ml。24小时尿总蛋白定量：24小时 UP 0.92g/24h（1100ml）。内分泌腺：HbA1c 5.3%；PTH 59.1pg/ml；性腺激素：T ＜

0.087nmol/L，PRL 785.1mIU/L，β-HCG ＜ 0.100IU/L，E_2 8.4pg/ml，FSH 46.0IU/L，LH 31.1IU/L，P ＜ 0.095nmol/L；甲功：TSH 4.591μIU/ml，T_3 0.550ng/ml；OGTT 未见明显异常；ACTH 21.5pg/ml。F 5.23μg Qd1。β-CTX 1.3ng/ml；24 小 时 UFC 320.70μg/24h。25-OH-D_3 11.3ng/ml。1，25-$(OH)_2D_3$ 10.31pg/ml。尿免疫固定电泳 3 项：F-κ 阴性（－），F-λ 阳性（＋），MPro. 阳性（＋）。肺功能：孤立性弥散功能减低。行腰椎穿刺：脑脊液：常规：细胞总数 5×10^6/L，白细胞总数 2×10^6/L；脑脊液：Pro 0.84g/L；墨汁染色阴性（－）；细菌涂片、培养、药敏：革兰染色未见细菌。行骨髓穿刺：增生活跃，M＝66.5%，E＝27%，M：E＝2.46：1，粒系早中幼粒细胞比例稍高，红系中晚幼红细胞比例稍高，红细胞大小不等，呈"缗线"状排列。血液科会诊后考虑"POEMS综合征"诊断明确，行长骨、骨盆、头颅平片未见明显异常。眼科会诊：双视乳头水肿。行涎腺超声：右侧腮腺厚 2.0cm，左侧腮腺厚 1.8cm，回声欠均；右侧颌下腺大小 3.4cm×1.9cm，左侧颌下腺大小 4.1cm×1.8cm，回声欠均；双侧颈部见多个低回声淋巴结，右侧较大者 1.7cm×0.4cm，左侧较大者 1.8cm×0.5cm，皮髓分界清，CDFI：未见异常血流信号。头颅正侧位、骨盆正位、股骨正位、胸腰段正侧位、肱骨正位：均未见明显异常。颌面部核磁：颌下及颈部可见多个淋巴结。请基本外科会诊，考虑不宜行淋巴结活检。基本外科会诊：患者颈部淋巴结形态为长条形，触诊不清，活检意义不大，建议继续观察。血液科会诊：建议将激素减量至 7.5mg Qd 口服，加用拜阿司匹林 0.1g Qd 口服。患者出院后继续呋塞米片 20mg tid，优甲乐（左甲状腺素钠片 37.5μg，螺内酯片 100mg Qd，拜阿司匹林 0.1g，泼尼松片 7.5mg Qd 口服治疗，血液科门诊随诊。

（二）护理问题

1. 体液过多 与全身浮肿、尿蛋白增加有关。

2. 心衰的危险 与心肌病变、心包积液有关。

3. 受伤的危险 与双手雷诺、感觉异常、全身浮肿，下肢无力有关。

4. 出血的危险 与使用抗凝药物有关。

5. 皮肤黏膜完整性受损的危险 与全身水肿、皮疹有关。

6. 电解质紊乱的危险 与应用呋塞米有关。

（三）护理措施

1. 基础护理 保持心情愉快，适当休息与活动。患者饮食原则为清淡，易消化，营养丰富。适当吃一些禽蛋、牛奶、豆浆、瘦肉、鱼汤，同时要多吃蔬菜，特别是绿叶蔬菜，注意保持体重。患者明显水肿及高血压者应限制钠盐的摄入，有蛋白尿及肾功能异常，应给予优质蛋白、高热量及低磷饮食。

2. 专科护理

（1）患者轻度肺动脉高压，对有心肌病变、心包积液者应警惕心衰的发生。

1）评估可引起患者心衰的危险因素。

2）加强巡视患者，监测生命体征，观察患者有无胸闷憋气咳血性痰等心衰症状。

3）指导患者保持心情愉快，避免情绪变化。

4）严格记录24小时出入量，遵医嘱准确应用利尿剂。

5）指导患者进食粗纤维饮食，每日进行腹部按摩，保持大便通畅，排便时避免用力。

6）向患者及家属宣教疾病相关注意事项及预防心衰的重要性。

（2）加强功能锻炼：患者腓肠肌肌活检为肌纤维轻度萎缩，应警惕防止废用综合征发生。护士要动态观察患者四肢肌力、感觉情况并进行肌力测定。指导患者进行功能锻炼，防止失用性肌萎缩。

（3）慢性进行性感觉运动性神经病的护理：患者肌电图异常，感觉运动障碍，洗脸泡脚时水温不宜过高，以50℃左右为宜，慎用热敷、冷敷，必要时护士要加强局部皮肤观察及交接班，防止冻伤、烫伤的发生。皮肤感觉障碍的情况下易出现皮肤压疮、破溃等问题，卧床休息时要加强翻身，定时检查受压部位，防止发生压疮。患者上下床时要有护理人员照顾，防止下床时出现踩空的现象。

（4）水肿的护理：患者全身水肿明显，大量蛋白尿，高血压，应注意卧床休息，减少活动，严格记录出入量，保证水、电解质平衡，护士每日为患者测量体重、腹围，监测血压变化，遵医嘱使用利尿剂、降压药，指导患者控制入量，警惕心衰的发生。患者全身水肿，还应注意保持皮肤清洁干燥，床单位平整，鞋袜衣裤宽松，减少皮肤摩擦、受压，长期卧床应警惕压疮的发生。若需肌内注射时，应用手深压局部后，再进行深部肌注，拔针后，压迫针眼片刻，以防药液外溢和局部感染。

（5）双手雷诺征的护理：患者双手雷诺，日常生活中应注意保暖，可进行按摩和温水浴改善微循环，避免寒冷、烟酒刺激，保持心情愉快，避免情绪紧张。

（6）出血风险的护理措施

1）定期评估患者凝血功能，监测INR值。

2）每日使用抗凝药物（克赛）前评估患者皮肤有无出血点、瘀斑，有无自发的鼻衄、牙龈出血。

3）指导患者活动时动作轻缓，起床时遵循起床"三部曲"，即清醒后平卧3分钟，床上坐起呈半卧位3分钟，再将双脚移至床沿3分钟，认为头脑清醒，反应正常后再下地活动，防止脑出血的发生。

4)护士每日定时监测患者血压,必要时通知医生给予降压处理。

5)指导患者使用软毛刷刷牙,预防牙龈出血。

6)护士为患者穿刺拔针后需延长穿刺点按压时间。

3. 用药护理

(1)使用糖皮质激素的护理:患者长期使用糖皮质激素易造成感染,血糖、血压紊乱,外形改变,骨质疏松等不良反应。护士应指导患者注意预防感染,注意观察有无胃肠道不适,以及大便颜色,必要时加用黏膜保护剂,指导患者不能私自停药改药,可以通过饮食或药物补充钙质,切勿暴饮暴食,宜少糖少油;发现异常及时告知医护人员,安慰患者部分不良反应是短暂的,药物减量或停药后可逐渐消失。

(2)使用优甲乐的护理:使用优甲乐过程中要注意服药剂量准确,警惕药物过量所造成的甲亢的症状,如心慌、多汗、消瘦等。服药期间要定期查甲状腺素水平。

(3)使用克赛抗凝的护理:患者注射克赛期间应定期检查凝血功能,每日注射前评估患者有无出血倾向如自发的出血点、瘀斑,并指导患者学会自我观察。

4. 保障患者安全,预防跌倒、烫伤的发生

(1)保持地面无水渍、障碍物,病室及活动区域灯光充足。

(2)悬挂预防跌倒标识,做好交接班,告知患者及家属患者肌力差,肢体感觉、运动障碍,应警惕跌倒的发生,并采取相应措施防范。

(3)患者卧床,日常用物放于可及处,呼叫器置于患者可及处,若有必要及时寻求帮助,满足患者需要。

(4)患者外出检查时通知外勤备好轮椅。

(5)患者洗漱时协助患者调好水温,防止烫伤。双手的精细动作可协助患者完成。

5. 心理护理　POEMS 综合征患者症状重,预后差,患者和家属心理压力大,对于此类患者,除了对疾病进行治疗和做好饮食、皮肤及积极预防感染等护理之外,心理护理显得尤为重要。护士要与患者建立和谐信任的关系,充分了解患者病情及身体状况,主动接触患者并取得患者的信任,鼓励患者面对现实、表达自己的感受,将注意力转移到治疗上,同时淡化疾病压力,消除患者对疾病的恐惧感,接受自我形象的改变,劝慰患者勇敢面对现实,鼓励其多与自己的朋友、同学和家人进行沟通,促进患者康复。

6. 健康教育　帮助患者及家属了解疾病的性质、病程及治疗方案。指导患者避免感染、寒冷、潮湿、过劳等各种诱因。强调休息和治疗性锻炼的重要性,养成良好的生活方式和习惯,每天有计划地锻炼,增强机体的抗病能力,保

护关节、肌肉功能。注意安全,预防跌倒、烫伤等意外。自觉遵医嘱服药,不要随便停药、换药、增减药量,坚持治疗,感到不适,及时就医。低盐饮食,学会自我监测尿量及尿蛋白。定期门诊随诊。

(四) 病例思考

POEMS 综合征病例罕见,累及多系统,病情发展快,此类疾病在护理观察方面应注意什么?

(五) 病例分析

POEMS 综合征受累系统多,病情发展快,治疗上需要内分泌、风湿科、血液科、心内科等多科协作,需要观察的内容多且复杂,患者存在的潜在风险也多,护士需要掌握多专科护理知识,尤其在出入量、周围神经病变、用药观察及保障患者安全方面要更加重视。

第四节　复发性多软骨炎患者气管切开护理个案分析

复发性多软骨炎(relapsing polychondritis,RP)是一种软骨组织的多发性、进展性炎性疾病,病变部位包括耳鼻的弹性软骨,外周关节的透明软骨、轴向部位的纤维软骨和气管支气管软骨,也包括富含黏蛋白的组织,如眼、内耳、血管、心脏和肾。无性别及家族性发病倾向,任何年龄均可发病,常反复发作。气管切开术系切开颈段气管,放入金属气管套管,以解除喉源性呼吸困难、呼吸机能失常或下呼吸道分泌物潴留所致呼吸困难的一种常见手术。

知识点

复发性多软骨炎病程进展与预后

复发性多软骨炎是一种少见的自身免疫病,从出现症状到确诊时间平均约 3 年。根据不同区域软骨受累其症状多样,患者往往辗转就诊于骨科、呼吸科、眼科、耳鼻喉科、风湿科。常见的复发性多软骨炎典型表现有:声嘶、鞍鼻、耳郭软骨炎;常见的不典型表现有:多关节肿痛、乏力、低热。患者往往因关节症状易误诊为类风湿关节炎,因肺部表现误诊为慢性支气管炎合并肺部感染。患者由于气管、支气管的软骨结构破坏,痰液引流不畅,易反复合并活动性肺部感染,危及生命。因此,复发性多软骨炎患者是否伴气道受累往往和预后相关。

【临床表现】

本病可发生于各个年龄段,而以 40～50 岁为发病高峰。男女均可受累,但女性以呼吸道受累较多而较重。临床过程多种多样,多数病例在确诊时已有多系统累及。也可突然发作、病情突然加重,或呈暴发性发作,伴呼吸衰竭。软骨分布于全身各种组织和器官,通常软骨炎的表现是多部位的,临床表现因受累及的部位而各不相同,也因合并的结缔组织病或血管炎而不同。

1. 耳郭软骨炎　耳郭软骨炎是最常见的症状,在 39% 的病例为首发症状,以外耳轮突发的疼痛、肿胀、发红、发烫为特征,炎症可以自行消退或经治疗消退。经反复发作外耳郭变得柔软而下塌。由于耳前庭结构或内耳动脉血管炎可突发失聪和眩晕。85% 病程中受累及。起病较突然,常见为对称性,单侧少见。急性发作期表现为外耳耳郭红、肿、热、痛、红斑结节。病变可局限,也可弥漫。病变的严重程度不同,持续几天至几周,然后可自行缓解。由于炎症的反复发作可导致软骨的破坏、外耳郭松弛、塌陷、畸形和局部色素沉着,称为菜花耳。病变局限于软骨部分而不侵犯耳垂。

2. 听觉及(或)前庭功能受累　病变侵犯外听道或咽鼓管,导致狭窄或闭塞,使听力受到损害;病变累及中耳和内耳,可表现为听觉及(或)前庭功能损伤;合并的血管炎累及内听动脉分支时,也可出现听觉异常和前庭功能损伤。这些症状的发生可以是急性或隐匿性的。听力测验为 35dB 神经性或混合性听力损伤,并常伴有旋转性头晕、共济失调、恶心及呕吐。

3. 鼻软骨炎　发生率为 63%～82%,常见为突然发病,表现为疼痛和红肿,数天后缓解。如反复发作可引起鼻软骨局限性塌陷,形成鞍鼻畸形。甚至有的患者在发病 1～2 天内鼻梁可突然下陷。患者常伴有鼻塞、鼻分泌物及鼻硬结等。

4. 眼炎性病变　发生率达 55%。主要表现为眼的附件炎症,可单侧性,也可为对称性。最常见为结膜炎、角膜炎、虹膜睫状体炎、巩膜炎和色素膜炎。上述症状的严重程度与其他处炎症常相平行。视网膜病变也常有发生,如网膜微小动脉瘤、出血和渗出、网膜静脉闭塞、动脉栓塞、视网膜剥离、视神经炎及缺血性视神经炎等。

5. 关节病变　多关节炎是本病的第 2 个常见的初发病症,典型的表现为游走性、非对称性、非变形性关节炎,可累及周围或中轴的大小关节。呼吸道软骨炎可引致鼻软骨萎缩塌陷,表现为鞍鼻畸形。喉、气管及支气管受累可引致嘶哑、气梗、甲状腺软骨上触痛、咳嗽、喘鸣或喘息。主气道的萎缩塌陷,常引致呼吸阻塞,并有很高的病死率,需要紧急诊断与处理。

6. 喉、气管及支气管树软骨病变　多数患者主诉慢性咳嗽、咳痰,继之气短,最终出现呼吸困难、反复呼吸道感染和喘憋,有时会出现气管前和甲状腺软骨压痛、声嘶哑或失声症。气道阻塞在早期是炎性水肿;后期出现气道软骨环破坏,易于塌陷,造成气道的弹性狭窄;晚期纤维化和瘢痕收缩,造成气道的固定性狭窄;由于气道纤毛上皮的损伤,对分泌物的清除下降,也可造成阻塞和感染;另外,声带麻痹也可造成吸气性呼吸困难。

7. 其他 复发性多软骨炎亦可累及心血管系统、神经系统等。

【治疗原则】

糖皮质激素和免疫抑制剂可有效控制病情,防止出现器官软骨塌陷,改善患者预后。除此之外可考虑生物制剂的使用和自体外周血造血干细胞移植治疗。对多处或较广泛的气管或支气管狭窄,可以在纤支镜下或X线引导下置入金属支架,可以显著缓解呼吸困难。对具有严重的会厌或会厌下梗阻而导致重度呼吸困难的患者,应该立即行气管切开造瘘术,甚至需辅以合适的通气,以取得进一步药物和治疗的机会。

知识点

生物制剂

生物制剂是用基因生物工程技术提取的高活性多肽免疫抑制剂,具有抗病毒和免疫调节活性。以细胞因子为靶向的生物制剂能特异性针对某一炎症介质或免疫反应的某一环节,阻断疾病的发展进程。治疗风湿病的生物制剂种类较多,目前研究较多的有针对T细胞和B细胞作为靶点的药物:肿瘤坏死因子拮抗剂、白介素-1拮抗剂、白介素-6拮抗剂、抗CD_{20}单抗等。

【病例与分析】

(一)病历资料

患者男性,21岁。2013年5月出现右耳郭肿胀,伴疼痛,耳垂无受累,抗感染治疗无效。2013年9月出现声嘶,伴呼吸困难,无咽喉肿痛、饮食呛咳,肺功能:阻塞性通气功能障碍,小气道功能障碍。血常规、肝肾功、凝血、尿常规正常。CRP 41.6mg/L,ESR 62mm/hr。IgE 428.9IU/ml。C3、C4正常。ANA、ANCA、抗dsDNA抗体(-)。查体右耳郭明显红肿,触痛,表面皮肤少量渗出,耳郭牵拉痛,乳突区无压痛,外耳道口肿胀,左耳正常。喉镜:声带充血略肿,声带运动受限。考虑复发性多软骨炎,予甲泼尼龙300mg Qd,连用3天,→甲泼尼龙200mg Qd,连用2天治疗,后改为美卓乐60mg Qd持续治疗,冲击后耳部肿痛及吸气困难好转,2天后再次出现右耳郭红肿。2013年11月6日就诊于北京同仁医院,喉部 CT:双侧声门区、杓状软骨及环状软骨周围软组织增厚,左侧甲状软骨形态异常。予甲泼尼龙 500mg Qd,连用 3 天,200mg 静滴 1 天,120mg 静滴 1 天,后予泼尼松 75mg Qd 口服维持,并加用环磷酰胺 0.4g qw 静脉注射治疗,但患者自觉右耳红肿未见缓解,查 ESR 28mm/h,hsCRP 13.46mg/L。2013 年 11 月 21 日将环磷酰胺加量至 0.6g qw 静滴,并于 2013 年 11 月 27 日起用益赛普 75mg qw 皮下注射,四周后停用,自觉症状无明显好转,ESR、CRP 仍升高。2013 年 12 月 31 日就诊于我院,予甲泼尼龙 1g Qd,连用 2 天治疗,后予泼尼松 50mg Qd 口服维持,并将治疗方案调整为环磷酰胺 0.1g Qd、沙利度胺 50mg bid 口服,冲击后右耳郭红肿症状缓解,但 4 天后再次出现右耳郭红肿,查 ESR 42mm/hr,CRP 2.70mg Qdl。于 1 月 11 日至 13 日予甲泼尼龙 1g Qd,连用 2 天后口服泼尼松 50mg Qd、环磷酰胺 0.2g Qod 静脉注射、田可 100mg bid、沙利度胺 50mg bid 口服治疗。冲击后右耳郭红肿较前消退,查 ESR 15mm/h,hsCRP 2.08mg/L,因血压升高及肌酐异常停用田可,改为甲氨蝶呤片 15mg qw 口服治疗。2014 年 1 月 20 患者再次诉呼吸困难,查 ESR 29mm/h,hsCRP 21.84mg/L,予甲泼尼龙 1g Qd,连用 3 天冲击治疗后口服美卓乐 80mg Qd,停用沙利度胺,并予环磷酰胺 1g 静脉输注两天,将甲氨蝶呤片加量至 20mg qw 治疗,1 月 28 日开始予环磷酰胺 1g/周。2 月 11 日诉咽喉部堵塞感较前加重,复查血沉、hsCRP 正常,调整环磷酰胺为 1g 每周两次静脉输注,患者憋气感减轻,仍有声嘶,激素规律减量,监测血 WBC 8.71 ~ 10.64 × 10^9/L,ESR 8→18→23(mm/hr),hsCRP 0.82→1.79→1.01(mg/dL)。4 月 21 日起患者再次出现憋气、逐渐加重,后右耳郭逐渐红肿,无疼痛,夜间睡眠出现呼吸暂停。同仁医院查喉镜:双声带活动不良,声门下狭窄,一度呼吸困难,双声带水肿;声门下黏膜增厚,广基膨隆,左右径窄,气管上段无明显狭窄。4 月 29 日复查 ESR 46mm/h,CRP 6.8mg/dL;肺功能示阻塞性通气功能障碍、残总比增加,弥散功能减低;呼吸睡眠监测示单纯鼾症。5 月 5 日—5 月 7 日予甲泼尼龙 1g 静滴冲击治疗,憋气感及右耳红肿减轻。免疫科专业组会诊,考虑大剂量环磷酰胺治疗效果不佳,建议改为雅美罗治疗。再次入院后于 2014 年 5 月 12 日予雅美罗 800mg 静滴,过程顺利。5 月 20 日出现左耳郭红肿热痛、憋气、呼吸困难、夜间因憋气惊醒,5 月 26 日予甲泼尼龙 500mg 每日一次冲击治疗两天后改为泼尼松 25mg Qd、甲氨蝶呤 25mg qw 口服,憋气较前稍有好转,左耳郭病变未见缓解。2014 年 6 月 1 出现喘憋、呼吸困难明显,伴咳嗽、咳白色泡沫痰,体温正常,查颈胸部 CT:喉腔声门区明显狭窄,软组织肿胀、纵隔气肿、右肺上叶尖段胸膜下气肿,入免疫科治疗。入院体温:36.5℃ 呼吸:21 次/分脉搏:130 次/分血压 146/89mmHg。右耳郭畸形,左耳郭红肿,声嘶,心肺腹(-),双下肢无水肿。入院后继续泼尼松 22.5mg Qd、甲氨蝶呤 25mg qw,

6月12日予雅美罗800mg静滴,过程顺利,口服可乐必妥0.5g Qd,阿斯美2片tid,标准桃金娘油1粒tid治疗,咳嗽、咳痰较入院有所好转,有较多稀薄黏痰,查ESR 10mm/h,hsCRP 51.42mm/h,复查颈胸部CT(自阅片):声门下2cm区明显狭窄,软组织肿胀,纵隔气肿较前吸收。患者睡眠和活动后喘憋进一步加重,2014年6月13日经多科会诊后在局麻下行气管切开术,于相当于第3~4软骨环间隙水平做横切口切开气管前壁,置入8.5号硅胶气管切开插管,术后经湿化罐加温加湿保护气道,患者呼吸平稳,术后加强气道湿化,加用沐舒坦及富露施化痰,患者仍有咳嗽,咳白色较稀薄黏痰,2014年6月17日免疫科专业组查房时:患者有明确RP气道受累,需加强原发病治疗,可考虑换用他克莫司,继续甲氨蝶呤,同时患者反复使用甲泼尼龙、泼尼松,病情控制不佳,可尝试换用等效的阿赛松。遵查房意见改为阿赛松18mg Qd、他克莫司2mg bid、甲氨蝶呤25mg qw治疗,因患者诉右耳疼痛明显加用乐松60mg q12h口服治疗。于2014年6月23日更换为金属套管10号,过程顺利,无皮下气肿、出血及感染,1周后出院。

(二)护理问题

1. 窒息的危险　与气管切开、痰堵有关。

2. 自我形象紊乱　与气管切开有关。

3. 感染的危险　与应用大剂量激素、免疫抑制剂、气管切开有关。

4. 焦虑　与气管切开有关。

(三)护理措施

1. 基础护理　保持病房温湿度适宜,定时通风。保持床单位清洁干燥,按时给患者洗头、擦浴。指导患者进食易消化、富含纤维素和蛋白质的食物,保持大便通畅。嘱患者多饮水,稀释痰液,防止泌尿系感染。进食时协助患者取坐位,嘱其细嚼慢咽,防止呛咳和食物反流引起吸入性肺炎或加重肺部感染。指导患者在床上时进行活动,病情平稳后可下地活动。告知患者,一旦出现气短、呼吸困难等不适,要立即休息、吸氧。注意安全护理,在患者休息时加床挡,防止坠床,如厕时予以协助,防止跌倒。患者气管切开后发音困难,可与患者写字交流。

2. 专科护理

(1)症状护理:患者间断咳嗽、憋气,病情监测要严密监测患者的呼吸形态、血氧饱和度、血气分析等指标,在气管切开术后3日内予患者心电监护,密切监测生命体征。观察患者痰液的性状、量、颜色、气味等,如有异常及时通知医生予以相应处理。给予持续双鼻导管吸氧2~3L/min。

(2)气管切开护理

1)保障气道通畅:患者如术后痰液黏稠不易咳出,保持呼吸道通畅,遵医嘱予患者沐舒坦、爱全乐等雾化吸入,予患者拍背、吸痰。吸痰时患者咳嗽严重,呼吸道痉挛明显,待患者咳嗽间歇,再插入吸痰管,如此反复,可以吸净深部痰液。吸痰时严格无菌操作,动作轻柔,每次吸痰前后充分给氧,吸痰过程中观察患者神志、心率、血氧饱和度的变化,如有不适可暂停吸痰,立即给氧。切口予单层无菌纱布覆盖,防止空气中粉尘、颗粒直接进入气道,每日气切处予碘伏消毒,更换保护用无菌纱布,每日两次进行内套管的清洁、消毒。

2)保障患者安全以防止窒息的发生

①每班观察气管套管固定用寸带是否松紧适宜,固定牢靠。气囊采用最小漏气技术进行充气,保持气囊充气适量,定时检查。

②指导患者咳嗽咳痰时用手固定气管套管,防止因为用力咳嗽导致套管移位、脱出。

③定时换药及时清理气管内套管痰痂,防止痰堵,或痰痂脱落引起窒息,适当增加室内湿度,补充因气管切开造成的体内水分丢失,湿化气道,避免痰液干燥形成痰痂。

3)预防气管切开伤口感染及肺部感染的护理措施

①气管切开者予定期换药,注意无菌操作,每日 2 次,观察气管切开处有无红肿热痛,有无脓液溢出,用含碘消毒剂消毒局部伤口,有脓液时做细菌培养,根据培养结果选择敏感抗菌药。内套管清洗后用络合碘溶液浸泡 30 分钟,出现绿脓感染时用 3% 醋酸溶液换药和浸泡。

②经常开窗通风,保持空气清洁,指导患者适当运动,增加肺活量。

③严格陪伴制度,减少探视,向家属做好手卫生的宣教。

(3)预防中耳炎的护理

1)每日观察患者听力的变化,及时了解患者耳部病变的进展。

2)及时清理耳道分泌物,外耳道有分泌物流出时,用 3% 过氧化氢溶液清洗,及时用无菌棉棍清洁。

3)禁止游泳,洗脸沐浴时避免污水流入耳道内。遵医嘱使用抗菌药。

4)做好病情解释工作,消除患者及家属的紧张心理。

3. 用药护理

(1)应用糖皮质激素联合免疫抑制剂的护理:患者在应用糖皮质激素时,向患者讲解有关本病的知识、用药的必要性、药物可能出现的不良反应和处理方法,使患者解除心理顾虑,积极配合治疗。每天检查患者有无鹅口疮,监测患者的血压、血糖、有无低钾、水钠潴留等电解质紊乱,有无关节疼痛、大小便异常等,注意口腔卫生,餐后漱口,可加用碳酸氢钠加制霉菌素液漱口,同时监测血常规、肝肾功等,如有异常及时停药。

（2）使用生物制剂的护理：严格按照药物的配制及使用方法用药，用药过程中严格无菌操作，警惕过敏等不良反应的发生，预防感染，做好患者关于药物方面的健康宣教。

1）雅美罗的配制：药液溶于等毫升置换后的 0.9% 生理盐水中，配制时避免震荡，以免产生泡沫，配制后药液总量为 100ml。

2）雅美罗的输注：药液输注前后应用 0.9% 生理盐水建立静脉通路和冲管，以免药液浪费并保证输入剂量准确。

3）雅美罗输注注意事项：配制好的药液输注时间应大于 1 小时，输注过程中应警惕过敏反应的发生。发生轻度过敏反应（皮疹、寒战、面部潮红）应减慢输液速度，必要时使用地塞米松 2～5mg 入壶抗过敏治疗。如发生严重过敏反应（过敏性休克）应立即停药，进行抢救。

4. 加强心理护理，减轻患者的焦虑

（1）建立一个相互信任的护患关系。鼓励患者表达自己的感情和对自己的想法、看法。

（2）鼓励患者对他的健康问题、治疗和预后提出问题，并澄清一些误解。提供隐私和安全的环境。对家属说明情况，鼓励家属正确对待患者的形象改变，亲人之间相互交流统一思想。

（3）告知患者疾病控制后，可设法弥补缺陷。允许患者发泄其感情与悲伤。

5. 出院指导

（1）保持心情舒畅，居住及工作环境要空气流通，定时通风换气，保证休息与睡眠，积极配合治疗。

（2）注意个人卫生，预防感染，如出现发热、憋气、呼吸困难等症状以及血液检查出现：白细胞升高、血小板增多、慢性贫血、血沉增快、RF（+）、ANA（+）应及时就诊。

（3）做好气管切开护理，每日换药、清洁消毒气管套管内管 2 次，严格无菌操作，预防脱管。

（4）了解药物的作用和副作用，按医嘱服药，剂量准确，不私自停药、减量。定期复查血象及肝肾功，门诊定期随诊。

（四）病例思考

患者行气管切开前出现声嘶、憋气，声门下气道软骨狭窄，护士在病情观察及护理上应注意什么？气管切开后为什么要湿化气道及时吸痰？

（五）病例分析

患者出现声嘶、憋气症状，影像学显示声门下气道软骨狭窄，护士应警惕患者窒息。由于患者气道狭窄，痰液不亦咳出，定时及时吸痰尤为重要。

遵医嘱在给氧、监测血氧饱和度、随时听取患者主诉的同时常规在床旁备好气管切开包。护士通过对患者的病情了解和严密的病情观察,判断患者发生窒息的风险最高值,及时通知医生,为进行气管切开、挽救患者生命提供依据和时间。气管切开护理工作中,持续气道湿化的目的不但有利于痰液稀释,易于吸出,更是防止痰液由于干燥结痂脱落造成窒息的风险的重要措施。

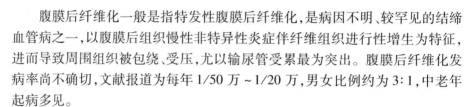

第五节　腹膜后纤维化患者的护理

腹膜后纤维化一般是指特发性腹膜后纤维化,是病因不明、较罕见的结缔血管病之一,以腹膜后组织慢性非特异性炎症伴纤维组织进行性增生为特征,进而导致周围组织被包绕、受压,尤以输尿管受累最为突出。腹膜后纤维化发病率尚不确切,文献报道为每年 1/50 万 ~ 1/20 万,男女比例约为 3:1,中老年起病多见。

【临床表现】

本病早期症状表现为非特异性背痛、腹痛及肋腰痛,呈持续性钝痛或隐痛。其他症状包括体重下降、食欲不振、疲劳和非特异性胃肠道症状,以及下肢水肿、阴囊肿胀、中度发热、腹部或盆腔偶能触及包块。

进展期表现为邻近脏器受压的症状,如腰部或肋脊角痛、尿频、尿急、夜尿增多、肾区叩痛、高血压食管胃底静脉曲张、腹腔积液,或因双侧输尿管受压发生无尿。因常有肾盂积水或肾脏感染,故肾区叩痛常见。高血压可为急性、慢性,个别病例有报道为恶性高血压,多因梗阻性肾病导致肾素水平升高所致。若累及门静脉或脾静脉,可致门静脉高压等症状。出现食管胃底静脉曲张和腹腔积液。因纤维化使后腹膜或肠系膜淋巴回流受阻,故亦能引起蛋白丢失性肠病或吸收障碍。

【治疗原则】

治疗主要包括两方面:抑制炎症反应和保护肾脏,药物治疗尤为重要。糖皮质激素是目前认为最有效的治疗药物之一,同时可加用免疫抑制剂,如环磷酰胺、硫唑嘌呤等。

【病例与分析】

（一）病历资料

2012 年 12 月患者无明显诱因出现持续性腰骶部酸痛,于经腹子宫肌瘤剥除术后逐渐加重,并出现尿频、少尿,每日小便 20 余次（夜尿 7 ~ 8 次）,每日尿量小于 400ml;至 2013 年 1 月逐渐出现头面部、胸部、背部、上肢可凹性水肿,下肢无水肿,伴有全身乏力、厌食、恶心、腹胀、便秘,不伴有血尿、尿中泡沫增多、尿痛、发热、咳嗽、咳痰等不适,平卧时腰部酸痛可加重,无胸闷等不适。2013 年 3 月就诊于当地医院,查血常规:Hb 84g/L,MCV 74.9fl,MCH 22.2pg,MCHC 297.2g/L,WBC、PLT 正常;尿白细胞 161.9/μl,尿红细胞及蛋白正常;Cr 247μmol/L,Urea 9.33mmol/L,CysC 1.61mg/L;超声提示双肾集合系统均分离,右肾 2.0cm,左肾 1.8cm,右侧输尿管上段内径 1.3cm,中段内径 1.1cm,未见异常回声,左侧未见扩张;MRU 提示双肾积水、双侧输尿管扩张,双输尿管下段渐进性狭窄,考虑炎性改变。患者水肿面积变大,逐渐出现无尿,因行膀胱镜置入 D-J 管不成功转诊于郑州某三甲医院,行经皮双侧肾盂输尿管引流管置入术,下端入膀胱,上端接尿袋引流尿液,随后水肿逐渐消退,逐渐增大引流管直径(由 8F 逐渐更换至 12F)仍无法通过尿道排尿,仍伴有腰骶部酸痛。2013 年 5 月肾血流灌注动态显像提示左侧 GFR 19.64ml/min,右侧 40.89ml/min;复查泌尿系超声示左肾盂分离 0.6cm,右肾盂分离 0.4cm,未见输尿管扩张。2013 年 6 月患者就诊于北京某三甲医院,查血常规 Hb 101g/L,余基本正常,尿蛋白 +,尿 RBC 5~8/HP,尿 WBC 15~20/HP,亚硝酸盐 2+,血 Cr 96μmol/L,IgG 19.4g/L,IgA 4.34g/L,IgM 3.43g/L,补体正常,RF 70.70IU/ml,CRP 8.29mg/L,ESR 42mm/h;ANA +(S + C)1:100,IgG 分型正常;此外 CEA、SCC、NSE、proGRP 均正常;腹部增强 CT 提示腹主动脉远段分叉处至双侧髂内动脉远段周围、骶前软组织增厚,考虑腹膜后纤维化,包绕双侧输尿管及髂内动脉;因探查指征不足,且包绕严重,未行手术活检病理检查,于 6 月 14 日加用泼尼松 50mg Qd、他莫西芬 10mg bid,2 周后加用硫唑嘌呤 100mg Qd,复查 CRP 1.39mg/L,ESR 15mm/h。患者逐渐可从尿道解小便,尿量逐渐增加至正常。2013 年 8 月(激素规律减量至 25~35mg,AZA 100mg Qd、他莫西芬 10mg bid)患者再次出现腰骶部酸痛、少尿,并逐渐出现无尿,引流管引流不通畅,再次就诊于北京某三甲医院,超声提示右肾盂分离,宽 2.9cm,右侧输尿管上段内径 1.7cm,左侧输尿管未扩张;遂返至郑州某医院查 Hb 107g/L,Cr 101μmol/L,CRP 6.25mg/L,ESR 50mm/h,予更换引流管后继续通过引流管引流尿液,此后每 3 月更换 1 次引流管以保持通畅,并继续口服上述药物,仍无法通过尿道排尿。2014 年 3 月 25 日就诊于我院门诊,查 Hb 114g/L,MCV、MCH、MCHC 正常;尿 WBC 514.5/μl,亚硝酸盐 +,BACT 19126.5/μl,RBC 849.0/μl,N.RBC% 90%,PRO 0.3g/L;血生化:Cr(E)86μmol/L,Urea 8.39mmol/L,IgM 2.90g/L,ESR 23mm/h;ANA19 项、ACL、Coombs(−);TB-SPOT 阴性;腹膜后超声未探及明确囊实性占位,泌尿系超声:左肾长 11.2cm,右肾长 11.8cm,左肾集合系统分离,肾盂宽 2.6cm,输尿管上段宽 1.3cm,右肾肾盂肾盏及输尿管未见扩张;予泼尼松 50mg Qd、复方环磷酰胺 2 片 Qd、他莫西芬 10mg Qd 口服治疗。2014 年 4 月至郑州大学第一附属医院更换双侧引流管后,患者可从尿道解小便,尿量恢复正常。现为进一步诊治收入病房。起病来,患者精神、饮食较起病时明显好转,睡眠差,大便干结,每2~3日一次,为成形褐色便,体力体重无明显变化。双侧髋关节、肩关节、膝关节疼痛7年余,无红肿、晨僵、畸形及活动受限,可自行缓解,服用激素及免疫抑制剂后疼痛消失。入院诊断:腹膜后纤维化,肾盂积水,慢性肾脏病(CKD 2期),子宫肌瘤切除术后。

入院后检查血常规:WBC 3.13×10^9/L,PLT 189×10^9/L,Hb 114g/L;尿常规 + 流式尿沉渣分析:WBC 500Cells/µl,BLD 80Cells/µl,RBC 1178.5/µl,WBC 1317.2/µl,CAST 4.4/µl,BACT 10260.2/µl,NIT POS,PRO TRACEg/L,N. RBC% 90%;粪便常规 + 潜血(-);肝肾功能 + 血脂 + Ig + 补体:Urea 9.64mmol/L,TG 2.15mmol/L,IgM 3.12g/L,Cr(E)93µmol/L。ESR 23mm/h。hsCRP 19.18mg/L;感染4项(-);凝血:Fbg 3.51g/L;血清蛋白电泳:α1 5.9%;系统性血管炎相关自身抗体谱(4项)(-);抗β_2糖蛋白Ⅰ抗体(-);狼疮抗凝物 1.11;降钙素原(PCT,仪器法):PCT 0.07ng/ml;真菌 D-葡聚糖(G试验)< 100pg/ml;CMV-IgM 阳性(+)1.53;CMV-DNA < 500copies/ml;肝、胆、胰、脾选项超声检查:脾稍厚;双肾、输尿管、膀胱超声检查:双肾积水伴右侧输尿管上段扩张,膀胱壁部分毛糙、增厚;腹部 MRU 常规:双肾积水;双肾穿刺引流术后改变;双侧输尿管管壁可疑增厚。

入院后患者粒细胞进行性下降,考虑为环磷酰胺所致,于5月7日停用复方环磷酰胺,予吉赛欣皮下注射后粒细胞恢复正常。考虑患者目前炎症指标无明显升高,腹膜后超声及泌尿系核磁检查考虑腹膜后纤维化较前明显减轻,遂将泼尼松减至25mg Qd,加用甲氨蝶呤 10mg Qw 口服。患者入院后体温升高,体温高峰(Tmax)38.5℃,尿培养提示大肠埃希菌,加用左氧氟沙星口服、头孢呋辛静脉输注,体温正常满一周后停用。1周后患者再次出现发热,Tmax 38.4℃,伴有畏寒,引流管阻塞,泌尿系超声:双肾积水伴输尿管上段扩张,右侧肾盂 3.4cm,左侧肾盂 3.1cm,右侧输尿管上段约 1.7cm,左侧输尿管上段 1.3cm,提示肾盂积水加重;血培养6小时需氧瓶报警,4小时厌氧菌报警,为粪肠球菌及大肠埃希菌;尿培养为大肠埃希菌,予头孢呋辛抗感染治疗后体温正常。泌尿系梗阻方面,泌尿科会诊:考虑更换双侧引流管为 D-J 管 + 外引流管;介入科会诊:可先行双侧肾盂输尿管造影后再决定是否更换引流管或更换为金属 D-J 管。5月21日更换双侧造瘘管(10F)后,注射造影剂显示膀胱显像不清。操作过程顺利,患者诉腰部不适,生命体征平稳,术后双侧引流袋引流少量淡红色尿液。2天后转为黄色尿液。患者出院前1日无不适,双肾引流管通畅,尿道排尿通畅,I/O 1450/900ml;无畏寒、发热。腹部柔软,无压痛、反跳痛,双侧肾区无叩痛,输尿管走形区无压痛,双下肢不肿。血常规:WBC

10. 34 × 10⁹/L, LY% 9.7%, MONO% 2.3%, NEUT% 87.9%, NEUT 9.09 × 10⁹/L, Hb 111g/L, PLT 231 × 10⁹/L;尿常规 + 流式尿沉渣分析: WBC 500Cells/μl, PRO TRACEg/L, RBC 521.5/μl, WBC 150.0/μl;生化: K 3.6mmol/L, TBil 4.9μmol/L, Urea 12.93mmol/L, ALT 7U/L, Cr(E)164μmol/L。第二日患者出院。患者2周后再次出现腰骶部酸痛、少尿,并逐渐出现无尿,考虑引流管引流不通畅,介入科门诊就诊后予更换为金属 D-J 管。

（二）护理问题

1. 体温过高 与发热,尿培养为大肠埃希菌,血培养为粪肠球菌、大肠埃希菌有关。

2. 皮肤黏膜完整性受损 与置外引流管有关。

3. 外引流管梗阻的危险 与既往有引流管不畅有关。

4. 泌尿系再感染的危险 与患者有外引流管有关。

5. 焦虑 与久治不愈、腰痛、引流管阻塞有关。

（三）护理措施

1. 基础护理 保持环境清洁、舒适。房间定时通风,每日消毒2次。衣物、被褥被尿液污染时及时更换。平衡膳食,以清淡、易消化食物为主,少食辛辣、刺激性食品,限制肉类、钠盐及富含草酸的食物(如菠菜、莴笋)的摄入,应给予低糖、低钠、优质蛋白饮食。鼓励患者多饮水,大于2000ml Qd。

2. 专科护理

(1)高热护理

1)根据护理常规每日定时测量患者生命体征,注意有无伴随症状,密切关注血常规、血、尿培养变化。

2)降温处理:体温39℃以上行物理降温,遵医嘱及时准确应用抗菌药以及解热镇痛药。

3)鼓励患者多饮水,进食高热量、高维生素饮食。保证患者水、电解质平衡,加强巡视,观察患者神志、血压、心率、皮肤弹性、出入量的变化,警惕低血容量休克的发生。

4)降温后30分钟观察降温效果,复测体温,并准确记录护理记录。

5)患者发热时应适当休息,及时满足患者生理需求,保持患者皮肤清洁干燥,出汗多及时更换衣裤、被褥防止受凉。

(2)放置肾造瘘管的护理

1)患者更换双侧造瘘管后要密切观察患者的血压和脉搏,随时听取患者的主诉,观察引流液的颜色,警惕内出血的发生。

2)基础护理:监测好生命体征,观察穿刺口情况,多询问患者是否有疼痛加剧,头晕等。术后取半卧位以防瘘管梗阻或出血。引流速度不可过快,以防止虚脱或休克。

3）管道护理：一般术后 4～6 小时内可出现淡红色血性渗出物或脓性液，以后逐渐减少，2～3 日后转为微黄色尿液。每天进行 5 次或 6 次的挤压引流管，以免有血块堵住管道。留置管道期间多饮水，每日的尿量保持在 2000ml 以上。观察引流管引出液的颜色及性质，准确记录出入量。妥善固定引流管，给患者预留一定的活动距离，指导患者生活、起居及活动时，避免大幅度进行伸展动作，不进行突然的下蹲动作及参加重体力劳动与剧烈运动，避免牵扯引流管导致移动或滑脱。如引流突然不畅有可能是管道外脱或位置改变，应报告医生及时处理。

4）保持瘘口清洁干燥，无菌引流袋需每日更换，严格执行无菌操作，在进行冲洗瘘管及更换引流袋时，引流袋位置不得高于造瘘管口平面，以免引流液逆流导致感染。保持瘘口敷料清洁干燥，观察有无尿液外漏，如有浸湿，应及时更换，以免刺激瘘口周围皮肤。

3. 用药护理　患者使用泼尼松和甲氨蝶呤，在用药期间应注意观察药物疗效和不良反应，使用糖皮质激素注意患者有无胃肠道不适，定期监测大便潜血，监测血压、血糖。患者长期使用激素使机体抵抗力下降，易诱发各种感染，甲氨蝶呤使用期间容易造成骨髓抑制，此类患者应警惕肺部感染。因此，要做好消毒隔离，注意个人卫生，预防感冒和其他传染病。严格执行无菌技术操作，预防注射部位吸收不良或发炎，发现有感染迹象及时处理。

4. 加强患者心理护理　由于本病早期无特异症状和体征，常导致延误诊治，增加患者的心理负担并产生恐惧。并且由于外引流患者引流袋佩戴时间长，居家生活时影响社交，为减轻患者的忧郁，首先要为患者提供宽敞、舒适、安静的修养环境。护理人员在与患者交往过程中影响患者的感受认识，积极加强护患沟通，耐心倾听患者主诉，调动其主观能动性；护理患者时要耐心、仔细，取得患者信任，使患者能够对事件有充足的认知。从患者的实际出发，合理安排其生活制度。鼓励患者适当活动，增强患者战胜疾病的信心。适当的娱乐、阅读等可分散患者对疾病的注意力。此时医务人员应加强与患者沟通。

5. 出院指导　向患者及家属讲解腹膜后纤维化的相关知识、主要治疗方法、并发症的相关表现等。指导患者掌握肾造瘘引流伤口以及引流管护理的知识。患者恢复后 2～3 个月内，不参加体力劳动。特别宣教激素治疗的目的、意义、剂量、时间及注意事项、药物不良反应的预防与处理、激素减量的方法、擅自减量或停药的危害、服药依从性的意义以及甲氨蝶呤使用时剂量要准确，定期查血常规，监测粒细胞值，预防感染的知识。同时指导患者平时注意皮肤卫生清洁，注意保暖，预防皮肤及呼吸道疾病。养成良好的生活习惯，保持乐观的心态，出院后坚持定期门诊随访。

(四) 病例思考

腹膜后纤维化患者出现尿路梗阻,肾盂积水时常放置 D-J 管缓解症状,护士在 D-J 管护理方面应对患者进行哪些健康教育?

(五) 病例分析

对于保留 D-J 管的患者,护士应指导患者置管期间避免剧烈活动,尤其是大幅度、猛烈的弯腰动作,以免引起 D-J 管移位和损伤尿道黏膜;卧位应注意减少平卧位,多采取头高脚低半卧位,保持膀胱低于肾盂,以免引起尿液反流。D-J 管一般留置 1~3 个月,指导患者养成良好的卫生习惯,清洗会阴部,碱化尿液,定期复查尿常规,必要时行尿细菌培养,无菌后方可拔除 D-J 管。

第六节　抗磷脂综合征妊娠患者的护理

抗磷脂综合征(anti-phospholipid syndrome,APS)是由抗磷脂抗体(APL 抗体)引起的一组临床征象的总称。主要表现为反复的动、静脉血栓形成,血小板减少,习惯性流产,神经精神症状等。原因不明者称为原发 APS,在其他疾病后发生的 APS 称为继发。本病多见于成年人,女性多见。

知识点

抗磷脂综合征患者与妊娠

大约 50% 的抗磷脂综合征妊娠患者可出现流产,流产一般发生于妊娠中后期。还有 30% 抗磷脂综合征妊娠患者在妊娠期间出现先兆子痫、妊娠高血压、胎儿生长发育迟缓、胎儿窘迫及早产等。反复流产、死胎产妇比正常产妇更易引起产后抑郁症,抑郁不仅影响产妇健康,而且影响着婚姻、家庭和社会。加强患者健康教育,积极治疗原发病,在医生指导下妊娠。

【临床表现】

1. 血栓形成　APS 中最突出的表现是血栓。血栓可发生在动脉也可发生在静脉。有资料表明,APL 抗体阳性的患者中,出现血栓栓塞的比例很高,因此,在发现有 APL 抗体存在时,一定要注意再次发生血栓栓塞的可能,应积极预防。在血栓中,反复深静脉血栓最常见,包括肾、视网膜及下腔静脉均会出现血栓。虽然血栓可发生在各个动、静脉及其分支,但对患者威胁更大的则是动脉血栓。本病还会出现肺动脉高压、无菌性骨坏死。

抗磷脂抗体造成血栓的机制：

（1）抗磷脂抗体与血管内皮细胞的磷脂结合,抑制花生四烯酸释放,使前列腺素合成减少,从而导致扩张血管的作用受阻和使血小板聚集而形成血栓。

（2）抗磷脂抗体直接损伤血管内皮细胞、抑制纤维溶酶原激活物释放而促进血栓形成。

（3）抗磷脂抗体与血小板膜内侧面的磷脂酰丝氨酸磷脂结合,使血小板受损而发生聚集或被单核吞噬系统吞噬和破坏而造成血小板减少。

2. 习惯性流产　SLE 患者中常发生习惯性流产、早产和胎死宫内。许多研究证明 APL 抗体与 SLE 患者的习惯性流产有很强的相关性。APL 抗体阳性伴习惯性流产者的胎盘中,有胎盘血管血栓形成、胎盘内血肿、免疫球蛋白的沉积和滋养层基膜增厚。在死胎的胎盘中,胎盘血管合胞体膜、胎盘纤维和小血管绒毛数量减少,这些病变造成合胞体结增加,纤维样坏死,终末动脉管腔闭塞,血栓形成和梗死。

3. 血小板减少　APL 抗体阳性者,血小板减少的发生率 3 倍于 APL 抗体阴性者。APL 抗体可能通过与血小板膜的磷脂结合,引起血小板破坏是单核吞噬细胞系统对血小板的摄取增加,也可能是 APL 抗体促进血小板的激活。

4. 神经精神系统损伤　APL 抗体与自身免疫性疾病的各种神经、精神病变有关。主要表现为脑血管意外,包括脑血栓、脑出血、精神行为异常、癫痫、舞蹈病和脊髓病变等。

【治疗原则】

主要针对凝血机制和(或)免疫机制治疗。糖皮质激素、免疫抑制剂、抗凝治疗,静脉用丙球、血浆置换、单克隆抗体亦有效。

【病例与分析】

（一）病历资料

患者女性,32 岁。2009 年孕 89 天,产检发现胎停育,行人工流产。2011 年 2 月患者孕 3 月产检时发现凝血异常(具体不详),未重视,孕 3 月半时自然流产,外院 ANA(+)1:160,LA(+),APTT↑(未见报告),考虑"抗磷脂抗体综合征"。2011 年 3 月于我院就诊,查血常规、肝肾功、血脂正常;抗核抗体谱 19 项:ANA(+)H 1:160,抗细胞浆抗体(+)1:80,抗 dsDNA 抗体、抗 ENA 抗体(−);LA 1.7,ACL、抗 β_2-GP1 抗体、Coombs 试验阴性;Ig、补体、D-dimer 均正常;Echo:主动脉瓣三个瓣显示欠清,边缘可见中低回声增厚,诊断考虑 APS 可能,SLE 不能除外,予拜阿司匹林 0.1g Qd 治疗,监测 ACL、抗 β_2-GP1 抗体、抗 ds-DNA 抗体持续阴性,LA 70s 左右。复查 Echo:未见明显异常。2012 年 4 月患者孕 40 天时开始予克赛 4000U ih Qd,但孕 49 天超声检查示无胎心活动,孕 56 天人工流产。此后加用羟氯喹 0.2g bid,继续拜阿司匹林 0.1g Qd。定期监测 LA 波动在 50～70s 左右,ANA(＋)H 1:160～1:320,APTT 42s;ACL、抗 β2GP1 阴性;补体、D-dimer 均正常。2013 年 11 月患者孕 40 天,开始克赛 4000U q12h 皮下注射,继续阿司匹林及羟氯喹治疗。2013 年 12 月 17 日经我院专业组查房,建议加用美卓乐 8mg Qd,每月一次蓉生静丙(注射用人免疫球蛋白)20g,连用 5 天,治疗至分娩,患者入院体温 36.6℃,脉搏 120 次/分,呼吸 20 次/分,血压 120/80mmHg。患者孕 37＋6 周剖宫产 1 活女婴,产后 5 天出院。

知识点

妊娠与注射用人免疫球蛋白

注射用人免疫球蛋白是由健康人血浆制备而成,含蛋白质 50g/L,其中人免疫球蛋白(球蛋白)含量不低于 95%。用于治疗原发/继发免疫球蛋白 G 缺乏症或自身免疫性疾病。近来研究,在风湿免疫病患者妊娠期间输注人免疫球蛋白已取得较好疗效。

(二)护理问题

1. 流产/胎死宫内的危险　与 APL 抗体阳性、反复流产史有关。
2. 跌倒的危险　与孕 26 周,双足水肿、腹部膨隆、活动不便有关。
3. 栓塞　与原发病有关。
4. 焦虑　与反复流产有关。

(三)护理措施

1. 基础护理　保持环境清洁干净,为患者提供安全、舒适的休养环境。患者饮食宜种类丰富,以富含高蛋白、高维生素、低盐、易消化且适宜胎儿生长的食物为主。

2. 专科护理

(1)预防流产/胎死宫内的护理

1)定期免疫内科、产科随诊。

2)每日监测胎心、胎动。发现异常及时产科就诊。

3)随时观察有无腹痛、阴道流血。

4)注射克赛时避开腹部,以免因疼痛刺激产生宫缩。

(2)警惕发生出血的措施

1)每日定时评估,严密观察出血倾向。注射克赛前应评估皮肤有无出血点、瘀斑。观察有无自发鼻腔出血及大便颜色等。

2）定期监测血常规、凝血。

3）遵医嘱严格应用抗凝/抗血小板药物,注射克赛后局部按压≥10分钟。

（3）预防跌倒,保障患者安全

1）保持地面无水渍、障碍物,病室及活动区域灯光充足。

2）悬挂预防跌倒标识,做好交接班,告知患者及家属可能导致跌倒的原因,并采取相应措施防范。

3）患者日常用物放于可及处。

4）患者穿着的衣裤长短适宜,穿防滑拖鞋。

5）呼叫器置于患者可及处,提醒患者下床时若有必要及时寻求帮助。

6）患者外出检查时通知外勤备好轮椅。

3. 心理护理　患者此次妊娠之前有多次流产史,致使患者精神紧张、恐惧。护士在护理此患者时要耐心、细心,多与患者沟通,取得患者信任,同时要加强疾病知识宣教,使患者了解之前多次流产的原因,以及治疗的针对性和有效性,以增强患者治疗的信心。

4. 用药护理　注射用人免疫球蛋白的护理。

（1）对于人免疫球蛋白过敏或有抗IgA抗体的选择性IgA缺乏者禁忌。

（2）开始滴注速度为1.0ml/min（约20滴/分）,持续15分钟后若无不良反应,可逐渐加快速度,最快滴注速度不得超过3.0ml/min（约60滴/分）。

（3）一般无不良反应,极个别患者在输注时出现一过性头痛、心慌、恶心等不良反应,可能与输注速度过快或个体差异有关。上述反应大多轻微且常发生在输液开始一小时内,因此在输注的全过程定期观察患者的一般情况和生命体征,必要时减慢或暂停输注,一般无需特殊处理即可自行恢复。

（4）本品应单独输注,不得与其他药物混合输用。

5. 健康教育　抗磷脂综合征以动脉、静脉血栓形成,习惯性流产和血小板减少,网状青斑等症状为表现。针对此类患者要加强以下护理。

（1）血小板减少是抗磷脂综合征的另一重要表现。注意观察皮肤是否有新鲜出血点、牙龈出血等出血现象,及时就医。

（2）长期抗凝治疗会增加出血机会,应特别注意。定时监测国际标准化比率（INR）,如INR>3.0出血风险加大,及时就医,遵医嘱服用抗凝药物。

（3）有血栓的患者,要卧床休息,减少活动,下肢血栓,有血栓的肢体要制动,每天测量两只腿的围度,腿围增加时,说明病情有变化,观察肢体皮肤颜色,皮肤颜色变青紫,两腿皮肤温度有差异,患病肢体皮肤温度凉,说明病情有变化,及时就医。

（4）妊娠的患者,要积极治疗原发病,在医生指导下妊娠。

（5）注意抗凝药物的副作用，主要是出血，观察有无出血表现，如新鲜出血点、牙龈出血等，定时抽血查 INR。

（四）病例思考

患者孕期护士要着重做好哪些工作？

（五）病例分析

护士应指导育龄期患者做好避孕及计划妊娠。孕期患者在风湿科和产科协同管理下，定期就诊，保证孕妇及胎儿安全。此类患者反复流产，为保证胎儿能顺利降生，孕期需要全程抗凝治疗。护士应指导患者了解抗凝与监测 INR 值的重要性，学会自我监护，提高随诊依从性。

第七节　视神经脊髓炎 (NMO) 患者的护理

视神经脊髓炎（Neuromyelitis Optica，NMO）一种主要累及视神经和脊髓的炎症脱髓鞘疾病。临床上以视神经和脊髓同时受累或相继受累为主要特征，呈进行性或缓解与复发病程，目前认为是多发性硬化的一个变异型。急性严重的横贯性脊髓炎和双侧同时或相继出现的球后视神经炎是本病特征性的临床表现，可在短时间内连续出现，导致截瘫和失明。NMO 为多个脊髓节段的广泛脱髓鞘，伴同时累及灰白质的空腔形成、坏死和急性轴突病变，病灶中有显著嗜酸性粒细胞和中性粒细胞浸润，围绕透明样变血管周围，有免疫球蛋白（IgG 和 IgM）和补体活化产物的沉积，呈特征性的框边样（Rim）和玫瑰花形（Rosette），提示体液免疫机制参与了 NMO 发病过程。NMO 平均发病年龄 39 岁，不同人种女性患病均明显多于男性，女性患者占所有病例数 90%。

> **知识点**
>
> 视神经脊髓炎的发病特点
>
> 视神经脊髓炎以视神经和脊髓同时或相继受累为主要特征，呈进行性或缓解与复发病程。视神经损害急性起病者，可在数小时或数日内，单眼视力部分或全部丧失；脊髓炎首发症状通常为双下肢无力、麻木，由远端开始，数日内逐渐上升至胸段甚至颈段脊髓水平而出现双下肢截瘫或四肢瘫，以胸段受累多见。双下肢瘫痪多为完全性，少数为不完全性。急性期为脊髓休克症状，表现为双下肢软瘫，伴尿潴留，病变水平以下各种感觉缺失。故对患者生活质量严重影响，甚至会危及患者生命。

【临床表现】

1. 横贯性脊髓病变 首发症状通常为双下肢无力、麻木,由远端开始,数日内逐渐上升至胸段甚至颈段脊髓水平而出现双下肢截瘫或四肢瘫,以胸段受累多见。双下肢瘫痪多为完全性,少数为不完全性。急性期为脊髓休克症状,表现为双下肢软瘫,伴尿潴留,病变水平以下各种感觉缺失。至恢复期则瘫痪肢体的肌张力增高,腱反射亢进,出现病理反射等痉挛性瘫痪的体征。病变水平以下也可伴有自主神经损害的症状,如少汗、皮肤划纹异常等。

2. 视神经受损症状

急性起病者,可在数小时或数日内,单眼视力部分或全部丧失;一些患者在视力丧失前一两天感觉眼眶疼痛,眼球运动或按压时疼痛明显;眼底改变为视神经乳头炎或球后视神经炎。亚急性起病者,1~2个月症状达到高峰;少数呈慢性起病,视力丧失在数月内稳步进展,进行性加重。

【治疗原则】

甲泼尼龙大剂量冲击 500~1000mg Qd 静脉滴注,3~5 天;之后泼尼松大剂量口服。作用:有效加速症状的恢复,可终止或缩短 NMO 恶化。皮质类固醇治疗无效的患者,血浆置换约半数可改善症状。

【病例与分析】

(一)病历资料

患者女性 32 岁。10 年前无诱因出现左侧腮腺反复肿大,共 6 次,无发热等其他不适,予抗菌药后可逐渐缩小,同时出现牙齿片状脱落及多发的龋齿,未予特殊处理。2013 年 1 月 2 日无明显诱因出现右眼颞叶侧视物模糊,伴眼球转动疼痛,左眼正常,无视野缺损,伴口眼干,进食无需水送服。活动耐量下降,缓慢步行 4 层楼觉喘憋明显。外院就诊,查视力:右眼 0.01,左眼 0.8(矫正后);眼压不高;眼底可见右视乳头轻度水肿,充血明显。诊断"右视神经炎",于右眼球后注射曲安奈德、利多卡因,并予口服抗病毒药。视野缺损进行性加重,住院治疗,查血尿常规正常,肝肾功、肌酶谱、ESR、CRP(−)。抗核抗体谱:ANA(核颗粒型)1:320,抗 SSA(+++),抗 Ro-52(+++),余(−)。眼底检查:右眼视神经炎。腮腺造影:主导管扩张,呈腊肠样改变,末梢导管点球样扩张明显。头颅 MRI(−)。于 1 月 8 日甲泼尼龙 1g 连用 3 天静滴冲击治疗后改口服泼尼松 60mg Qd,并予改善微循环、营养神经治疗。至 1 月底,激素逐渐减量至 30mg Qd,右眼视力进行性下降,仅能看到手动,左眼正常,且出现右耳鸣,无听力下降。于 2013 年 2 月 4 日外院住院,查血、尿、便常规(−)。肝肾功:TBA 13.3μmol/L↑。CRP(−),ESR 23mm/h↑。补体+Ig 3 项:(−)。RF 170IU/ml↑。HLA-B$_{27}$、ANCA、Acl(−)。抗核抗体谱:ANA(胞核混合型)1:320,抗 SSA(+++),抗 Ro-52(+++),余(−)。吸墨试验:左侧

2mm,右侧 3mm。考虑干燥综合征、视神经脊髓炎,于 2 月 5 日予甲泼尼龙 500mg Qd,连用 3 天静脉冲击治疗,后改为口服泼尼松 40mg Qd。同时予环磷酰胺 0.4g qw,6 次静脉注射。患者觉右眼视力进行性下降,遂于 2013 年 3 月 13 日来我院就诊,查血清 AQP4-IgG、NMO-IgG(+)。眼眶增强 MRI:垂体右翼上缘略显膨隆、强化欠均匀,余未见明显异常。唇腺活检:(唇腺)纤维脂肪组织,可见少许小导管样结构。加用复方环磷酰胺 2 片 Qd、环孢素 100mg bid、拜阿司匹林 0.1g Qd 口服,继续原剂量泼尼松治疗。视力无明显改善,右眼颞侧视野缺损。再次予甲泼尼龙 1000mg Qd 静脉冲击治疗 3 天后,右眼视力下降情况得以缓解,遵医嘱继续服用激素及免疫抑制剂,并且按时减量及复查,病情稳定后出院。

(二)护理问题

1. 活动耐力下降 与乏力有关。
2. 有受伤的危险 与视神经受累,视野缺损有关。
3. 有感染的危险 与使用大剂量激素冲击治疗有关。
4. 焦虑 与病情进展快,影响生活质量有关。

(三)护理措施

1. 一般护理

(1)密切监测患者生命体征,听取患者主诉,嘱其保持情绪稳定。

(2)排尿困难的患者遵医嘱予患者留置尿管,同时做好会阴清洁,尿管护理警惕堵管、感染、脱管的发生;进食高纤维易消化事物,保持大便通畅,必要时给予通便处理。

(3)巡视患者,及时满足其生活需要。

(4)与患者多交流,多安慰患者,使其接受现实,勇敢面对,积极配合治疗。

(5)做好安全防护措施,警惕跌倒、坠床等不良事件的发生。

2. 专科护理

(1)预防跌倒、坠床,保障患者安全

1)保持地面无水渍、障碍物,病室及活动区域灯光充足。

2)悬挂预防跌倒标识,做好交接班,告知患者及家属可能导致跌倒的原因,并采取相应措施防范。

3)患者日常用物放于可及处。

4)患者穿着的衣裤长短适宜,穿防滑拖鞋。

5)定时巡视,呼叫器置于患者可及处,提醒患者下床时若有必要及时寻求帮助。

6)患者外出检查时通知外勤备好轮椅。

(2)预防感染的护理

1)病室定时通风,控制家属探视。

2)严格遵守无菌操作原则。

3)床单为保持清洁、整洁。

4)监测体温、血象变化。

3. 药物护理 患者多次行大剂量甲泼尼龙冲击治疗,使用过程中应警惕感染、血糖升高、体液与电解质紊乱以及消化道溃疡、穿孔等副作用。所以在使用过程中应警惕以下几点:

(1)甲泼尼龙输注时间应大于 1 小时。

(2)输注日及输注后 3 天应监测血压、血糖变化,发现问题及时处理。

(3)严格记录出入量,定期监测电解质变化,警惕心衰。

(4)严格无菌操作,每日观察口腔黏膜有无霉菌斑。观察患者有无咳嗽、咳痰,警惕肺部感染。房间每日应用含氯消毒剂擦拭消毒,定时通风 2 次/日,每次 20 分钟。

(5)患者注意个人卫生,严格做好手卫生。限制陪伴与探视。

(6)预防性应用抑酸药,观察患者大便颜色,定期查大便潜血,及时听取患者主诉,警惕消化道出血。

4. 心理护理

(1)患者由于病情复杂,预后不佳,对疾病的不了解,感到紧张、恐惧,以及对疾病如何治疗感到担心,悲观失望,护士要耐心开导,多关心,体贴安慰患者,鼓励其战胜疾病。建立良好的护患关系,促使患者积极配合治疗。

(2)做好家属的思想工作,直到家属主动照顾和帮助患者,多给予关怀,尽量满足患者的合理需求,从而稳定情绪配合治疗。

5. 健康教育

(1)正确认识疾病,消除恐惧心理。保持乐观的精神、稳定的情绪,避免过度激动、紧张、焦虑等不良情绪。

(2)劳逸结合,但要避免过度劳累加重病情。适当锻炼身体,增加机体抗病能力。

(3)了解药物的作用和副作用。明白规律用药的意义,配合治疗,遵从医嘱。定期监测血常规、肝肾功。

(4)严格遵医嘱服药,不可随意加量、减量、停药和改药。

(5)学会自我认识疾病活动的征象,定期复查。懂得长期随访的必要性。

(6)告知患者进食高纤维易消化事物,保持大便通畅,必要时给予通便处理。

（四）病例思考

当患者出现双下肢无力,伴尿潴留时应警惕何种症状的发生?

（五）病例分析

应警惕横贯性脊髓病变的发生。首发症状通常为双下肢无力、麻木,由远端开始,数日内逐渐上升至胸段甚至颈段脊髓水平而出现双下肢截瘫或四肢瘫,以胸段受累多见。双下肢瘫痪多为完全性,少数为不完全性。急性期为脊髓休克症状,表现为双下肢软瘫,伴尿潴留,病变水平以下各种感觉缺失。

第八节 系统性红斑狼疮合并肺动脉高压患者的护理

系统性红斑狼疮(SLE),是一种累及多系统、多器官并有多种自身抗体出现的自身免疫性疾病。我国发病率约为 75/10 万。育龄女性多见,儿童和老人也可发病。其基本病理改变是免疫复合物介导的血管炎。遗传、感染、环境、性激素、药物等综合因素所致的免疫紊乱导致了该病的发生。肺动脉高压(PAH)是导致结缔组织病患者死亡的重要原因之一。PAH 的临床表现,包括乏力、劳力性呼吸困难、头晕、晕厥、心律失常、心绞痛、声音嘶哑。根据肺动脉收缩压分级:轻度 40～55mmHg;中度 55～75mmHg;重度 >75mmHg。肺动脉高压(PAH)是多种结缔组织病(CTD)在心血管及呼吸系统的重要并发症之一,其发病机制可能与肺纤维化、肺血管炎、血栓形成、肺栓塞和血管痉挛有关。

> **知识点**
>
> **SLE 合并肺动脉高压患者治疗与预后**
>
> SLE 合并肺动脉高压需要高度关注,发病率约 4%。它会严重影响患者的生活质量和预后。近期研究,SLE 合并肺动脉高压的治疗最佳期为 36 个月以内。在治疗中针对 SLE 和 PAH 的治疗都不能放弃。不同患者病情不同,侧重点也不同。治疗 PAH 的药物作用不同,故患者需要得到专业医护团队的规范的、规律的治疗和护理,患者的预后会得到显著地改善。

【临床表现】

1. 猝死　与肺血管痉挛收缩导致肺组织缺氧损伤有关。

（1）肺血管痉挛收缩如雷诺现象,在受到寒冷、缺氧等刺激时,引起肺小动脉痉挛,肺血管阻力增加,反复的肺血管痉挛收缩导致肺组织缺氧损伤。

（2）肺小动脉管壁内膜及中层纤维化增厚,导致管腔狭窄。

（3）严重肺间质纤维化,导致肺血管床减少。

（4）肺小动脉栓塞,尤其当存在抗磷脂抗体时。

（5）肺小血管炎。

（6）在局部影响肺动脉张力的血管活性介质紊乱。

2. 消化道出血　大便为糊状呈黑色,便潜血呈阳性。系统性红斑狼疮的消化系统损害,胃肠道病变常见胃炎、肠炎、腹膜炎、消化道溃疡及穿孔、肠系膜血管炎、肠梗阻等。

3. 劳力性呼吸困难　情绪变化、活动后、排便过程中均会出现憋气,与肺顺应性下降有关。

4. 晕厥　体位改变、情绪变化、排便过程中均会出现憋气、头晕、黑蒙的临床表现,与脑缺氧有关。

【治疗原则】

糖皮质激素及免疫抑制剂合用有效。针对肺动脉高压的治疗包括:吸氧、利尿、抗凝、强心治疗;还可选择钙通道阻滞药、靶向治疗。靶向治疗药物包括:前列环素类似物、内皮受体拮抗剂或磷酸二酯酶抑制剂。通过不同药物的不同作用机制降低肺动脉压力,改善心输出量。

【病例与分析】

（一）病历资料

患者女性,26 岁。于 2006 年 2 月无诱因出现双手背、双足背肿胀,双手掌指关节远端遇冷变白变紫,伴左膝关节内侧疼痛,无红肿、活动障碍,其余关节无红肿热痛,无发热、皮疹,无指端硬化、肢端坏疽,无心悸、气短、尿中泡沫增多。就诊于当地医院,具体检查结果不详,诊断为"系统性红斑狼疮",予激素及帕夫林治疗(用法不详),半月后双手脚肿胀逐渐缓解。出院后继续口服泼尼松 45mg Qd,此后规律减量至 10mg Qd 维持,仍有双手遇冷变紫,自觉手足皮温低。2010 年 11 月于当地医院查尿常规 PRO + +,予泼尼松加量至 30mg Qd,并加予来氟米特 20mg Qd(后因头痛、血压升高停用)。2011 年 2 月就诊于我院门诊,查血常规:WBC 9.80 × 10⁹/L,Hb 142g/L,PLT 190 × 10⁹/L;尿常规(-);24 小时尿蛋白 0.13g;补体(-);抗核抗体谱:ANA(+)S 1:1280,抗 Sm(+)1:4,抗 RNP(+)1:4,余(-)。考虑诊断"系统性红斑狼疮",建议泼尼松规律减量,至 3 月底减量至 10mg Qd 维持,并予羟氯喹 0.2g bid。此后间断复查尿常规 PRO - ~ + +,ESR 正常范围,C3 下降,未调整用药。2012 年 8 月开始出现提重物后胸闷、气短,日常活动无影响,无晕厥、下肢水肿。2012

年10月于当地医院查:ESR 1mm/h,CRP 2.1mg/L,补体正常,UCG:肺动脉高收缩压80mmHg,右心大(右房49mm×44mm,右室前后径26mm),LVEF 53%。予泼尼松30mg Qd,羟氯喹0.1g Tid,环磷酰胺50mg bid(后因可疑过敏停用),症状略有缓解。2012年11月就诊我院门诊,查ANA(+)S 1:640,dsDNA(-);ESR、CRP、补体(-);UCG:肺动脉收缩压82mmHg;右心房室增大(右房49mm×50mm,右室横径43mm);LVEF 45%;少量心包积液。泼尼松规律减量,并予羟氯喹0.2g Qd、硫唑嘌呤100mg Qd(因头痛、恶心未服用)以及中药治疗。至2013年2月泼尼松减量至10mg Qd维持,症状较前好转。此后复查ANA(+)S 1:320,dsDNA(-);C3下降,ESR、CRP(-);心脏彩超:肺动脉收缩压55~61mmHg;右心房室增大(右房43mm×32mm,右室横径37~41mm),右室收缩功能减低(TAPSE 14~17mm)LVEF 63%~75%;少量心包积液。2014年6月无诱因出现胸闷、憋气加重,爬1层楼即感憋喘,休息时无明显憋气,无下肢水肿。于当地医院复查血常规:WBC 7.20×10^9/L,Hb 158g/L,PLT 94×10^9/L;肝功:ALT 68.5U/L,Alb 37.2g/L,TBil 56.8μmol/L,DBil 12.3μmol/L;尿常规PRO±;C$_3$下降,C$_4$、dsDNA(-);心脏彩超:肺动脉收缩压87mmHg。7月1日就诊于我院门诊,予泼尼松7.5mg Qd(7月8日再次加量至10mg Qd),羟氯喹0.1 Qd,西地那非25mg q8h(7月8日因头痛、呕血停用)。7月7日无诱因呕吐鲜血一次,量约5ml,随后出现黑便,每日5~6次,呈糊状,便中无鲜血,伴头晕、憋气,伴上腹不适,无发热、心悸。就诊于我院急诊,查体BP 116/76mmHg,HR 102bmp,SpO$_2$ 98%(RA)。查血常规:WBC 8.30×10^9/L,Hb 146g/L,PLT 93×10^9/L;便常规+潜血:WBC 1~3/HPF,RBC 3~5/HPF,OB(+);肝肾功:ALT 59U/L,Alb 35g/L,TBil 49.4μmol/L,DBil 13.2μmol/L,Urea 14.4mmol/L,Cr 62μmol/L;血气:pH 7.45,PaO$_2$ 84mmHg,PaCO$_2$ 24mmHg,HCO$_3^-$ 16.7mmol/L,BE(B)-5.6mmol/L;腹部BUS:肝回声粗糙,胆囊壁毛糙、增厚,腹腔积液;UCG:肺动脉高压收缩压96mmHg,右心房室增大(右室横径56mm),右室收缩功能减低(TAPSE 16mm),左室EF 74%。予禁食水、抑酸、止血、补液、抗感染等对症支持治疗。7月15日再次出现呕血,色暗红,量约500ml,查血常规:Hb 89g/L,PLT 77×10^9/L;便常规+潜血:WBC 0~1/HPF,RBC满视野/HPF。予呋塞米20mg Qd、螺内酯20mg Qd、地高辛0.125mg Qd以及吸氧等对症支持治疗,7月19日起予泼尼松10mg Qd以及万他维1ml雾化吸入q6h。患者目前每日仍有3~4次深褐色糊状便,伴胸闷、憋气,未再有呕血及黑便,7月21日查血常规:WBC 10.73×10^9/L,NEUT% 75.6%,Hb 113g/L,PLT 137×10^9/L;肝肾功:ALT 53U/L,Alb 30g/L,TBil 39.7μmol/L,DBil 9.9μmol/L,Cr(E)98μmol/L;BNP 1133ng/L,NT-proBNP 5983pg/ml。住院期间予患者积极治疗原发病同时,予止血、氧疗、降肺动脉压

及强心利尿治疗。

（二）护理问题

1. 猝死的危险　与重度肺动脉高压有关。

2. 出血　与消化道出血有关。

3. 劳力性呼吸困难　与肺顺应性下降有关。

4. 晕厥　与患者服用降压药有关。

（三）护理措施

1. 一般护理

（1）病室环境安静整洁,定时通风。

（2）密切监测患者生命体征,遵医嘱予患者吸氧,严格记录 24 小时出入量。

（3）进食高纤维易消化食物,保持大便通畅,必要时给予通便处理。

（4）巡视患者,听取患者主诉,保持情绪稳定,及时满足其生活需要。

（5）与患者多交流,多安慰患者,使其接受现实,勇敢面对,积极配合治疗。

（6）做好安全防护措施,警惕跌倒、坠床等不良事件的发生。

2. 专科护理

（1）警惕重度肺动脉高压患者发生猝死

1）巡视患者,监测生命体征,持续低流量吸氧。

2）评估心功能的分级,早期发现及预防,警惕心衰。

3）严格记录出入量。

4）保持患者情绪稳定,避免情绪波动。

5）保持大便通畅,避免排便用力。

6）向患者及家属宣教疾病相关注意事项。

（2）消化道出血的护理

1）严密观察出血倾向,观察大便的性质、颜色、次数。

2）定期监测血常规、凝血。

3）出血活动期应禁食水、抑酸、止血、补液治疗。

4）呕血发生时指导患者头偏一侧,警惕窒息的发生。

（3）劳力性呼吸困难的护理

1）评估患者的活动耐力,避免过度活动。

2）定时巡视患者,监测血氧,根据患者对氧气的耐受情况,给予氧疗。

3）外出检查时备好氧气,必要时使用轮椅。

4）氧疗:采取低流量 2L/min 持续吸氧,以缓解心肌耗氧量,当病情相对稳定,静息状态憋气症状明显缓解后,改为每天在吃饭、排便等体力活动时吸氧 2~6 小时。长期吸氧使患者鼻腔干燥,易造成鼻腔黏膜出血,每日可使用 4~

5 次复方薄荷滴鼻剂缓解干燥的症状,提高患者的舒适度。

3. 用药 肺动脉高压以吸氧、强心、利尿、抗凝及靶向药物治疗为主。

(1)靶向药物

1)患者服用西地那非治疗,监测用药前后血压的变化,服药后嘱患者卧床休息 15～30 分钟,警惕直立性低血压的发生。悬挂预防跌倒标识,做好交接班,告知患者及家属可能导致跌倒的原因,并采取相应安全措施防范。

2)万他维的用药护理:雾化方法详见万他维雾化吸入给药法。

万他维使用注意事项:万他维的作用是直接扩张肺动脉血管床,持续降低肺动脉压力和肺血管阻力,为避免发生直立位晕厥,有晕厥史的肺动脉高压患者应避免一切额外的负荷和应激,避免在运动过程中使用。吸入时应在每天清醒但未下床时吸入首剂药物。万他维有血流动力学作用,重点观察有无低血压的先兆症状,雾化过程中注意监测血压变化,警惕低血压的发生。

(2)强心治疗均服用地高辛 0.125mg Qd,使用洋地黄类药物首先要警惕治疗剂量与中毒剂量相近,询问倾听患者的不适主诉,注意有无恶心、呕吐、黄绿视、心律失常等中毒表现,每日服药前我们监测心率,当心率<60 次/分时停止用药。

(3)抗凝药物需定期监测 INR,注意有无出血倾向。

(4)使用利尿剂时,严格记录 24 小时出入量,也可每日测量体重,保证出入量平衡。

(5)向患者及家属宣教用药相关知识及注意事项。

4. 心理护理 理解患者,经常与患者沟通,耐心倾听患者的主诉,进行安慰和鼓励。告知患者 SLE 合并 PAH 疾病的严重性,若早期诊断合理治疗可控制病情的发展。在生活中,我们协助患者清洁、进食、大小便,使其感受到我们的关心。在积极耐心的疏导下,患者均能够坚强面对疾病,积极配合治疗。

5. 健康教育 对患者的健康宣教也非常重要。首先,规律服药控制原发病可以阻止病情进一步恶化,诱发 SLE 活动。告知患者生活中的注意事项,如保持情绪稳定,规律生活,避免过度体力活动、过度劳累;注意饮食卫生,不要暴饮暴食;保持大便通畅,避免便秘用力导致供血不足引起猝死;避免感冒,每年接种流感疫苗;规律服药,不自行停药、减药,定期随诊。教会患者自我监测,保证患者在出院后规律治疗的同时,也能够根据自己的不适症状及时就医。

(四)病例思考

肺动脉高压可原发也可继发于多种结缔组织病,常起病隐匿,一经发现已为中、晚期,治疗困难,费用高昂,病死率高。护士在护理结缔组织病患者过程中如何早期发现并指导患者自我就诊?

（五）病例分析

肺动脉高压进展快,发病机制不明,治疗困难,病死率高,它的出现往往提示预后不良。肺动脉高压早期症状不典型,主要表现为乏力、劳力性呼吸困难(肺顺应性下降所致)、头晕、晕厥(脑缺氧所致)、心律失常、心绞痛、声音嘶哑、干咳(肺动脉增宽,压迫喉返神经所致),而这些症状往往被患者忽略掉,一旦发现为时已晚。为提高肺动脉高压的诊治率,降低患者的病死率,护士在护理结缔组织病患者时应警惕非特异性症状的发生并告知患者学会自我观察,定期进行活动耐力监测,发现问题及时就诊。

第九节　系统性红斑狼疮合并
毛霉病患者的护理

系统性红斑狼疮(systemic lupus erythematosus, SLE)是一种累及多系统、多器官并有多种自身抗体出现的自身免疫性疾病。主要给予激素及免疫抑制剂治疗,但长期使用激素易导致免疫功能降低,感染多种疾病。其中真菌感染患者占到 61.57%。毛霉病指毛霉目真菌引起的真菌病。毛霉菌有极强的侵袭力,很快向邻近组织扩散。其特征为菌丝侵犯血管,引起血栓形成及坏死,霉菌病的临床表现错综复杂,鼻旁窦型、鼻脑型、鼻眶型者占 36.4%;肺部感染约占 30.3%;其他类型约占 33.3%,包括胃肠型、皮肤型、血源播散型、注射污染型等。毛霉菌侵入人体的途径以鼻腔和呼吸道为首要,上颌窦为鼻窦中最易被感染的部位,也是发病率最高的部位。肺毛霉病由于发病凶险,病死率很高,故早期发现和治疗至关重要。

知识点

毛霉病与毛霉菌

毛霉病指毛霉目真菌引起的真菌病。毛霉菌可在土壤、包括水果在内的各种植物及世界任何地方的空气中存在,感染途径多数为吸入空气中的孢子。肺和鼻窦成为最常见也是最早感染的部位。肺毛霉菌病多同时合并其他脏器毛霉感染,故其病程短,发展快,病死率高(80% ~ 90%)。国内报道迄今约 30 例,只 1 例存活。免疫力低下患者真菌感染占到 61.57%。要特别警惕这种随时会危及生命的危险。

【临床表现】

1. 口鼻腔黏膜破溃穿孔　毛霉菌侵入人体的途径以鼻腔和呼吸道为首要，进行性增大的皮肤坏死，可有焦痂形成、中心糜烂或溃疡，常伴有脓性分泌物排出。

2. 鼻脑毛霉病　早期症状与慢性鼻炎、鼻窦炎症状极为相似，如鼻塞、头痛等。病情进一步发展，鼻腔可有暗红血性分泌物流出，鼻腔、鼻窦内可形成坏死性肉芽肿。

病菌侵犯眼部可引起眼睑水肿、眼肌瘫痪、眼球突出、瞳孔固定、视力下降以至失明。病菌一旦侵入颅内可迅速出现脑膜炎、脑炎等相应症状，脑神经往往受累，特别是Ⅴ、Ⅶ脑神经功能障碍。可出现面部疼痛、瘫痪等症状，随着病情进展，病原菌侵入较大的脑血管，引起栓塞和坏死，晚期患者可出现颅内高压及脑疝，多数导致死亡。

3. 皮肤、黏膜　40%的患者出现颊部蝶形红斑，光照后加重。轻者为稍带水肿的红斑，重者出现水泡、溃疡、糜烂及皮肤萎缩、色素沉着及瘢痕形成。盘状红斑、光过敏、雷诺现象、脱发、黏膜溃疡等。

4. 关节痛　90%的患者有关节炎或关节肿痛，很少发生骨质破坏、畸形。部分患者有股骨头坏死。

5. 发热　呈不规则发热，予退热治疗体温可降至正常，但症状反复。红斑狼疮引起的发热还有一个特点，就是使用糖皮质激素以后，体温能迅速消退，恢复正常，如果激素停用，则体温又可回升。但是在红斑狼疮患者中，特别是长期大量使用激素后，也会出现发热，这时候要高度警惕有没有感染的出现。因为激素使用后，抑制了人的免疫力，降低了人体抗病和反抗细菌感染的能力，此时细菌可以乘虚而入来感染机体，最多见的是肺部感染，格外要当心结核杆菌的感染，要及时使用合适的抗菌药治疗，以免使病情发展而危及生命。

6. 肺毛霉病　是毛霉菌自呼吸道侵入肺所致，个别也有因吸入鼻脑毛霉菌的分泌物继发引起。本病发生的基础主要是难以控制或持续存在的基础疾病，如：白血病、糖尿病等，长期应用抗肿瘤药物、糖皮质激素、免疫抑制剂、大量抗菌药也可诱发。最常见表现是持续发热和迅速进行性肺部浸润。大多表现为非特异性支气管肺炎样症状，当真菌侵入肺大小动脉产生血栓和坏死时，临床上有胸痛、咳嗽、咯血痰和大咯血。两肺有广泛湿性啰音及胸骨摩擦音。肺部 X 线征象形态不一，可呈结节状、空洞、多数小斑片，也可为一般肺炎样改变，伴胸膜反应、胸腔积液等。本型多同时合并其他脏器毛霉感染，故其病程短，发展快，病死率高（80%～90%）。而国内报道迄今约 30 例，只 1 例存活，病原菌为微小根毛霉。

【治疗原则】

1. 糖皮质激素和免疫抑制剂治疗原发病。

2. 呼吸道感染可选用雾化吸入及拍背,促进痰液排出。

3. 纠正呼衰,予患者氧疗。

4. 抗真菌药 两性霉素 B 是治疗此病最佳用药。

5. 皮肤黏膜破溃时定时换药。

【病例与分析】

(一)病历资料

患者女性,48 岁。2009 年 7 月双下肢外侧及躯干出现暗红色斑丘疹,伴瘙痒,发热,双膝关节疼痛。外院诊为 SLE。予甲泼尼龙 40mg 静滴治疗后好转,改口服泼尼松 60mg 治疗。10 月初泼尼松减量至 24mg 时出现发热,体温最高达 38.5℃。10 月 15 日外院予甲泼尼龙 1g,连用 3 天冲击,人免疫球蛋白 20g,连用 3 天静滴治疗后,出现憋气症状,并进行加重。胸片示:双肺多发实变影、肺部感染,查血气 SO_2 78%;SpO_2 65%;$SpCO_2$ 35% 诊为 Ⅰ型呼吸衰竭。给予 BIPAP 呼吸机治疗 5 天后呼衰纠正,予脱机。脱机后双鼻孔出现阻塞,鼻孔内大量血痂形成,11 月 7 日发现鼻孔外周皮肤溃烂,CT 示:双侧上颌窦炎,可见脓液、鼻中隔穿孔。破溃皮肤病理示:坏死组织伴真菌生长,考虑毛霉菌伴腐败菌。11 月 20 日上颌出现无痛性穿孔与鼻腔联通,病理活检伤口逐渐与口腔相通,并出现咳嗽、咳痰,为进一步诊治 12 月 16 日收入我科。入院查体:鼻中隔穿孔,鼻周皮肤溃烂。前上颌偏右可见直径 2mm 大小穿孔,右侧鼻腔可见 5mm 穿孔与口腔联通。诊断为:系统性红斑狼疮;侵袭性真菌病;鼻中隔及硬腭穿孔、双上颌窦及筛窦炎(毛霉菌病可能性大)、肺曲菌病。患者入院体温最高达 38.7℃,呈不规则发热,伴咳嗽、咳痰,主诉憋气,血氧饱和度:90% ~ 96%。痰细菌培养:奇异变形杆菌(+ + +);真菌培养:光滑念珠菌少量。鼻坏死物真菌涂片:可见有隔真菌丝,似曲霉菌。予静滴舒普深 1g q12h 抗细菌治疗;对乙酰氨基酚(泰诺林)650mg Qd 在输两性霉素 B 前口服,用于退热治疗;两性霉素 B 1mg Qd,为初始剂量,逐渐加量至 25mg Qd 抗真菌治疗;甲泼尼龙 40mg Qd 静滴治疗,以及口腔鼻腔等个性化护理后患者病情好转。患者鼻腔坏死物大量减少,鼻周破溃处愈合,咳嗽咳痰症状减轻,血氧饱和度及体温正常,痰细菌培养(-),真菌培养(-)。于 2010 年 1 月 22 日出院。

(二)护理问题

1. 窒息的危险 与上颌与鼻腔窦道形成有关。

2. 肺部感染 与双肺多发实变影,Ⅰ型呼吸衰竭有关。

3. 鼻黏膜破溃 与鼻中隔穿孔,鼻周皮肤溃烂有关。

4. PICC 置管并发症 与输入两性霉素 B、知识缺乏有关。

(三) 护理措施

1. 一般护理　保持病室温湿度,嘱患者少食多餐,选择高热量、高维生素、低盐、低蛋白食物,每次进食量不宜多,细嚼慢咽,防止食物由上颌穿孔处进入鼻腔,发生窒息。准确记录 24 小时出入量。

2. 专科护理

(1) 皮肤黏膜

1) 护士准备小手电、棉签、压舌板,各班认真观察评估记录口鼻黏膜变化、口鼻腔穿孔处情况,包括破溃黏膜局部的动态变化以及渗出物的颜色、性状、量等。

2) 每次餐后予 0.9% 氯化钠约 5ml 冲洗鼻腔内坏死组织。冲洗时,嘱患者略低头,防止误吸,使用复方薄荷滴鼻剂 1 滴滴鼻,防止鼻腔干燥,结痂,增加患者舒适感。

3) 漱口时以含漱为主,切勿用力,避免漱口液由穿孔处反流入鼻腔引起误吸。毛霉菌易在酸性环境下生长,遵医嘱使用 2.5% $NaHCO_3$ 漱口,改变口腔酸性环境,抑制毛霉菌生长。

4) 针对受损部位,请耳鼻喉科会诊,共同制定护理计划。

5) 少食多餐,每次进食量不宜多,细嚼慢咽,防止食物由上颌穿孔处进入鼻腔,避免发生窒息。

(2) 发热的护理

1) 根据免疫内科护理常规的规定按频率监测患者体温变化。

2) 遵医嘱予患者对症退热,并且观察退热效果,及时记录体温单。

3) 因合并鼻腔破溃,呼吸时会蒸发掉大量的水分,所以保证出入量、水、电解质平衡,保证营养的摄入。同时注意保持气道及口唇湿润,给予无菌盐水纱布覆盖口鼻以减少水分的丢失。

4) 保持床单位整洁干燥,及时更换被服,增强患者舒适感。

(3) 保持呼吸道通畅

1) 评估患者肺部感染程度,密切观察胸片、血氧饱和度及呼吸模式、频率的变化,随时听取患者主诉,及时通知医生,反馈病情变化。

2) 保持气道通畅,遵医嘱每日给予 0.9% 氯化钠 2ml,可必特每 12 小时雾化吸入 2.5ml,雾化后拍背,协助患者进行痰液体位引流,帮助患者排痰,并观察记录痰液的颜色、性状和量,根据医嘱留取标本送检。

3) 预防感染,给予患者单间病房,特别注意温湿度适中,空气清新,定时通风注意保暖,每日定时用 5‰ 健之素擦拭消毒,限制探视。

(4) PICC 置管的护理

1) 毛霉菌对多种抗菌药均不敏感,两性霉素 B 是治疗此病最佳用药。但因疗程较长(大约半年),药物黏度高,长期使用易诱发静脉炎,故此类患者留置 PICC 管,并保持管路通畅是治疗的关键。

2)患者置入 PICC 管导管后 24 小时需做第 1 次敷料更换。24 小时内出血较多时需及时更换敷料。以后每周换药一次,遇有血迹、敷料潮湿或卷曲松动则立即更换。输液前要先观察置管部位皮肤有无感染、红肿、渗液、疼痛,检查换药时间并测量肘横纹上 10cm 部位的臂围以及无菌敷料固定是否完好,观察导管有无反折脱出。输液前抽吸回血,见回血后用 10ml 注射器脉冲式推注 0.9% 氯化钠 10ml 保障管路通畅。选用 10ml 及以上容积的注射器可防止导管因压力过大而致破裂。输液时严格无菌操作避免感染。输液后也应用 0.9% 氯化钠 10ml 脉冲式冲管,并以浓度为 10 ~ 100U/ml 的肝素盐水正压封管。同时指导患者保持局部清洁干燥,不要擅自撕去贴膜。避免置管侧上肢剧烈活动或过度屈伸、持重。每日进行握拳运动,预防血栓形成。本例患者在治疗期间未发生脱管、堵管、感染、血栓及静脉炎。

3)输两性霉素 B 前后需脉冲式冲管,每次用药时间长(大于 8 小时),使用静脉输液泵控制输液速度。

3. 用药护理　患者应用两性霉素 B 治疗使用该药物时应注意以下几点:

(1)发热、寒战、低血压及心动过速是两性霉素 B 脂质体常见不良反应,通常在开始输药后 1 ~ 3 小时出现。护士遵医嘱在用药前 30 分钟应给予泰诺林 650mg 口服预防发热,寒战。同时,制定了用药观察表格每小时监测一次患者生命体征及用药反应并记录。

(2)药物低温 2 ~ 8℃储存,禁止冷冻。在保存和输注过程中保证处于避光状态并现用现配。输液时遵医嘱采用剂量递增法,从测试剂量 1mg 开始,以后逐渐增至 1mg/(kg·d),在药物剂量增加时护士更加严密观察药物不良反应,及时与医生沟通。配制时使用灭菌注射用水 10ml 溶药后加入 5% 葡萄糖 500ml 中。

(3)因两性霉素 B 脂质体药物浓度大,不能通过滤网,所以使用不带滤网的输液器。输液前后用 5% 葡萄糖冲洗输液管,避免与生理盐水及其他药物接触。药物滴注浓度应小于 0.15mg/ml,滴注时间大于 8 小时。

(4)两性霉素 B 治疗期间,几乎所有患者在疗程中均可出现不同程度的肝肾功能损害,肝功异常,尿中可出现红细胞、白细胞、蛋白和管型、血尿素氮和肌酐增高,肌酐清除率降低,也可引起肾小管性酸中毒。定期严密随访血、尿常规、肝、肾功能、血钾、心电图等,如血尿素氮或血肌酐明显升高时,则需辅助用药、减量或暂停治疗,直至肝肾功能恢复。

4. 心理护理　心理因素对于疾病的发展和转归都起着极其重要的作用.此患者病情进展较快,起初诊断不明确,使用激素后出现鞍鼻,鼻中隔穿孔并伴分泌物导致形象受损,舒适改变,影响社交。再者因为免疫病病程长,需长期治疗及经济原因易使患者焦虑、紧张,情绪波动明显。此时护士应加强与患者及家属的沟通,给患者予家庭、社会支持;与患者交流时语速缓慢,态度和蔼,注意倾听,对患者表示理解和同情。同时进行疾病及治疗宣教,取得患者及家属的配合;帮助患者认识自己的情绪反应与健康的关系,消除不良情绪,增强战胜疾病的信心。

5. 健康教育　鼓励患者保持心情舒畅及乐观情绪,树立信心,坚持各种治疗。尽量少到公共场所,注意个人卫生,加强营养,防止继发感染。教育患者养成良好的卫生习惯,避免用污染的手挖鼻子,增强机体免疫力是预防该病的关键。加强口鼻穿孔、溃疡局部的护理,必要时就诊耳鼻喉科。因患者居住地空气潮湿,嘱患者每日定时予房间通风,必要时使用除湿剂,以保持房间干燥。对患者及家属进行 PICC 置管护理以及药物指导,门诊定期随诊。

(四)病例思考

1. 针对应用大剂量激素、免疫抑制剂的患者如何预防真菌感染?

2. 两性霉素 B 输注时间长,患者出院居家后于社区医院继续治疗,PICC 管应如何护理?

(五)病例分析

1. 长期应用糖皮质激素、免疫抑制剂的患者因免疫力低下容易造成机会菌感染,研究显示真菌感染占到 61.57%。护士应指导患者注意个人卫生;房间定时通风,保持居家环境清洁干燥,卫生间每日打扫通风,下水道口每晚倾倒含氯消毒液消毒。注意饮食卫生,避免进食过期、腐败食物。指导患者及家属做好手卫生。

2. 护士指导患者出院后 PICC 管应到正规医院每周换药并更换接头,发现敷料卷边、破损应及时换药。患者洗澡时应先用干毛巾包裹后再用保鲜膜包裹于干毛巾外面,避免潮湿。PICC 置管侧肢体避免剧烈运动,不要提重物,睡觉时不要长时间受压,每日进行握拳(握握力球)运动,每天 3~4 组,每组运动 30 次,预防脱管及血栓的发生。PICC 置管的上肢出现肿胀、疼痛要及时就诊。

第十节　IgG4 相关疾病的护理

IgG4 相关性疾病是一种与 IgG4 相关,累及多个器官或组织,慢性、进行性自身免疫性疾。IgG4 相关疾病以受累器官肿大,血清 IgG4 水平显著增高(≥1.35g/L),组织中 IgG4 阳性浆细胞浸润(IgG4 阳性浆细胞 >40%),对糖皮质激素疗效好为主要特点,同时或相继累及涎腺、泪腺、胰腺、胆管、腹膜后组织、肺脏、肾脏、淋巴结、甲状腺等。

该病临床谱广泛,包括自身免疫性胰腺炎、米库利兹病、间质性肾炎及腹膜后纤维化等多种疾病。

> **知识点**
>
> ### IgG4 相关性疾病的认识进展
>
> 米库利兹病和干燥综合征分别在 1930 年和 1982 年被提出,但认为米库利兹病是干燥综合征的一种亚型。2001 年首先有报道指出慢性硬化性胰腺炎患者血清中 IgG4 水平升高,胰腺组织中有 IgG4 + 浆细胞浸润,从而可以与胰腺癌相鉴别,这为发现这一新的疾病拉开了序幕。继而医学界陆陆续续发现有血清 IgG4 水平升高 + 浆细胞浸润现象的报道。直到 2009 年,在系统研究米库利兹病与干燥综合征患者后也发现米库利兹病患者有类似现象,而干燥综合征患者没有,于是再次提出米库利兹病是完全区别于干燥综合征的疾病。随后,该病被众多学者补充和完善,最终在 2010 年统一命名为 IgG4 相关性疾病。

【临床表现】

1. 累及胰腺 IgG4 相关性疾病多见于中老年男性,90% 患者大于 40 岁,男女比为(3~4):1;轻微腹痛、周身不适、四肢乏力、恶心、厌食;部分患者有阻塞性黄疸(多由于胰腺头部压迫远端导管导致狭窄所致)。

2. 累及泪腺及唾液腺 对称性泪腺、唾液腺等腺体肿胀;肿胀的腺体中有大量淋巴细胞浸润;又称为米库利兹病(MD)。MD 多见于中老年,男、女均可发病,有显著的泪腺、唾液腺肿胀增大,但口干、眼干及关节痛相对较轻;常合并自身免疫性胰腺炎、过敏性鼻炎等。

3. 累及腹膜后组织 IgG4 相关性疾病累及腹膜后组织,导致腹膜后纤维化(RPF)。腹膜后组织纤维化、硬化导致腹腔内空腔脏器受压进而出现梗阻症状。梗阻症状出现在肾、输尿管时会引起肾盂积水、肾衰竭;压迫肠管时会出现不完全或完全肠梗阻;压迫下腔静脉时出现下肢水肿。

4. 累及垂体 IgG4 相关垂体炎,分为神经垂体炎和腺垂体炎,垂体组织弥漫性肿大,大量 IgG4 阳性浆细胞浸润。多见于老年人;乏力、体重减轻;多种内分泌调节功能紊乱,如:尿崩症、糖尿病等;垂体活检 IgG4 阳性细胞;可合并其他自身免疫性疾病,如 AIP、MD 等。

5. 其他临床表现 眶周假瘤;硬化性胆管炎;前列腺炎;肥厚性硬脑膜炎;间质性肺炎;间质性肾炎;甲状腺功能低减;脑垂体炎;炎性动脉瘤。

【治疗原则】

目前为止尚无统一治疗标准,但对糖皮质激素治疗反应敏感。糖皮质激素:以唾液腺、泪腺肿胀为主:起始量 10～30mg Qd;多个器官组织受累:起始量 40～60mg Qd,早期减量或不维持治疗病情复发。免疫抑制剂:用法尚无统一标准。

【病例与分析】

(一)病历资料

王某某,女,66 岁,2002 年患者无明显诱因出现双侧颌下区肿物,并逐渐增长变大,无不适症状。2002 年于北京大学口腔医院行右颌下腺肿物切除术,术后病理为右颌下淋巴结增生。2005 年于我院行左侧颌下肿物切除术,术后病理示涎腺组织显慢性炎伴淋巴组织结节状增生。术后患者偶感口干,无其他不适。2008 年 1 月起患者无明显诱因出现反复腹部及腰部疼痛,伴恶心、呕吐、纳差、厌油、尿色加深、大便浅黄色及皮肤、巩膜黄染。2008 年 3 月 18 日就诊于我院,查肝功:ALT 75U/L,TBil 28.9μmol/L,DBil 17.5μmol/L,ALP 131U/L,GGT 277U/L;血常规、尿常规、胰功能正常,免疫相关检查 ANA(＋)S 1:160,其余均为(－),甲状腺功能、肿瘤指标均为(－),腹部增强 CT、腹部 B 超:胰腺饱满,周围可见环形稍低密度包壳影,建议除外自身免疫性胰腺炎,胆囊增大,胆管轻度扩张,胆总管下段梗阻,脾静脉重度狭窄,脾动脉远端不规则轻度狭窄。PET/CT:胰腺弥漫性代谢增高,慢性炎症可能大,胰头、胰尾局部代谢相对更高,性质待定,两侧肺门、纵隔内代谢增高结节,慢性炎症淋巴结可能性大,考虑自身免疫性胰腺炎。MRCP:考虑为胰头、颈部肿瘤所致肝内胆管、总胆管、胆总管扩张,考虑自身免疫性胰腺炎可能大,胰腺癌不除外。给予保肝、褪黄等治疗。此后患者黄疸消退,仍有间断出现腹痛,间断自服胰酶、帕夫林及中药治疗,定期复查 PET/CT 大致同前。2012 年 4 月 14 日查胰功能 AMY 57U/L,LIP 350U/L,2010 年 2 月查 IgG4 70.6g/L,患者拒绝使用激素,不规律使用胸腺肽治疗。2010 年 9 月出现右上腹持续隐痛,间断针刺样剧痛伴腰背部放射痛,伴恶心、厌油、乏力、纳差,与饮食排便无关,无发热、呕吐。先后就诊于美国、加拿大等医院,腹部 B 超、MRI 提示胰腺占位,IgG4、ANA 升高,肿瘤标记物(－),自服胰酶、中药治疗效果不佳。2010 年 11 月出现反复呕吐(胃内容物),呕吐后腹痛、恶心症状好转。2010 年 12 月就诊于我院,血常规:WBC 3.65×10⁹/L,Hb 125g/L,PLT 130×10⁹/L;肝肾胰功能:GGT 9U/L,余正常。MRI:胆总管向胰头方向牵拉成角,局部略狭窄,左肾囊肿。腹部 B 超:胰腺体增大,慢性胰腺炎可能大,占位病变不除外。妇科 B 超:子宫下段、宫颈上段左侧实性占位,子宫左侧壁肌壁间肌瘤。PET/CT:胰体局部放射性摄取较前明显增高,胰腺下方腹主动脉前出现一代谢增高淋巴结,胰尾放射性摄取增高,原右肺中叶代谢增高小结节摄取较前轻度升高,体积稍大,双肺门新增数个代谢增高淋巴结,原肺门活性增高淋巴结代谢升高,体积变大,左侧子宫表面代谢增高灶复现,范围增大。GP73 5.34U,TPA 1.75ng/ml,肿瘤标记物、免疫球蛋白、ESR、CRP、TB-Spot 均正常。建议激素治疗,患者拒绝,给予胸腺肽(1.6mg,2 次/周)、帕夫林治疗。2010 年 12 月外院查肝炎、甲功能、CA 系列、ANCA、ENA 抗体谱均正常,ANA(+)1:100;甲状腺 B 超:甲状腺小结节,右颈部淋巴结肿大,左侧锁骨上小淋巴结;胸部 CT:右肺尖结节、双肺多发胸膜下结节、胸膜结节、双肺轻度肺气肿。开始服用中药治疗,此后患者未在呕吐、腹痛、恶心大致同前。2011 年 2 月 9 日至 2011 年 2 月 26 日患者于我院住院治疗,查血常规、血生化、免疫学指标、肿瘤指标均未见异常;腹部 B 超:胰体略饱满,未见占位;妇科 B 超:子宫肌瘤,子宫下段及宫颈上段左侧实性占位。MRCP:与我院老片大致相同。呼吸科会诊:双肺小结节性质不明,但可排除结核及肿瘤。诊断为"自身免疫性胰腺炎,双肺结节性质不明,子宫肌瘤"。给予帕夫林、胸腺肽等治疗后患者好转出院。

(二)护理问题

1. 疼痛　与胰腺炎腹痛有关。

2. 舒适改变　与恶心呕吐有关。

(三)护理措施

1. 一般护理　患者入院后,护士协助医生完善血清 IgG4 测定及肿瘤标志物检查,筛查肿瘤,协助患者外出行 CT 及相关检查。经上述检查后排除肿瘤;同时护士定期巡视患者,严密观察神志情况,监测血压、脉搏、呼吸及血氧饱和度变化,定期监测血常规、尿常规、肝肾功能、电解质、血糖、血脂及血淀粉酶;协助医生行口腔科及眼科检查及颌下腺活检,予患者术前准备及宣教,术后密切观察伤口情况;密切观察患者腹部及双下肢症状体征,经治疗症状缓解。

2. 专科护理

(1)胰腺受累患者的护理:在自身性胰腺炎的急性期患者应禁食、卧床休息,以降低机体代谢率,必要时应根据医嘱行胃肠减压,以减轻腹部压力,这样可以避免食物和胃酸刺激十二指肠分泌大量肠激素而增加肠液分泌,从而降低消化液对胰腺的自溶作用,预防和治疗肠麻痹,减轻腹胀,并缓解腹痛症状。护士应同时严密观察患者腹痛的性质、范围、持续时间的变化,并做好记录。若患者出现呕吐,则还应观察呕吐物的颜色变化,记录呕吐物的量,并防止呕吐物误吸、窒息的发生。当患者的血淀粉酶降至正常后应逐渐给予低盐、高热量、高维生素饮食,并注意少食多餐。进入恢复期后,患者则应被鼓励在床边进行轻体力活动,以利于恢复胃肠活动。

(2)颌下腺肿大的护理:颌下腺受累患者常因张口及咀嚼使受累局部疼痛加重,从而影响进食。故这类患者应当进食富有营养易消化的半流质或软食,忌酸、辣、硬而干燥的食物,以免引起唾液增多,肿痛加剧。患者进餐后,应注意进行口腔卫生,可以遵医嘱使用生理盐水或朵贝尔液漱口,饭后及睡觉前后刷牙,清除口腔及牙齿上的食物残渣,以保持口腔清洁,防止继发细菌感染。肿痛部位的护理还可局部使用硫酸镁湿热敷,收缩血管减轻炎症充血程度及疼痛。

对唇腺活检患者,术前应耐心向其讲解此项检查的目的、方法、意义、可能出现的并发症和处理方法,使患者做好心理准备,保持稳定情绪。术后应注意观察局部伤口情况,警惕出血及伤口感染。可遵医嘱加用 0.02% 醋酸氯己定 10ml 三餐后含漱、并口服消炎药头孢呋辛酯 0.5g 一日 2 次以预防口腔感染。

3. 用药护理 IgG4 相关性疾病对糖皮质激素治疗反应良好。激素具有很强的抗炎、免疫抑制及抗过敏活性,但患者长期使用糖皮质激素治疗会引起血压升高,并发细菌、真菌感染、血糖升高、应激性溃疡,甚至消化道出血、骨质疏松、电解质紊乱(低血钾、水钠潴留)等。用药期间应监测血常规、血糖谱、体温、血压和体重,观察有无消化道出血及感染的发生。环磷酰胺作为免疫抑制剂,可抑制细胞的增殖,非特异性杀伤抗原敏感性小淋巴细胞,限制其转化为免疫母细胞,还有直接的抗炎作用,用药期间须定期检查血常规、尿常规、肝肾功能、有无恶心、发热、过敏反应等。此药易导致出血性膀胱炎,使用当日嘱患者多饮水。

4. 心理护理 由于本病是近年新认识的一种罕见系统性免疫病,累及多个器官和组织,易误诊。患者往往承受着巨大的心理、家庭和社会的压力,易产生急躁、焦虑、恐惧和悲观失望情绪,做好心理护理和健康教育至关重要。根据不同的文化程度和生活条件,护士应使用温和的语言积极帮患者,适时进行有关本病的健康教育,使患者了解疾病的性质和治疗方法的疗效,在工作中创造出一个温馨的环境对患者来说是一个极大的安慰,有利于解除患者焦虑、悲观、失望的氛围,树立患者战胜疾病的信心,使患者更能安心地接受治疗,提高对治疗的依从性。

5. 健康教育 在疾病急性活动期应卧床休息,缓解期应当适当进行室外活动锻炼,并做好日常生活照料工作。IgG4 相关性疾病患者,尤其是胰腺受累患者,应以清淡饮食为主,少食油腻性食物;忌食辛辣刺激性食物。肾脏受累患者应以低盐饮食为主。使用糖皮质激素治疗此疾病时,患者应注意监测血压和有无黑便及呕血等消化道出血症状。出院时仍使用激素者,应向患者书面详细介绍药物的用法、用量及注意事项,嘱患者严格遵照医嘱用药,千万不可擅自减药或停药,以免复发。遵照医嘱门诊随访,应在医生指导下逐渐减少糖皮质激素用量。同时患者不宜到人群密集的场所,预防感染。

(四)病例思考

IgG4 相关疾病有哪些特点?

(五)病例分析

IgG4 相关性疾病为近年重新认识的一种系统性免疫病,累及多个器官组织,临床表现复杂,目前尚无统一诊断标准,容易误诊,延误治疗时机。IgG4 相关疾病以受累器官肿大,血清 IgG4 水平显著增高(≥1.35g/L),组织中 IgG4 阳性浆细胞浸润(IgG4 阳性浆细胞 >40%)为主要特点;同时或相继累及涎腺、泪腺、胰腺、胆管、腹膜后组织、肺脏、肾脏、淋巴结、甲状腺等;完善血清 IgG4 测定及肿瘤标志物检查,筛查肿瘤,确定受累器官和组织,患者对激素治疗效果明显。

第十一节　嗜酸粒细胞增多症的护理

嗜酸粒细胞增多症是指外周血中嗜酸粒细胞绝对值超过 0.45×10^9/L,分类超过 0.05。临床上常与多种疾病相关,特别是寄生虫感染、过敏性疾病、结缔组织病和肿瘤的非特异性反应等。嗜酸粒细胞增多症根据嗜酸粒细胞增多的程度分为轻度:嗜酸粒细胞 0.4×10^9 ~ 1.5×10^9/L;中度:嗜酸粒细胞 1.5×10^9 ~ 5×10^9/L;重度:嗜酸粒细胞 >5×10^9/L。

变应性肉芽肿血管炎又叫 Churg-Strauss 综合征,是一类原因不明、主要累及中、小动脉的系统性坏死性血管炎。患者常伴有哮喘或变应性鼻炎,主要累及肺、心、肾、皮肤和外周神经。本病三大特征:哮喘、嗜酸性粒细胞增多和血管炎。

知识点

变应性肉芽血管炎的分类诊断标准

1. 哮喘;

2. 嗜酸粒细胞 >10%(白细胞分类);

3. 单发及多发性神经病变;

---

4. 游走性或一过性肺浸润；

5. 副鼻窦炎；

6. 血管外嗜酸粒细胞浸润。

有以上4项阳性，即可诊断为变应性肉芽肿血管炎。

【临床表现】

病因不同，临床表现亦不同。可以表现为发热、血管神经性水肿、腹痛、关节肿痛等。可累及心、肺、脑、肝、脾、胃肠道、皮肤等多种器官。易并发心力衰竭、支气管痉挛、脑栓塞等。

1. 变态反应性疾病及皮肤病　变态反应性鼻炎、荨麻疹、血管神经性水肿、血清病、药物过敏、食物过敏等。可表现为湿疹、剥脱性皮炎、疱疹性皮炎、天疱疮、银屑病、红糠疹、鱼鳞癣、皮肤瘙痒、色素沉着。

2. 呼吸道疾病　哮喘最常见；其他有过敏性肺炎、慢性嗜酸性粒细胞性肺炎等。

3. 感染　真菌感染，如球孢子菌病及曲霉菌病等；其他感染或传染病有：猩红热急性期、布氏杆菌病、淋巴结干酪性结核、衣原体肺炎及猫爪病等。

4. 恶性肿瘤　如肺癌、结肠癌、宫颈癌、骨髓增殖性疾病、霍奇金病、非霍奇金淋巴瘤病等。

5. 嗜酸性粒细胞增多综合征和嗜酸性粒细胞白血病。

6. 其他　嗜酸性粒细胞性胆囊炎、嗜酸性粒细胞性膀胱炎、嗜酸性粒细胞性脑膜炎、放射治疗后、腺垂体功能减退症及肾上腺皮质功能减退症等。

7. 炎症性和风湿性疾病　变态反应性肉芽肿性血管炎。嗜酸粒细胞增多症可并发全身症状，如发热、疲倦、体质下降、浮肿、关节肿痛、肌肉疼痛、肌无力等。

【治疗原则】

病因不同，治疗原则也不同。

1. 积极治疗原发病。

2. 类固醇激素治疗　泼尼松仍为一线治疗药物。泼尼松开始剂量要足量，应达≥40mg Qd，当嗜酸细胞计数下降后开始逐渐减量。

3. 细胞毒药物治疗　包括羟基脲、长春新碱、阿糖胞苷，最常用羟基脲，一般在治疗2周后嗜酸粒细胞下降。

4. 免疫治疗　包括干扰素、环孢素。

5. 骨髓移植　适用于器官损害进展快、标准治疗失败者。

【病例与分析】

（一）病历资料

患者 2014 年 11 月出现发热，Tmax 37.5℃，伴流涕、鼻塞、喷嚏，1 周后鼻塞加重，伴咳嗽、咳黄痰，于外院查血常规：WBC 17.04 × 10⁹/L，NEUT% 60.3%，EOS% 27.3%，EOS 4.66 × 10⁹/L，Hb 110g/L，PLT 321 × 10⁹/L。予头孢口服 5 天，症状未缓解。11 月底出现左足及左侧小腿麻木，逐渐加重，后出现右足及右小腿麻木，无活动障碍，逐渐出现左侧臀部、大腿后侧、小腿外侧放电样疼痛，VAS 9 分，十余小时后疼痛稍减轻。行理疗未明显好转。1 周后出现左手小指无知觉，左手无名指麻木、疼痛，逐渐发展至中指、示指，左侧小臂麻木。2 周后出现右手示指、中指、无名指麻木、疼痛伴活动障碍，右手握力下降，右侧小臂麻木。期间间断咳黄豆大深红色血块。2014 年 12 月 16 日于外院查血常规：WBC 20.4 × 10⁹/L，NEUT% 66.3%，EOS% 24%，EOS 4.9 × 10⁹/L，Hb 82g/L，PLT 326 × 10⁹/L。肝肾功：Alb 28.1g/L，前白蛋白 94.1mg/L，余（－）。CRP 18mg/L。ESR 119mm/h。肌电图：上、下肢周围神经源性损害。胸部 CT：右肺散在多发淡片影。予人免疫球蛋白 20g Qd，连服 5 天。2014 年 12 月 26 日于我院查 ANCA 谱 3 项：IF-ANCA（＋）P 1:20，MPO-ANCA 113RU/ml，PR3-ANCA（－）。T-IgE 173.0KU/L。考虑嗜酸性肉芽肿性多血管炎，患者当时孕 16 周，拟放弃胎儿。12 月 27 日起予甲泼尼龙 40mg Qd 口服，12 月 28 日改为甲泼尼龙 80mg Qd iv，连用 7 天。患者四肢疼痛明显减轻，12 月 31 日复查 hsCRP 10.7mg/L。2015 年 1 月 7 日查血常规：WBC 12.8 × 10⁹/L，NEUT% 69.3%，EOS% 22.7%，EOS 2.9 × 10⁹/L，Hb 74g/L，PLT 424 × 10⁹/L。ESR ＞ 140mm/h。患者自行停用激素 1 周，2015 年 1 月 14 日我院予甲泼尼龙 40mg Qd，CTX 100mg Qod（未服 CTX）。1 月 17 日行引产。病程中，患者持续低热，T 37.2℃左右。既往史：2012 年曾因咳嗽 1 个月外院拟诊哮喘。2013 年因室上性心动过速于外院行射频消融术。

（二）护理问题

1. 疼痛　与原发病导致肌痛有关。

2. 肢体感觉障碍　与疾病所致周围神经受累有关。

3. 发热　与原发病有关。

4. 心理护理　与中期引产导致焦虑有关。

（三）护理措施

1. 一般护理　本病诊断过程中需要检查的项目较多，要有计划地指导患者正确留取粪、尿、痰等标本，正确抽取空腹血标本。协助医生做好骨髓穿刺，留取病理标本，并及时送标本进行检查，为确诊提供可靠依据。同时，外周血中嗜酸性粒细胞计数有昼夜生理变化，晚间尤以清晨 3 时最高，比上午 8 时高

30%,上午9~11时最低,比上午8时低20%,上午8时为采血检测嗜酸性粒细胞的最佳时间,所得数值可作为基础水平。

2. 专科护理

(1)发热的护理

1)根据风湿免疫科护理常规监测患者体温变化。

2)遵医嘱予患者对症退热,并且观察退热效果,及时记录体温单。

3)保持床单位整洁干燥,及时更换被服,增强患者舒适感。

(2)肢体麻木的护理

1)指导患者保持功能位及协助功能锻炼。

2)预防跌倒,保障患者安全

①保持地面无水渍、障碍物,病室及活动区域灯光充足。

②悬挂预防跌倒标识,做好交接班,告知患者及家属可能导致跌倒的原因,并采取相应措施防范。

③患者日常用物放于可及处。

④患者穿着的衣裤长短适宜,穿防滑拖鞋。

⑤呼叫器置于患者可及处,提醒患者下床时若有必要及时寻求帮助。

⑥患者外出检查时通知外勤备好轮椅。

(3)呼吸系统受累患者的护理

1)保持室内空气新鲜流通,维持适宜的温度(18~22℃)和湿度(50%~60%),减少环境不良刺激,避免受凉。

2)给予高蛋白、高维生素、足够热量的饮食,多饮水,每日饮水量在1500ml以上。

3)密切观察咳嗽、咳痰情况,并详细记录,对合并呼吸道感染者还要观察体温变化。

4)采取和促进有效排痰的措施:湿化呼吸道,指导有效咳痰,协助拍背和胸壁震颤,体位引流,机械吸痰。

5)按医嘱用抗菌药、止咳、祛痰药物,注意观察药物的疗效和副作用。

3. 用药护理

(1)嗜酸粒细胞增多症的治疗主要使用糖皮质激素,一般起效快,减量应缓慢。需要1~2个月逐渐减至半量,为取得最佳疗效,可采用每日总量在早晨顿服的方法。同时注意脉搏、血压变化,随时观察病情并做好生活护理,加用床挡防止坠床意外发生。向患者讲明使用激素的注意事项,严格遵医嘱,不可乱用及随意增减或突然停药,特别在减量过程中。一旦发生新皮疹应暂缓减量,若有多发新皮疹应及早增加激素用量;因长期口服激素可使水钠潴留,促进钾排泄,应采用低盐高蛋白饮食,适量补钾可减轻症状;定期查血糖、尿糖、胸透等预防并发症的发生。

（2）使用免疫抑制剂要检查肝功能，定期复查血象。常规应用长春新碱和环磷酰胺前，应用昂丹司琼减少呕吐反应。治疗开始时每周查血常规 1 次，1个月后如果没有出血症状，每 2 周查血常规一次。每 3 周查肝肾功能一次，每次用环磷酰胺后查尿常规，并观察临床症状、体征和脱发、消化道反应及其他药物毒副反应。

（3）服用雷公藤期间要定期复查血尿常规、肝肾功能和心电图，对肝肾功能不良、有心脑血管病变的患者，一旦出现以上雷公藤不良反应，应及时减量或停药，必要时给予积极处理。

4. 心理护理

（1）患者由于病情复杂，对疾病的不了解，感到紧张、恐惧，以及对疾病如何治疗感到担心，而且中期引产，悲观失望，护士要耐心开导，多关心，体贴安慰患者，鼓励战胜疾病的信心。建立良好的护患关系，促使患者积极配合治疗。

（2）做好家属的思想工作，直到家属主动照顾和帮助患者，多给予关怀，尽量满足患者的合理需求，从而稳定情绪配合治疗。

5. 健康教育

（1）嗜酸粒细胞增多症在治疗期间应向患者及家属说明治疗方案、目的和意义，取得患者的配合，消除恐惧心理。

（2）讲解药物的作用和不良反应，以便配合观察。注意饮食卫生，忌食生冷食物。

（3）出院后按时服药，不可擅自停药或减药，服药期间如出现腹痛、黑便应及时就医。定期来院复查。

（四）病例思考

嗜酸粒细胞增多症鉴别诊断的重要性？

（五）病例分析

病因不同，临床表现亦不同。可以表现为发热、支气管哮喘、荨麻疹、血管神经性水肿、腹痛、湿疹、剥脱性皮炎、疱疹性皮炎、天疱疮、银屑病、红糠疹、鱼鳞癣、皮肤瘙痒、色素沉着、关节肿痛等。

嗜酸粒细胞增多症病因复杂，波及多个脏器系统，临床表现可多种多样，早期诊断困难，常需要做全面系统检查才能排除其他常见的病因。病变可累及心、肺、脑、肝、脾、胃肠道、皮肤等多种器官。易并发心力衰竭、支气管痉挛、脑栓塞、皮疹等，护士应加强病情观察，协助医生诊断。

第十二节　结节性多动脉炎合并白色萎缩的护理

　　结节性多动脉炎是一种累及中、小动脉全层的炎症和坏死性血管炎,随受累动脉的部位不同,临床表现多样,可仅局限于皮肤(皮肤型),白色萎缩为白细胞破碎性血管炎,是一种慢性反复性小腿疼痛性溃疡,主要发生在踝部,愈后遗留白色萎缩斑。本病好发中年女性,也可累及多个器官或系统,以肾脏、心脏、神经及皮肤受累最常见。皮肤血管炎在组织病理学上主要有两种改变,即白细胞破碎性和淋巴细胞性;白色萎缩为白细胞破碎性血管炎,主要发生在踝部,愈后遗留白色萎缩斑。目前一般认为,原发性或继发于抗心磷脂抗体、肾功能不全等引起的高凝状态,进而导致的小血管内纤维蛋白血栓形成是引起白色萎缩的直接因素。

> **知识点**
>
> ### 结节性多动脉炎皮损与白色萎缩皮损的不同点
>
> 　　白色萎缩多发于中青年女性,多数病例是夏天加重,冬天减轻。皮损反复发生,慢性病程,不发展为器质性病变,无全身症状,愈合留有象牙阶段性透明性血管炎斑。结节性多动脉炎皮损常见紫癜、溃疡、网状青斑及远端指(趾)缺血改变,多出现在下肢,故结节性多动脉炎合并白色萎缩时白色萎缩的皮肤损害容易被掩盖。

【临床表现】

　　1. 发热　发热可呈持续性或间歇性,可高达39℃以上,也可为低热。

　　2. 皮肤损害　如网状青斑、紫癜、溃疡、远端指趾缺血性改变。部分患者伴雷诺现象,也可出现皮下结节,大小不等,多沿血管分布。

　　3. 关节和肌肉　常见关节炎和关节痛为本病的早期症状,表现为非对称性、多发性,无关节畸形,不遗留关节损害,滑膜检查正常。骨骼肌中小动脉受累,常表现为多发性肌痛和间歇性跛行。

　　4. 肾脏　肾内小动脉广泛受累所引起,蛋白尿、血尿和各种管型,也可出现高血压及肾衰竭,高血压加重肾脏、心脏及脑血管的损害,尿毒症常为本病的死亡原因之一。

　　5. 神经系统　周围神经炎:感觉异常、麻木、疼痛,四肢末端呈手套袜套样改变,也可出现运动障碍,以多发性单神经炎多见。中枢神经的临床表现:头疼、精神障碍、偏瘫、癫痫发作、脑出血。

6. 消化系统　弥漫性腹痛多见于肠系膜动脉炎引致肠系膜动脉栓塞,出现黑便、血便、不完全肠梗阻等,胆囊动脉炎可致急性坏死性胆囊炎,胰腺动脉炎可致坏死性胰腺炎,肝脏受累表现为黄疸、转氨酶升高。

7. 心血管系统　因冠状动脉炎,引起心绞痛甚至心梗、各种心律失常。

【治疗原则】

糖皮质激素联合免疫抑制剂治疗可提高疗效。病程中常有血栓形成,导致血管栓塞,选用抗凝药物治疗。病情重、内脏受累多可用血浆置换。

【病例与分析】

(一)病历资料

患者男,32 岁。主因皮疹 10 年余,加重 2 年,发热、腹痛、消瘦半年,于 2010 年 4 月 21 日收入我院风湿免疫病房,10 余年前患者出现双足踝部内外侧为主 1 ~ 3cm 大小不等痛性结节,反复破溃,1 ~ 2 个月缓慢愈合,遗留瘢痕和色素沉着,范围局限于双下肢下 1/3 以远部位,每年发作 1 ~ 2 次,未特殊处理。2 年前开始皮疹加重,次数增多为每年 2 ~ 4 次。2009 年 8 月山东省皮肤病医院行皮肤活检病理:白色萎缩晚期皮损改变。半年前患者无明显诱因出现发热,起初为 2 ~ 3 天发热一次,体温未量,当时未在意。3 月前患者出现每日发热,最高体温可达到 38 ~ 39℃,下午出现,伴轻微畏寒、寒战、全身酸痛,体力下降,步行 50m 觉下肢腓肠肌酸痛,休息后好转。进食后腹痛、腹胀、腹部不适,无腹泻、黑便等,进食量减少为 2 ~ 3 两/日,病程中体重下降 10kg,并发现血压增高 140 ~ 150/90 ~ 100mmHg,抗感染等治疗效果不佳,为进一步治疗收入我科。入院时 T 38.0℃,P 106 次/分,R 18 次/分,BP 146/114mmHg,体格检查:双侧足踝内外侧可见片状不规则褐色色素沉着,皮肤变薄萎缩,四肢肌肉压痛。四肢浅感觉无明显异常。双上肢肌力Ⅳ + 级,双下肢远端Ⅳ + 级,近端Ⅲ级,心肺腹(－),双下肢无水肿。入院后查心脏彩超:二尖瓣前叶轻度脱垂伴轻度关闭不全;双下肢动脉 B 超(－);胸腹 CT:脾大;腹部 CTA:双肾、脾门及多发细小动脉末端小动脉瘤。EMG:可疑肌源性损害。诊断为结节性多动脉炎,给予甲泼尼龙及环磷酰胺治疗,患者主诉进食后腹部不适,查血钾偏低,间断给予输液和补钾处理,后血钾升至 3.3mmol/L,监测血常规发现患者白细胞下降、丙氨酸转氨酶升高,遂停用环磷酰胺,监测丙氨酸转氨酶降至正常,白细胞有所恢复。于 2010 年 6 月 2 日病情好转出院。

(二)护理问题

1. 潜在并发症:血管瘤破裂。

2. 出血的危险　与抗凝治疗有关。

3. 疼痛　与小血管的炎症或坏死性血管炎有关。

4. 皮肤完整性受损　与疾病导致局部血管炎症,致使皮肤破溃有关。

5. 受伤的危险　与疾病导致双下肢肌力下降有关。

(三)护理措施

1. 一般护理

(1)房间定时通风,温湿度适宜,预防感染至关重要。

(2)做好安全防护措施,告知患者及家属可能导致跌倒的原因以提高警惕。

(3)注意皮肤黏膜的卫生,出现皮疹,注意做好皮肤保护,防止破溃感染。

(4)保持床单位的整洁,定时更换病服,裤腿宽松,保护双下肢皮肤。

(5)巡视患者,及时满足其生活需要。

2. 专科护理

(1)预防血管瘤破裂

1)监测生命体征变化。

2)注意安全,保护腹部,避免腹部血管瘤处受外力碰撞。

3)患者保持情绪稳定,避免情绪波动及剧烈运动。

4)保持大便通畅,避免排便用力。

5)禁止做负重活动,如提重物。

(2)警惕出血发生

1)每日定时评估,严密监测血常规、凝血指标。

2)注射抗凝药前应评估有无出血倾向:皮肤有无出血点、瘀斑、自发鼻腔出血、大小便颜色等。

3)遵医嘱严格应用抗凝/抗血小板药物,注射低分子肝素钠后局部按压≥10分钟,避免注射部位局部瘀血、瘀斑、血肿。

(3)疼痛护理

1)评估疼痛的程度、性质遵医嘱予对症止疼治疗。

2)观察用药后的效果。

3)警惕动脉瘤破裂、肠坏死、穿孔的发生。

(4)皮肤护理

1)各班观察局部皮肤情况,如有破溃遵医嘱换药,预防感染。

2)保持床单位的整洁干净。

3)裤腿要宽松,保护双下肢皮肤。

(5)预防跌倒,保障患者安全

1)保持地面无水渍、障碍物,病室及活动区域灯光充足。

2)悬挂预防跌倒标识,做好交接班,告知患者及家属可能导致跌倒的原因,并采取相应措施防范。

3)患者日常用物放于可及处。

4)患者穿着的衣裤长短适宜,穿防滑拖鞋。

5)呼叫器置于患者可及处,提醒患者下床时若有必要及时寻求帮助。

6)患者外出检查时通知外勤备好轮椅。

3. 用药护理

(1)环磷酰胺是免疫抑制剂,它的副作用是可使白细胞下降、感染几率增加。为预防感染,应开窗通风,减少探视,戴口罩,醋酸氯己定溶液漱口,监测体温,每日清洁外阴;环磷酰胺还易引起出血性膀胱炎,故应观察患者小便的颜色,如出现小便颜色发红立即通知医生,停止使用,待小便颜色恢复正常后方可使用环磷酰胺;胃肠道反应:恶心呕吐食欲下降,指导患者静脉输入环磷酰胺后大量饮水,吃清淡饮食,吃新鲜蔬菜水果,必要时予胃复安口服或肌内注射缓解胃肠道反应。

(2)患者服用中药雷公藤苷片治疗白色萎缩,10mg 每日 2 次,雷公藤苷片有较强的抗炎和免疫抑制作用,服用雷公藤苷片可引起口腔黏膜溃疡、眼干涩、皮肤毛囊角化、胃肠道反应等不良反应。患者用药期间观察口腔黏膜的变化,予醋酸氯己定溶液漱口,预防口腔感染,给予止吐及保护胃黏膜治疗。

(3)警惕电解质紊乱的发生,熟悉低血钾的临床表现,当患者出现软弱无力腱反射减退,恶心呕吐腹胀,心悸血压下降,烦躁不安时,说明此时患者血钾过低,立即通知医生,及时补钾治疗。高血钾症发生时,密切观察患者:原因不明的心音变弱,血压波动,感觉异常,极度虚弱,肌肉酸痛,肤色苍白,肢体发冷,要立即控制氯化钾的滴注。

(4)使用抗凝药物时,注意出血的发生。监测凝血指标,观察出血倾向。

4. 心理护理 患者病程长,腹部间断疼痛及双下肢肌肉萎缩,有陈旧瘢痕色素沉着,出现自我形象紊乱、焦虑和缺乏相关疾病知识,因此在住院期间,有针对性地做好心理护理是非常重要的工作,积极配合与合作交流,安抚患者。使患者保持积极、乐观态度,做好健康教育,同时与患者家属进行沟通交流,留家属陪护,让患者得到家人和朋友的支持关爱鼓励,调整好心态,积极配合治疗。

5. 健康教育 依据病情轻重和治疗反应的个体差异,个体化调整药物种类、剂型、剂量和疗程。病情得到基本控制,血沉接近正常时,可考虑激素减量维持治疗。减量维持是一个重要的治疗步骤,遵医嘱服药,减少复发。了解药物的作用和副作用,长期服用激素注意补钙,在使用免疫抑制剂过程中注意定期复查血常规、尿常规和肝肾功能,避免不良反应的发生。介绍疾病相关知识及注意事项,使患者积极配合治疗,消除顾虑,树立战胜疾病的信心。

（四）病例思考

患者突然主诉腹痛剧烈,护士要首先考虑患者出现了什么病情变化?

（五）病例分析

该患者双肾、脾门及多发细小动脉末端小动脉瘤。腹痛时首先考虑动脉瘤破裂出血的发生。患者动脉瘤破裂会发生猝死。

第五章 护理展望

一、风湿免疫性疾病的治疗新进展

风湿免疫性疾病范围广泛,病种繁多,用于治疗疾病的方法除药物外,兼有物理、免疫生物、手术和移植等疗法,同时患者的健康教育必不可少。

(一)一般治疗

1. **患者健康教育** 风湿性疾病是一种慢性系统性反复发作性疾病,由于对疾病缺乏了解,患者在疾病确诊后往往消极悲观,不能坚持治疗或规律服药,最终导致病情恶化,甚至危及生命。因此,在护理的过程中,应尤其注重对患者或是其家属的健康教育,在疾病反复治疗及发作过程中,提高其疾病自我管理效能及能力,让其了解此病治疗的长期性及反复性,树立起长期与疾病作斗争的勇气和信心。

2. **饮食疗法** 食物中的某些成分可以影响机体的免疫过程和炎症反应,某些维生素及锌、硒、铁的缺乏可能导致多种免疫功能的缺陷,因此,饮食对风湿性疾病的影响越来越受到重视,许多医师正在把饮食治疗纳入风湿性疾病的综合治疗中。如长期服用激素的系统性红斑狼疮患者可能存在水钠潴留,血钾偏低的情况。对于此类患者,应指导进食低盐、低脂肪、高蛋白饮食,并多食水果,如西红柿、橘子、香蕉、苹果等,但当并发狼疮肾炎出现高血钾时,则应减少高钾食物。类风湿关节炎患者饮食对疾病则影响不大,但可补充选择患者体内缺乏的或对缓解病情有益的食物,如富含硒、铁、锌的食物及鱼油等。

(二)药物治疗

对于风湿性疾病的治疗,药物治疗很关键,目前应用的药物主要有非甾体抗炎药、慢作用药或改善病情药、激素类药物、免疫抑制剂、生物制剂等。

1. **非甾体抗炎药** 非甾体抗炎药是一大类具有相同作用机制、非糖皮质激素而具有抗炎、镇痛和解热作用的药物,在风湿性疾病治疗过程中起效快,镇痛效果好,被称为抗风湿性疾病的一线药物。常用的非甾体抗炎药有阿司匹林、吲哚美辛、布洛芬、双氯酚酸钠等。

2. 慢作用药或改善病情药　此类药物的共同特点是不具备即刻的抗炎和镇痛作用,但有改善病情和延缓病情进展的作用,通常要在治疗 2～4 个月后才显效果,病情缓解后宜长期维持治疗。常用的慢作用药或改善病情药包括抗疟药、金制剂、青霉胺、雷公藤等药物。

3. 激素类药物　临床上利用激素的抗炎和免疫抑制作用治疗风湿性疾病,其主要药理作用可归纳为"四抗",即抗炎、抗免疫、抗毒素和抗休克作用。激素可抑制感染性和非感染性(免疫、物理、化学、缺血、肿瘤)因素所致的炎症;此外许多风湿性疾病的发病被认为与免疫异常有关,大剂量激素可通过多个环节抑制免疫反应;激素还可提高人体对有害刺激的应激能力,减轻细菌内毒素对机体的损害,缓解毒血症状,也能减少内源性致热源的释放,对感染毒血症的高热有良好的退热作用;此外,激素可通过增加循环血容量,改善循环灌注不良,稳定溶酶体膜,防止溶酶体膜释放损伤组织等,以发挥抗休克作用。临床上所指的糖皮质激素品种很多,各具特点。常用的激素制剂中,短效的有氢化可的松、可的松,中效的泼尼松、泼尼松龙、甲泼尼龙等,长效的有地塞米松或倍他米松等。

4. 免疫抑制剂　免疫抑制剂又称为细胞毒性药物,通过抑制细胞代谢途径或杀灭增殖细胞而发挥抗肿瘤的作用。最初用于治疗恶性肿瘤,随后又用于器官移植。近年来广泛用于治疗风湿免疫性疾病。可能的依据是:风湿性疾病是由免疫系统介导的;疾病的症状和体征是炎症所致;免疫抑制治疗可使病情减轻;杀伤不需要的细胞可能对疾病有利。常用的免疫抑制剂包括环磷酰胺、甲氨蝶呤、硫唑嘌呤、来氟米特等,此外还有新型免疫抑制剂如环孢素、FK506、沙利度胺、霉酚酸酯等。

5. 生物制剂　近十年来,风湿免疫领域最大的进展之一是生物制剂的应用,从第一个抗肿瘤坏死因子拮抗剂(TNFi)的上市,到目前已经不下十种生物制剂用于各类风湿免疫性疾病的治疗,其中使用最多最广泛的仍是类风湿关节炎和脊柱阴性关节病。常用的生物制剂包括 TNF-α 抑制剂、抗 CD_{20} 单克隆抗体、共刺激分子受体 CTLA-4Ig 等。

(三)结缔组织病-肺动脉高压的综合治疗

肺动脉高压(PAH)是多种结缔组织病(CTD)在心血管及呼吸系统的重要并发症之一,病因迄今尚不明确,其发病机制可能与肺纤维化、肺血管炎、血栓形成、肺栓塞和血管痉挛有关。CTD-PAH 的综合治疗分为两大方面,包括 CTD 基础病的治疗,主要药物是激素和免疫抑制剂;PAH 的治疗包括三个方面:一般支持治疗、靶向治疗(钙通道阻滞药、前列环素类似物、内皮素受体拮抗剂 ERA、5 型磷酸二酯酶抑制剂)等以及介入和手术治疗。

（四）中医药治疗、物理治疗及外科治疗

1. 中医药治疗　中医中药治疗疾病有着悠久的历史,早在两千多年前《黄帝内经》一书中就有相似病症的记载,经过历代医家的不断实践,已积累了丰富的经验,近年来,在治疗风湿免疫性疾病方面,应用扶正祛邪及活血化瘀、清热解毒等方法配合西医治疗,取得了良好的效果。

2. 物理治疗　风湿性疾病多为慢性疾病,病程表现为慢性反复发作性,无论在疾病的活动期还是缓解期,物理与康复治疗都是重要的治疗措施。在对日常生活活动评价的基础上,确定适当的物理治疗计划并贯穿于治疗的全过程中,将对风湿性疾病的治疗有很大益处。

3. 外科治疗　风湿性疾病的患者采用外科手术的目的是进一步明确诊断;为综合治疗的一部分;减轻和消除疾病疼痛,防止或矫正畸形,防止关节破坏的进一步加重;进一步改善或重建关节功能。

（五）综合诊治

随着医学的进步及检测技术水平的提高,风湿性疾病的治疗也发生着日新月异的变化,各种新药及治疗手段正日益应用于临床。在风湿性疾病的治疗方面,在北京协和医院多学科协作的传统下,应注重常见风湿性疾病(如系统性红斑狼疮、干燥综合征、类风湿关节炎、强直性脊柱炎等)的规范治疗,同时强调对少见风湿性疾病(如系统性硬化症、系统性血管炎、抗磷脂综合征、多发性肌炎/皮肌炎等)、风湿性疾病重要脏器损害(如结缔组织病相关肝脏损伤、肺动脉高压、肺间质病变等)以及风湿性疾病严重并发症(如结缔组织病并发混合感染、心脑血管事件、骨质疏松、妊娠等)的综合诊治。

二、风湿免疫性疾病的护理新进展

风湿性疾病是一种恶化与缓解交替发生的疾病,首发症状以关节痛、皮疹、发热最为多见,随着病情进展,最终会累及肾脏、心脏、肝脏等多个脏器。随着医学的进步,风湿性疾病患者的生存率显著提高,但是,风湿性疾病目前还难以治愈,伴随着生存率的提高,更多患者长期面临着疾病造成的躯体不适、药物副作用的影响、日常生活活动受限等多种问题的挑战。因此,风湿性疾病作为一种慢性疾病,对于日常护理提出了很高的要求。

（一）优质护理理念的落实

以患者为中心,强化基础护理,全面落实护理责任制,深化护理专业内涵,整体提升护理服务水平。护理人员应在思想观念和医疗行为上,处处为患者着想,落实优质护理的理念,一切活动将患者的安全与利益放在首位,满足患者基本生活的需要,保证患者的安全,保持患者躯体的舒适,同时协助平衡患者的心理,取得患者家庭和社会的协调和支持,用优质护理的质量来提升患者

与社会的满意度。

（二）先进管理经验的渗入

随着医学模式的改变，护理工作的内涵和外延不断拓展，如何实施更加科学、系统、全面、有效的护理管理，是我们面临的重要课题。为了贯彻以患者为中心的整体护理理念，科室护理管理人员应该在掌握医院管理各项规章制度的基础上，了解当今国际先进的管理理论和方法，注重探索和创新，充分发挥护理专业的独特功能，使其服务内容和服务方式多样化；护理人力资源管理逐渐专业化、人性化；护理质量管理趋于科学化、标准化。同时，充分利用护理信息系统，提高工作效率和管理效能，逐步实现传统护理向现代化护理管理的转变，最终，以最优的设备、人力等资源，整体提升患者的服务质量。

（三）专科护理的发展

护理基础理论、基础知识及基本技能是指导临床护理工作的基础，但由于风湿性疾病的严重性、长期性及反复性，未来风湿性疾病的护理应更注重专科的发展。在日常常规护理的基础上，结合新的理念，更深层次的探讨、论述各专科相关的理论知识、护理技能与前沿发展，从理论、知识及技能三个方面着手，提高临床护理人员的专业知识储备与技能，做到专病专护，以期为患者实施专业、全面、高质量的临床护理。

（四）慢性疾病的管理

作为一种恶化与缓解交替发生的慢性疾病，在日常护理过程中应注重患者的自我效能及自我管理能力的提高。采用延续性护理模式，注重护理的全面性及持续性，针对风湿性疾病患者的管理应包括院前、住院过程中及出院后。此外，对于患者出院后的管理，应尝试借助 APP 等多种方式，注重管理的实效性、反馈性及依从性。以此来降低风湿性疾病患者疾病的复发率、药物副作用的发生率以及规律复查的依从性，最终最大限度降低风湿性疾病患者的致畸率及病死率。

附录1　护理给药缺陷报告单

患者一般资料
患者姓名:_____　　病历号:_____　　给药缺陷发生科室:_____
性别:□ 男　　□ 女
年龄(岁):_____
诊断:_____(第一诊断)
患者来源:□ 住院　□ 门诊　□ 急诊　□ 日间病房　□ 其他_____
入院日期:_____年____月____日
护理级别:□ 特级　　Ⅰ级　　Ⅱ级　　Ⅲ级　　□ 其他
文化程度:□ 小学　□ 初中　□ 高中　□ 大专　□ 本科及以上　□ 其他_____
事件发生情况
给药发生日期:____年__月__日__时
发生地点:□ 门诊　□ 病房　□ 急诊　□ 手术室　□ 其他_____
当事人职称:□ 护士　□ 护师　□ 主管护师　□ 副主任护师
当事人工作年限(年):_____
错误类型
□ 给药对象错误　□ 给药时间错误　□ 给药途径错误　□ 遗漏给药　□ 输液速度错误
□ 剂量错误　□ 剂型错误　□ 药物错误　□ 药物效期错误　□ 其他_____
缺陷引起的后果
□ 无用药反应　□ 出现轻度用药反应未给予处理,观察病情　□ 出现用药反应,给予用药等措施　□ 出现严重用药反应,采取抢救等措施,患者恢复　□ 出现严重用药反应,导致患者残疾或死亡　□ 其他_____
报告单位:_____　　联系电话:_____
报告日期:_____年____月____日
事件发生经过、对患者采取的处理措施及患者转归(可附页)

附录2 护理给药缺陷追踪评价表

对患者的处置措施（由科室护士长填写）   日期：　　　　　　签名：
患者转归（由科室护士长填写）   日期：　　　　　　签名：
原因分析（由科室护士长填写）   日期：　　　　　　签名：
整改措施（由科室护士长填写）   日期：　　　　　　签名：
效果评价（由科室护士长填写）   日期：　　　　　　签名：
科护士长效果评价（由大科护士长填写）   日期：　　　　　　签名：
护理部追踪验证（由护理部填写） 差错（事故）性质：□ 缺点　　□ 差错　　□ 严重差错　　□ 事故

药差错评分表　　　　（总分：　　）

A（　）	B（　）	C（　）	D（　）	E（　）
差错的类型	给药途经	药物分类	用药反应	汇报时限
给药时间错误 1分 给药途经错误 1分 遗漏给药 　一个剂量 1分 给药日期错误 1分 输液速度错误 1分 剂量错误 1分 给药过量 1~2分 药物错误 3分 未遵医嘱给药 4分	静脉 4分 肌肉/皮下 3分 口服 2分 其他（经眼、鼻、咽、阴道、直肠等）1分	根据药物的级别不同而评分（见表2）	根据出现用药后反应评分(见表3)	24小时内 0分 1~1.5天 1分 1.5~2天 2分 超过2天,超1天加扣1分 不报、瞒报＞10分

药物分类表

1分	2分	3分	4分	5分
抑酸剂 止泻剂 导泻剂 非静脉性药物 避孕药 化痰药 退热剂 维生素类 中药类	止吐剂 抗抑郁药 抗组胺药 抗炎药 雌激素 孕酮 肌松剂 镇静剂 催眠药 麻醉剂 复杂的静脉药（隔离等）	抗菌药 抗惊厥药 抗精神病药 巴比妥类药 利尿剂 麻醉拮抗剂 口服降糖药 类固醇类药 50%葡萄糖 抗痨药 抗排异药	抗血栓药 扩张支气管药 心血管药 抗心律失常药 抗高血压药 血管收缩/血管舒张 麻醉止痛药 电解质	肝素 血液/血液成分 化疗药 抗肿瘤药 高营养药 胰岛素 儿科用药

差错或事故后果

0 分	2 分	4 分	8 分	>10 分
无用药反应	出现轻度用药反应,未给予处理,观察病情	出现用药后反应,采取用药处理等措施	出现严重用药反应,采取抢救等措施,患者恢复	出现严重用药反应,导致患者残疾或死亡

量表使用说明:

1. 每一项错误情形只打分一次,如果多于 1 种药物被用错了,那么每种药物分别打分。

2. 报告时限:以上报到护理部的时间为准。

3. 给药差错扣科室质量控制得分方法

记分方法:A、B、C、D、E 五项总和即为差错分数。

8 ~ 13 分:该科室月总分减 2 分。

14 ~ 18 分:该科室月总分减 3 分。

19 ~ 23 分:该科室月总分减 4 分。

24 ~ 27 分:该科室月总分减 5 分。

28 ~ 33 分:该科室月总分减 6 分。

34 ~ 37 分:该科室月总分减 7 分。

38 ~ 43 分:该科室月总分减 8 分。

44 ~ 50 分:该科室月总分减 9 分。对当事人酌情处理。

大于 50 分:该科室月总分减 10 分。当事人限期调离本院。

附录3　医疗护理风险防范 (堵漏) 报告表

病案号:		患者姓名:		年龄:		性别:	
诊断:			发生时间:	年	月	日	am/pm
风险类别:□ 医疗风险　　　　□ 护理风险							
过程描述:							
结果:							
责任人:_____医生/进修医生/医学生 堵漏人员:_____医生/进修医生/医学生 　　　　_____护士/进修护士/护生							
报告科室:　　　　　　　　　　　护士长签字: 　　　　　　　　　　　　　　　　网报接收签字:							

以下由护理部填写：

医疗风险分类：

☐ 患者识别错误：医嘱(手术)张冠李戴、信息填错

☐ 手术部位错误：

☐ 医嘱错误：时间、剂量、用法、药名

☐ 用药缺乏规范：用药未开过敏试验

☐ 医嘱系统不熟练导致医嘱错误

☐ 其他：_____

护理风险分类：

☐ 医嘱处理错误：

☐ 工作环节：配错药、挂错液、发错药

☐ 输血错误：血型不符、张冠李戴

☐ 其他：_____

讨论结果：

讨论日期： 　　　　　　　　　　　　　　负责人签字：

(2011.2.21 修订)

附录4　皮肤压疮护理报告单

患者一般资料

患者姓名：_____　病历号：_____　压疮发生科室：_____

性别：☐ 男 ☐ 女

年龄(岁)：_____

诊断：_____(第一诊断)

患者来源：☐ 住院 ☐ 门诊 ☐ 急诊 ☐ 日间病房 ☐ 其他

入院日期：_____年___月___日

入院时 ADL 得分：_____分　　　自我照顾能力：☐ 自理 ☐ 部分依赖 ☐ 完全依赖

陪护人员：☐ 有 ☐ 无

使用压疮风险评分表：☐ Braden ☐ Norton ☐ Waterlow ☐ 其他_____

发生压疮时风险评分：_____分　　　压疮风险等级：☐ 极高危 ☐ 高 ☐ 中 ☐ 低

护理级别：☐ 特级 ☐ Ⅰ级 ☐ Ⅱ级 ☐ Ⅲ级 ☐ 其他

部位 1

发现日期_____

来源:□ 院内发生 □ 院外带入

部位:□ 枕部 □ 耳郭(□ 左 □ 右) □ 肩胛部(□ 左 □ 右)
　　　□ 肘部(□ 左 □ 右) □ 髂前上棘(□ 左 □ 右)
　　　□ 髋部(□ 左 □ 右) □ 骶尾部 □ 膝部(□ 左 □ 右)
　　　□ 踝部(□ 左 □ 右) □ 足跟部(□ 左 □ 右) □ 其他_____

分期:□ Ⅰ期 □ Ⅱ期 □ Ⅲ期 □ Ⅳ期 □ 可疑深度组织损伤 □ 难以分期

面积(cm×cm):_____

部位 2

发现日期_____

来源:□ 院内发生 □ 院外带入

部位:□ 枕部 □ 耳郭(□ 左 □ 右) □ 肩胛部(□ 左 □ 右)
　　　□ 肘部(□ 左 □ 右) □ 髂前上棘(□ 左 □ 右)
　　　□ 髋部(□ 左 □ 右) □ 骶尾部 □ 膝部(□ 左 □ 右)
　　　□ 踝部(□ 左 □ 右) □ 足跟部(□ 左 □ 右) □ 其他_____

分期:□ Ⅰ期 □ Ⅱ期 □ Ⅲ期 □ Ⅳ期 □ 可疑深度组织损伤 □ 难以分期

面积(cm×cm):_____

部位 3

发现日期_____

来源:□ 院内发生 □ 院外带入

部位:□ 枕部 □ 耳郭(□ 左 □ 右) □ 肩胛部(□ 左 □ 右)
　　　□ 肘部(□ 左 □ 右) □ 髂前上棘(□ 左 □ 右)
　　　□ 髋部(□ 左 □ 右) □ 骶尾部 □ 膝部(□ 左 □ 右)
　　　□ 踝部(□ 左 □ 右) □ 足跟部(□ 左 □ 右) □ 其他_____

分期:□ Ⅰ期 □ Ⅱ期 □ Ⅲ期 □ Ⅳ期 □ 可疑深度组织损伤 □ 难以分期

面积(cm×cm):_____

部位 4

发现日期_____

来源:□ 院内发生 □ 院外带入

部位:□ 枕部 □ 耳郭(□ 左 □ 右) □ 肩胛部(□ 左 □ 右)
　　　□ 肘部(□ 左 □ 右) □ 髂前上棘(□ 左 □ 右)
　　　□ 髋部(□ 左 □ 右) □ 骶尾部 □ 膝部(□ 左 □ 右)
　　　□ 踝部(□ 左 □ 右) □ 足跟部(□ 左 □ 右) □ 其他_____

分期:□ Ⅰ期 □ Ⅱ期 □ Ⅲ期 □ Ⅳ期 □ 可疑深度组织损伤 □ 难以分期

面积(cm×cm):_____

压疮发生原因(可多选)

□ 患者因素:□ 卧床　□ 制动　□ 强迫体位　□ 肥胖　□ 消瘦　□ 大小便失禁
　　　　　　□ 浮肿　□ 其他_____

□ 病情因素:□ 低蛋白血症　□ 贫血　□ 昏迷　□ 感觉受损　□ 其他_____

□ 护理人员因素:□ 未按时翻身　□ 未及时清洁、擦洗皮肤　□ 床单位潮湿、不洁、褶皱
　　　　　　　　□ 管路较长时间受压　□ 管路固定不当
　　　　　　　　□ 护理操作不当,拖、拉、扯、拽等　□ 护理人员评估不当
　　　　　　　　□ 器具使用不当　□ 其他_____

□ 其他因素:□ 护理人员配备不足　□ 其他_____

已采取护理措施(可多选)

□ 增加翻身频次　□ 保持皮肤清洁　□ 保持床单位清洁干燥平整　□ 使用防压疮气垫
□ 使用软垫垫于骨隆突部位　□ 应用医疗仪器治疗创面　□ 贴膜保护受压部位皮肤
□ 伤口换药　□ 其他_____

报告单位:_____　　联系电话:_____

报告日期:_____年___月___日

事件发生经过、对患者采取的处理措施及患者转归(可附页)

附

录

(2014.9.16修订)

附录5 皮肤压疮追踪评价表

转归(由科室填写) □ 痊愈　　□ 未愈合:□ 出院　□ 死亡　□ 收住院(限于急诊) 日期:　　　　　　签名:
整改措施(医疗或护理原因导致的压疮,科室护士长填写整改措施)   日期:　　　　　　签名:
效果评价(由科室护士长填写)   日期:　　　　　　签名:
科护士长效果评价(由大科护士长填写)   日期:　　　　　　签名:
护理部追踪验证(由护理部填写)   压疮性质:□ 可避免压疮　　□ 不可避免压疮

(2014.9.16 修订)

附录6 防范患者压疮记录表

科室		姓名		年龄		性别		诊断	

入院日期		转入科室		转入日期		出院日期	

评估内容	分值				评估日期				
	1分	2分	3分	4分					
对压迫的感知能力	完全丧失	严重丧失	轻度丧失	未受损害					
皮肤潮湿度	持久潮湿	十分潮湿	偶尔潮湿	很少发生					
身体活动程度	卧床不起	局限椅上	偶可步行	经常步行					
改变体位能力	完全不能	严重受限	轻度受限	不受限					
营养状态	差(禁食或补液≥5天或少量流食)	不足(鼻饲或TPN)	适当	良好					
摩擦力和剪切力	有	潜在危险	无						
总评分									
预防措施	告知患者及家属可能出现压疮的危险性,讲解注意事项								
	定时翻身更换体位、减轻皮肤受压、避免摩擦								
	使用①气垫、②气圈、③棉垫、④保护膜等工具								
	保持皮肤及床单位清洁、干燥								
	指导及协助患者移位时,避免牵拉及摩擦皮肤								
	指导患者及家属合理膳食,增强营养								
预防效果	皮肤无异常								
	皮肤局部出现红肿热痛								
	皮肤出现水疱、破溃								
护士签字									

(2011.2.21修订)

填表说明:

1. 评分范围6-23分,分值越低,患者器官功能越差,发生压疮的危险性越高。

2. 分值≤6分的患者每班评估1次,分值7~12分的患者每24小时评估1次,其他患者每周评估1~2次,或病情变化随时评估。

3. 如果患者出现局部红肿热痛、水泡、表皮破溃,护士长应在24小时内书面上报护理部。

4. 患者转科时此表随护理记录一并移交新病房继续填写,出院后于每月5日前交护理部。

附录7 跌倒（坠床）事件报告单

患者一般资料

患者姓名：_____ 病历号：_____ 跌倒（坠床）发生科室：_____

性别：□ 男 □ 女

年龄（岁）：_____

诊断：_____（第一诊断）

患者来源：□ 住院 □ 门诊 □ 急诊 □ 日间病房 □ 其他

入院日期：_____年____月____日

入院时 ADL 得分：____分 患者自我照顾能力：□ 自理 □ 部分依赖 □ 完全依赖

陪护人员：□ 有 □ 无

护理级别：□ 特级 □ Ⅰ级 □ Ⅱ级 □ Ⅲ级 □ 其他

事件发生情况

事件发生时间：_____年____月____日_____时

发生地点：□ 病室 □ 走廊 □ 卫生间 □ 浴室 □ 护士站 □ 治疗室 □ 手术室
　　　　　□ 诊室 □ 户外 □ 其他_____

跌倒/坠床（指患者身体的任何部位（不包括双脚）意外触及地面）时患者的状态：

　□ 行走中 □ 站立 □ 上下病床 □ 上下诊床 □ 上下平车 □ 躺卧病床

　□ 坐床旁椅 □ 坐轮椅 □ 沐浴中 □ 如厕中 □ 其他_____

受伤部位：_____

发生原因：（可多选）

　□ 患者因素：（□ 意识障碍 □ 视力、听力障碍 □ 活动障碍 □ 有跌倒史
　　　　　　　　□ 疾病 □ 其他____）

　□ 药物因素：（□ 散瞳剂 □ 镇静安眠剂 □ 降压利尿剂 □ 降糖药
　　　　　　　　□ 镇痉抗癫剂 □ 麻醉止痛剂 □ 泻药 □ 其他_____）

　□ 管理因素：（□ 环境因素 □ 设备设施缺陷或故障 □ 宣教不到位
　　　　　　　　□ 管理不到位 □ 培训不到位 □ 其他_____）

　□ 其他因素：_____

发现人：□ 护士 □ 医生 □ 家属 □ 其他人员_____

事件发生当班护士职称：□ 护士 □ 护师 □ 主管护师 □ 副主任护师

工作年限（年）：_____

跌倒/坠床事件造成的结果

　□ 无 □ 病情加重 □ 其他_____

报告单位:_____ 联系电话:_____

报告日期:_____年____月____日

事件发生经过、对患者采取的处理措施及患者转归(可附页)

(2014. 9. 16 制定)

附录8　跌倒（坠床）事件追踪评价表

对患者的处置措施（由科室护士长填写）
日期：　　　　　签名：
患者转归（由科室护士长填写）
日期：　　　　　签名：
原因分析（由科室护士长填写）
日期：　　　　　签名：
整改措施（由科室护士长填写）
日期：　　　　　签名：
效果评价（由科室护士长填写）
日期：　　　　　签名：
科护士长效果评价（由大科护士长填写）
日期：　　　　　签名：
护理部追踪验证（由护理部填写）

（2014. 9. 16 制定）

病案号

姓名		性别		年龄		科室				
诊断				入院日期		出院日期				
评估内容	评估级别					评估日期				
	A	B	C	D						
一般情况	年龄≥65 岁	1 年内有跌倒史	合作意愿差							
意识状态	躁动	精神恍惚	间断意识障碍	持续意识障碍						
身体状况	需用助行器	眩晕或低血压	步态不稳	视觉障碍						
近期用药	利尿剂	降糖药	降压药	镇静安眠类						
排泄问题	需协助如厕	尿频	尿急	腹泻						
其他因素										
预防措施	保持地面无水渍、障碍物，病室及活动区域灯光充足									
	悬挂预防跌倒标识，必要时班班交接									
	告知患者及家属可能导致跌倒原因，并采取相应防范措施									
	患者日常用物放于可及处									
	指导患者穿长短合适的衣裤及防滑鞋									
	将呼叫器放于可及处，提醒患者下床时若有必要寻求帮助									
	适当使用床挡或约束									
	依据风险程度，必要时专人陪住									
预防效果	未发生跌倒									
	发生跌倒									
护士签字										

（2012.2.8 修订）

填表说明：

对于年老体弱、有跌倒史、生活不能完全自理、不能正常行走、合作意愿差、神志不正常、视觉障碍、尿频尿急、腹泻者，近期服用利尿剂、降压药、降糖药、镇静安眠药等药的高危患者，需进行跌倒（坠床）风险评估。

此表初始评估后，每周至少评估 1 次。患者如有病情、用药等情况变化，需再评估。转科时，接收科室需要再评估。此评估记录表可连续使用。

表中未涉及的跌倒（坠床）危险因素及重点护理措施应记入护理记录。

附录10 管路滑脱报告单

患者一般资料

患者姓名：_____ 病历号：_____ 管路滑脱发生科室：_____

性别:□ 男 □ 女

年龄(岁)：_____

诊断：_____(第一诊断)

患者来源:□ 住院 □ 门诊 □ 急诊 □ 日间病房 □ 其他

入院日期：_____年___月___日

入院时 ADL 得分：_____分

自我照顾能力:□ 自理 □ 部分依赖 □ 完全依赖

陪护人员:□ 有 □ 无

护理级别:□ 特级 □ Ⅰ级 □ Ⅱ级 □ Ⅲ级 □ 其他

文化程度:□ 小学 □ 初中 □ 高中 □ 大专 □ 本科及以上 □ 其他

事件发生情况

脱管发现时间：_____年___月___日___时

置管日期：_____年___月___日

发现人:□ 护士 □ 医生 □ 家属 □ 其他人员_____

事件发生当班护士职称:□ 护士 □ 护师 □ 主管护师 □ 副主任护师

工作年限(年)：_____

导管类型

□ 胃管 □ 尿管 □ 透析管路 □ 气管插管 □ 气管切开套管 □ 鼻饲管 □ 动脉置管 □ 深静脉置管 □ PICC □ 胸腔闭式引流管 □ 腹腔引流管 □ 伤口引流管 □ 心包引流管 □ 脑室引流管 □ 其他_____

患者身体状况

意识状态:□ 清醒 □ 意识模糊 □ 嗜睡 □ 昏睡 □ 昏迷

精神状态:□ 平静 □ 烦躁 □ 焦虑 □ 恐惧 □ 其他

活动能力:□ 行动正常 □ 使用助行器 □ 残肢 □ 无法行动 □ 其他_____

脱管原因

□ 患者自拔 □ 医护人员操作 □ 家属协助时 □ 其他_____

固定方法

□ 缝合 □ 贴膜固定 □ 气囊 □ 水囊 □ 其他_____

其他

健康教育:□ 已做　□ 未做

约束带使用:□ 有　□ 无

事件发生前患者是否使用镇静药物:□ 是　□ 否

管路滑脱时工作人员:□ 在患者身边　□ 未在患者身边

患者既往是否发生过管路滑脱事件:□ 首次　□ 第_____次

采取措施(可多选)

□ 重新置管　□ 脱管部位处理　□ 诊断性检查　□ 其他_____

并发症

□ 无

□ 有(□ 出血_____ml　□ 气栓　□ 血栓　□ 窒息　□ 感染　□ 气胸　□ 吻合口瘘　□ 其他_____)

报告单位:_____　　联系电话:_____

报告日期:_____年___月___日

事件发生经过、对患者采取的处理措施及患者转归(可附页)

附录

附录 11 管路滑脱追踪评价表

患者转归(由科室护士长填写)   　　　　　　　　　　　　　日期：　　　　　签名：
原因分析(由科室护士长填写)   　　　　　　　　　　　　　日期：　　　　　签名：
整改措施(由科室护士长填写)   　　　　　　　　　　　　　日期：　　　　　签名：
效果评价(由科室护士长填写)   　　　　　　　　　　　　　日期：　　　　　签名：
科护士长效果评价(由大科护士长填写)   　　　　　　　　　　　　　日期：　　　　　签名：
护理部追踪验证(由护理部填写)

(2014.9.16 修订)

附录12 意外伤害事件报告单

患者一般资料

患者姓名：_____ 病历号：_____ 意外事件发生科室：_____

性别：□ 男 □ 女

年龄(岁)：_____

诊断：_____(第一诊断)

患者来源：□ 住院 □ 门诊 □ 急诊 □ 日间病房 □ 其他

入院日期：_____年___月___日

入院时 ADL 得分：_____分 患者自我照顾能力：□ 自理 □ 部分依赖 □ 完全依赖

陪护人员：□ 有 □ 无

护理级别：□ 特级 □ Ⅰ级 □ Ⅱ级 □ Ⅲ级 □ 其他

文化程度：□ 小学 □ 初中 □ 高中 □ 大专 □ 本科及以上 □ 其他

事件发生情况

意外事件发生类型：□ 药物外渗 □ 烫伤 □ 误吸 □ 其他_____

发生时间：_____年___月___日___时

发生地点：□ 病室 □ 走廊 □ 卫生间 □ 浴室 □ 护士站 □ 治疗室 □ 手术室
□ 诊室 □ 户外 □ 其他_____

发现人：□ 护士 □ 医生 □ 家属 □ 其他人员_____

事件发生当班护士职称：□ 护士 □ 护师 □ 主管护师 □ 副主任护师

工作年限(年)：_____

事件造成的结果

□ 无 □ 延长住院天数 □ 其他_____

报告单位：_____ 联系电话：_____

报告日期：_____年___月___日

事件发生经过、对患者采取的处理措施及患者转归(可附页)

(2014. 9. 16 修订)

附录13 意外伤害事件追踪评价表

对患者的处置措施(由科室护士长填写)	
	日期:　　　　　　签名:
患者转归(由科室护士长填写)	
	日期:　　　　　　签名:
原因分析(由科室护士长填写)	
	日期:　　　　　　签名:
整改措施(由科室护士长填写)	
	日期:　　　　　　签名:
效果评价(由科室护士长填写)	
	日期:　　　　　　签名:
科护士长效果评价(由大科护士长填写)	
	日期:　　　　　　签名:
护理部追踪验证(由护理部填写)	

(2014. 9. 16 修订)

附录14 护理投诉记录表

投诉科室：	病房：		当事人：
患者姓名：	性别：		年龄：
病案号：	诊断：		
投诉人：		与患者关系：	
投诉者工作单位：		联系电话：	
投诉内容：			
接待人：		投诉日期：	
科室核实情况:(可附页)			
负责人签字：		日期：	
科室处理意见：			
负责人签字：		日期：	
护理部处理意见：			
负责人签字：		日期：	

参考文献

1. 陆再英,钟南山.内科学[M].7 版.北京:人民卫生出版社,2010:757.

2. 于孟学.风湿科主治医生 1053 问[M].3 版.北京:中国协和医科大学出版社,2010:339-492.

3. 汪晖,徐蓉.临床护理指南[M].2 版.北京:科学出版社,2013:233.

4. 李艳梅,吴欣娟.实用临床症状护理[M].北京:中国医药科技出版社,2005:114-115.

5. 唐福林,冷晓梅.风湿免疫科效率手册[M].2 版.北京:中国协和医科大学出版社,2010:18-22.

6. 陈伟鹏.临床症状护理学[M].北京:科学技术文献出版社,1999:185-192.

7. 赵玉沛.北京协和医院医疗诊疗常规消化内科诊疗常规[M].北京:人民卫生出版社,2012:12-20.

8. 陈文斌,潘祥林.诊断学[M].8 版.北京:人民卫生出版社,2012.

9. 吴东,李骥.北京协和医院内科住院医师手册[M].北京:人民卫生出版社,2012.

10. 潘国宗,曹世植.现代临床医学丛书现代胃肠病学上册[M].北京:科学出版社,1998.

11. 陈灏珠,林果.实用内科学[M].13 版.北京:人民卫生出版社,2010.

12. Chamot AM,Benhamon CL,Kahn MF,et al. Acne-pustulosis-hyperostosis-osteitis syndrome:rusult of a national survey 85 cases[J]. Rev Rheum Mal Osteoartic,1987(54):187-196.

13. HayemG. Valuable lessons from SAPHO syndrome[J]. Joint Bone Spine,2007,74(2):123-126.

14. 孙洋.孟悛非.SAPHO 综合征的影像学表现[J].国外医学:临床放射学分册,2005,28(2):93-95.

15. 刘记存,高静,吴文娟,等.SAPHO 综合征临床及影像学表现[J].临床放射学杂志,2004,23(9):787-790.

16. 刘斌,苏厚恒,邢倩,等.SAPHO 综合征 3 例[J].中华内科杂志,2003,42(11):824.

17. 张葳,吴东海,林冰,等.SAPHO 综合征 1 例[J].中日友好医院学报,2004,18(3):166-170.

18. 陈慧,朱威,连石.SAPHO 综合征研究进展[J].国际皮肤性病学杂志,2009,35(6):376-378.

19. Franz T,Lehmann T,Eggli S. Case reports:Aseptic femoral osteitis and sternocostal hyperostosis from SAPHO syndrome[J]. Clin Onhop Relat Res,2005,438:277-281.

20. Steinhoff J P,Cilursu A,Falasca G F,et al. A study of musculoskeletal manifestations in 12

patients with SAPHO syndrome［J］. Clin Rheumatol,2002,8(1):13-22.

21. Kahn M F,Bouvier M,Palazzo E,et al. Sternoclavicular pustulotic osteitis(SAPHO). 20- year interval between skin and bone lesions［J］. Rheumatol,1991,18(7):1104-1108.

22. Toussirot E,Dupond JL,Wendling D. SpondyIodiscitis in SAPHO syndrome. A series of eight cases［J］. Ann Rheum Dis,1997,56(1):52-58.

23. 倪源君,朱丽娜,张月. 5 例 SAPHO 综合征患者的护理［J］.护理学杂志,2013,28(9): 40-41.

24. 郭少华,田晶晶,杨晶. 1 例 SAPHO 综合征的临床特征及护理［J］.中国护理实用杂志, 2013,29(11):58-59.

25. 胡兰萍,彭汉玲.英夫利西单抗靶向治疗幼年特发性关节炎患儿的护理［J］.护理学杂志,2009,24(7):82-83.

26. 王陇德,等.临床诊疗指南风湿病分册［M］.北京:人民卫生出版社,2007:57.

27. 第七届全国血栓与止血学术会议制定的几项诊断参考标准［J］.中华血液学杂志, 2000,3(21):165-168.

28. 陈少莹,吴晓华,郑肖玲.低分子肝素治疗新生儿 DIC 的观察与护理［J］.护理实践与研究,2009,6(5):62-63.

29. 葛素君,许际华,等.医院内霉菌感染菌相与住院患者危险度研究［J］.浙江预防医学, 2004,16(2):12.

30. 孔祥丽.浅谈 PICC 的护理［J］.中国现代药物应用,2010,2(4):185.

31. 季瑞芬,张慧慧,钟珍,胡文娟,刘明,石英. 1 例老年糖尿病患者合并鼻脑型毛霉菌病的护理［J］.中华现代护理杂志,2009,15(5):495.

32. 林伟,张文.IgG4 相关性疾病［J］.中华临床免疫和变态反应杂志.2010,4(4):307-311.

33. 巫协宁.重症胰腺炎的规范化治疗和治疗策略［J］.中华消化杂志,2001,21(5):300.

34. 树贞.现代护理学［M］.北京:人民军医出版社,2003:552.

35. 陈剑斌,吕东援.双允管留置时间与并发症分析［J］.中国医药指南,2009,7(20):24.

36. 王薇,张春燕.皮肌炎/多发性肌炎并发肺孢子菌肺炎患者的护理［J］.护士进修杂志, 2012,27(14):1299-1301.

37. 卫生部合理用药专家委员会.中国医师药师临床用药指南［M］.重庆:重庆出版社,2009 (4):398-399.

38. Chamot A M, Benhamou c L, Kahn MF, et al. Acne- pustulosis—hyperostosis- osteitis syndrome. Rusult of a national survey, 85 cases［J］. Rev Rhum Mal Osleoartic,1987,54(3): 187- 196.

39. HayemG. Valuable lessons from SAPHO syndrome［J］. Joint Bone Spine. 2007, 74 (2): 123- 126.

40. 涂传清,黄绵清,徐运孝,等.特发性嗜酸性粒细胞增多综合征 3 例报告［J］.中国综合临床,2003,19(2):192-193.

41. 王笑碧.特发性嗜酸性粒细胞增多综合征的观察及护理［J］.齐鲁护理杂志,2006,12 (6):1038-1039.

42. 陈静桂,覃健松.小剂量 COP 方案联合免疫抑制剂治疗成人慢性难治性特发性血小板减少性紫癜 19 例[J].广西医科大学学报,2008,25(1):114-115.

43. 郑一宁,吴欣娟,丁炎明.实用风湿科护理及技术[M].北京:科学出版社,2008.

44. 吴欣娟,高凤丽.护理管理手册[M].北京:中国协和医科大学出版社,2003.

45. 中华医学会风湿病学分会.系统性红斑狼疮诊断及治疗指南.中华风湿病学杂志,2010,14(5):342-346.

参 考 文 献

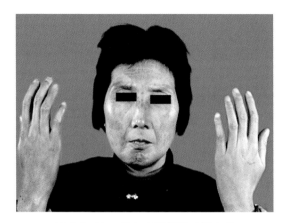

图 3-2-10　硬皮病面部及手部表现

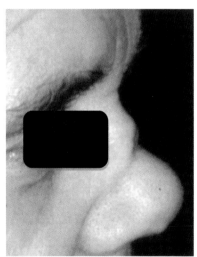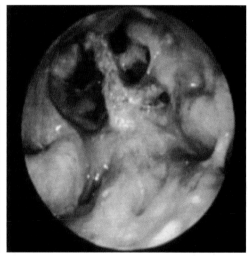

图 3-2-16　鞍鼻

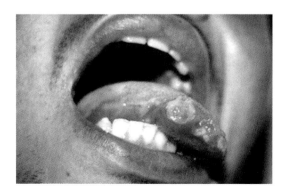

图 3-2-17　白塞病口腔溃疡

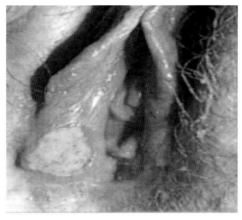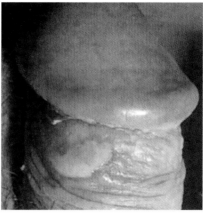

图 3-2-18　白塞病生殖器溃疡

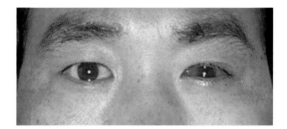

图 3-2-19　白塞病眼部受累